U0230114

Fungal Keratitis

真菌性角膜炎

眼表疾病临床系列

总主编　孙旭光

　　"眼表疾病临床系列"是一套由我国著名眼表疾病专家编写,人民卫生出版社出版,面向基层眼科医生的实用性系列专著。系列秉承临床实用的宗旨,具有图文并茂、易懂好学、装帧"复古"的特点,对各类眼表疾病的基础知识(发病机制、流行病学、实验室检查等)和临床应用(症状、体征、诊断、治疗、典型病例等)进行具体阐释。其中单病种系列是国内首次以眼科亚专业学科作为系列方向推出的丛书,突出"专而精"的风格,一本小书写透一种眼表常见病,读者可从中借鉴作者之经验用于临床;图解及眼科检查系列以文字简明扼要,图片(视频)丰富精美为特色,用图解析,易于理解与掌握。

　　"眼表疾病临床系列"适合各级医疗机构的眼科医生、眼科研究生,尤其能为基层医生、年轻医生提供规范化指导。

单病种系列

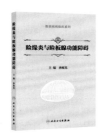

《睑缘炎与睑板腺功能障碍》
ISBN 978-7-117-21599-2
主编　孙旭光
定价　80.00 元
出版时间　2015-03

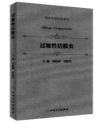

《过敏性结膜炎》
ISBN 978-7-117-25454-0
主编　晏晓明　孙旭光
定价　99.00 元
出版时间　2018-02

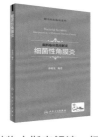

《眼科临床指南解读　细菌性角膜炎》
ISBN 978-7-117-24578-4
主编　孙旭光
定价　88.00 元
出版时间　2017-07

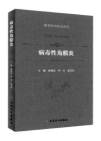

《病毒性角膜炎》
ISBN 978-7-117-24578-4
主编　孙旭光　李莹　张美芬
定价　108.00 元
出版时间　2020-06

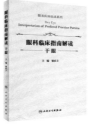

《眼科临床指南解读　干眼》
ISBN 978-7-117-32556-1
主编　梁庆丰
定价　78.00 元
出版时间　2022-05

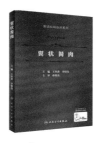

《翼状胬肉》
ISBN 978-7-117-32556-1
主编　王丛香　李绍伟
定价　99.00 元
出版时间　2020-11

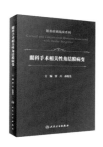

《眼科手术相关性角结膜病变》
ISBN 978-7-117-33120-3
主编 贾卉 孙旭光
定价 108.00 元
出版时间 2022-08

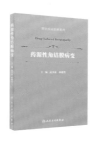

《药源性角结膜病变》
ISBN 978-7-117-33120-3
主编 赵少贞 孙旭光
定价 78.00 元
出版时间 2022-09

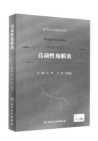

《真菌性角膜炎》
ISBN 978-7-117-34880-5
主编 高华
定价 118.00 元
出版时间 2023-06

图解及眼科检查

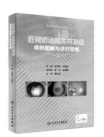

《近视矫治相关并发症病例
图解与诊疗思维》
ISBN 978-7-117-26910-0
主编 张丰菊 孙旭光
定价 78.00 元
出版时间 2018-07

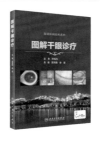

《图解干眼诊疗》
ISBN 978-7-117-30349-1
主编 晋秀明 徐雯
定价 128.00 元
出版时间 2020-10

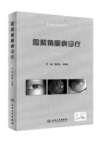

《图解角膜病诊疗》
ISBN 978-7-117-29785-1
主编 曾庆延 李绍伟
定价 238.00 元
出版时间 2020-05

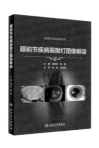

《眼前节疾病裂隙灯图像解读》
ISBN 978-7-117-33062-6
主编 梁庆丰 张阳
定价 152.00 元
出版时间 2022-07

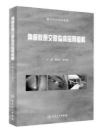

《角膜胶原交联临床应用图解》
ISBN 978-7-117-34656-6
主编 曾庆延 李绍伟
定价 198.00 元
出版时间 2023-04

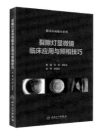

《裂隙灯显微镜临床应用
与照相技巧》
主编 张阳 梁庆丰
即将出版

眼表疾病临床系列

Fungal Keratitis

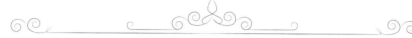

真菌性角膜炎

扫描书中二维码，观看相关手术视频

主　编　高　华

主　审　史伟云

参　编（按汉语拼音排序）

程　钧　董沐晨　董燕玲　高　华　贾艳妮

李素霞　刘明娜　鹿秀海　亓晓琳　王　婷

原公强　曾繁星　张　菊　张静静　张晓玉

作者单位

山东第一医科大学附属眼科研究所（山东省眼科研究所）

山东第一医科大学附属眼科医院（山东省眼科医院）

山东第一医科大学附属青岛眼科医院

山东第一医科大学眼科学院

人民卫生出版社

·北　京·

图书在版编目（CIP）数据

真菌性角膜炎 / 高华主编 . —北京：人民卫生出版社，2023.6

（眼表疾病临床系列）

ISBN 978-7-117-34880-5

I. ①真… Ⅱ. ①高… Ⅲ. ①病毒病 —角膜炎 —诊疗 Ⅳ. ①R772.21

中国国家版本馆 CIP 数据核字（2023）第 101802 号

| 人卫智网 | www.ipmph.com | 医学教育、学术、考试、健康，购书智慧智能综合服务平台 |
| 人卫官网 | www.pmph.com | 人卫官方资讯发布平台 |

真菌性角膜炎
Zhenjunxing Jiaomoyan

主　　编：高　华
出版发行：人民卫生出版社（中继线 010-59780011）
地　　址：北京市朝阳区潘家园南里 19 号
邮　　编：100021
E - mail：pmph @ pmph.com
购书热线：010-59787592　010-59787584　010-65264830
印　　刷：北京顶佳世纪印刷有限公司
经　　销：新华书店
开　　本：710×1000　1/16　　印张：16
字　　数：305 千字
版　　次：2023 年 6 月第 1 版
印　　次：2023 年 6 月第 1 次印刷
标准书号：ISBN 978-7-117-34880-5
定　　价：118.00 元

打击盗版举报电话：010-59787491　E-mail：WQ @ pmph.com
质量问题联系电话：010-59787234　E-mail：zhiliang @ pmph.com
数字融合服务电话：4001118166　E-mail：zengzhi @ pmph.com

主 编 简 介

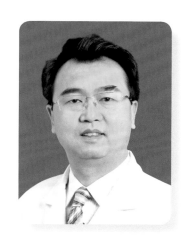

高华,博士,主任医师、二级教授,博士研究生导师,泰山学者青年专家。中华医学会眼科学分会角膜病学组委员兼秘书;中国民族卫生协会眼学科分会秘书长、常委,眼科文史学组组长。现任山东第一医科大学附属眼科研究所(山东省眼科研究所)所长、山东第一医科大学眼科学院党委书记、山东第一医科大学附属眼科医院(山东省眼科医院)副院长、山东眼科博物馆馆长。

科研方面:作为首位申请者主持国家自然科学基金 5 项;发表学术论文 100 余篇,其中 SCI 论文 50 余篇,代表著作发表在 *Cell Discov.*、*Am J Transplant* 和 *NPG Asia Mater.* 等 1 区杂志。获国家科技进步二等奖 2 项(第 5、10 位);获山东省科技进步(发明)一等奖 3 项(第 2、3、4 位)。2018 年获中华眼科学会奖和"中国优秀眼科医师"称号。

临床方面:主要从事角膜、眼表疾病诊治和屈光手术治疗。每年完成各类手术 1 000 余例。在各类角膜和眼表手术,如飞秒激光辅助的角膜移植、暴露后弹力层的深板层角膜移植、近视屈光手术治疗等方面具有丰富的临床诊治和手术经验。

RESUME

Hua Gao: Doctor of Ophthalmology, Chief Physician, Second Level Professor, Doctoral Supervisor and Taishan Scholar Young Expert. Dr. Gao is a member and the secretary of the Chinese Corneal Society. He is the secretary general and a Standing Committee Member of the Ophthalmological Society of the China National Health Association, and the Head of the Ophthalmology Culture and History Group. He is working as a director at Eye Institute of Shandong First Medical University (Shandong Eye Institute), the secretary of the Party of the School of Ophthalmology at Shandong First Medical University, a vice president of Eye Hospital of Shandong First Medical University (Shandong Eye Hospital) and the director of Shandong Eye Museum.

Scientific research: Dr. Gao has hosted 5 projects supported by the National Natural Science Foundation of China as the first applicant and has published more than 100 academic papers, over 50 of which were in SCI journals, with representative works published in Q1 journals such as *Cell Discov*, *Am J Transplant*, and *NPG Asia Mater*. He has won two Second Prize of National Science and Technology Progress Award (5th place and 10th place) and three First Prize of Shandong Science and Technology Progress Award and Invention Award (2nd place, 3rd place and 4th place). Dr. Gao has won the Award of Ophthalmological Society and the title of "Excellent Ophthalmologist in China" in 2018.

Clinical practice: Dr. Gao is mainly engaged in the diagnosis and treatment of corneal, ocular surface and the performance of refractive surgery. He completes more than 1 000 cases of various types of surgeries each year. Dr. Gao has rich clinical diagnosis, treatment and operation experience in many kinds of corneal and external eye surgeries, including femtosecond laser-assisted corneal transplantation, deep anterior lamellar keratoplasty with exposed Descemet's membrane and personalized refractive surgery.

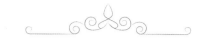

序

　　真菌性角膜炎是真菌直接感染角膜引起的一种严重的致盲性角膜病,是我国感染性角膜病致盲的首位原因。根据我国角膜病学组的流行病学调查,真菌性角膜炎的患病率为 0.007%。近年来,真菌性角膜炎的患病率有明显增高趋势。

　　真菌性角膜炎的诊疗体现了我国眼科角膜病领域的创新,我们不但提出"不同真菌菌丝在角膜内存在水平或垂直的不同生长方式"的创新理论,并将此理论成功转化应用到临床,提出"板层角膜移植术应是治疗真菌性角膜炎的主要手术方式",使其手术成功率提高到 92%。有 5 篇论著在 *Ophthalmology* 杂志发表,其中关于真菌性角膜炎术后复发的临床特点和规律,在 *Ophthalmology* 杂志作为封面文章发表。真菌性角膜炎主要与农业外伤有关,农业外伤约占其致病危险因素的 70%~80%,所以真菌性角膜炎是中国和印度等发展中国家主要的致盲眼病之一,与欧美国家完全不同。因此出版《真菌性角膜炎》一书恰逢其时,对推动我国真菌性角膜炎诊治规范有重要的推广应用价值。

　　本书由高华教授主编,角膜病学组组长史伟云教授主审,他们都是山东省眼科研究所感染性角膜病研究团队的重要成员,参与编写的都是山东省眼科研究所直接从事感染性角膜病基础研究和临床诊治的年轻医生和技术员。这些年轻人的创新思维值得我学习,也是我们事业发展的基础和希望,由衷感谢高华教授率领的团队对我国角膜病诊疗水平的推动,并列入孙旭光教授牵头主编的"眼表疾病临床系列"。看到年轻人的进步,我感到由衷的高兴,自己也在努力学习和工作,为此,写序祝愿我国感染性角膜病防治再创佳绩!

谢立信

中国工程院院士
山东第一医科大学终身教授
山东第一医科大学附属青岛眼科医院院长
2023 年 5 月

前　言

　　2010 年,谢立信院士承担中国工程院咨询课题并组织了全国 10 个省、自治区、直辖市的角膜病流行病学调查,结果显示我国有角膜病单眼盲患者约 299 万,双眼盲患者约 44 万,其中感染性角膜炎是导致角膜盲的首要病因,真菌性角膜炎又是感染性角膜炎中重要的致盲性疾病。由于糖皮质激素和广谱抗菌药物的广泛使用,该病有逐渐增加的趋势。以往对该病发病机制不清楚,导致药物和手术治疗的远期效果不佳。

　　由于基层医院诊断技术缺乏或欠规范,加上眼科用抗真菌商品化的药物较少,导致真菌性角膜炎的治疗比较棘手。很多患者因诊断或治疗延迟病情加重或迁延。当真菌性角膜炎药物治疗无效时,手术成了治疗疾病挽救眼球的最后一道防线。

　　在真菌性角膜炎的手术治疗方面,我们走过很多弯路。以往的观点认为药物无法控制的真菌性角膜炎,是板层角膜移植术的禁忌证,在这种情况下,经典的手术治疗方式是穿透性角膜移植术。我国真菌性角膜炎手术治疗的创新主要体现在板层角膜移植的应用和推广上。以往认为真菌菌丝在角膜内为垂直生长,很容易穿透角膜进入眼内。谢立信教授团队进行了大量的临床和基础研究,发现占我国真菌感染 60% 以上的镰刀菌在角膜内为水平生长,占我国真菌感染约 10% 的曲霉菌为垂直生长,由此提出了板层角膜移植是治疗真菌性角膜炎的主要手术方式的创新理论。在此创新理论的指导下,临床上大量采用板层角膜移植术治疗尚未全层感染的真菌性角膜炎。临床的实践结果也证明真菌性角膜炎行板层角膜移植术后复发的风险与传统穿透性角膜移植术相当,而术后免疫排斥反应的发生率却显著降低。

　　该系列研究成果不但获得 2011 年度国家科技进步二等奖,还已经通过国际会议、全国性会议和专业培训班等广泛在国际和国内推广,目前,板层角膜移植术已经成为治疗尚未全层感染的真菌性角膜炎的首选治疗方法。尽管如此,国内很多医院对真菌性角膜炎的诊断和治疗的规范性仍然欠缺,因此,我们将真菌性角膜炎的诊断和治疗整理成册,全书分为九章,汇集了真菌性角膜炎的基础知识及系统诊疗,并配套 18 个操作及手术视频,供广大眼科医务工作者在日常工作中参考。

　　孙旭光教授牵头组织了"眼表疾病临床系列",邀请我主编《真菌性角膜炎》一书。本书在形成的过程中,得到了孙旭光教授的大力支持和指导,在此表示感谢! 同时还感谢所有参与此书编写的各位医生,感谢你们默默的付出! 感谢我的研究生孙亚如在本书参考文献格式校对中所做的工作,感谢山东眼科博物馆艺术员石蕾为本书绘制插图,最后感谢山东省眼科研究所、山东第一医科大学附属眼科医院(山东省眼科医院)和山东第一医科大学附属青岛眼科医院全体同仁的支持! 感谢人民卫生出版社的支持和帮助!

高　华

2023 年 5 月 20 日

目　录

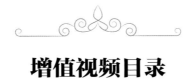

增值视频目录

第一章
流行病学和发病机制

第一节 流 行 病 学

真菌性角膜炎(fungal keratitis,FK)是一种由真菌感染引起的严重的致盲性眼病。真菌是一种真核细胞微生物。细胞结构比较完整,有细胞壁和完整的细胞核。少数为单细胞,大多为多细胞,由菌丝和孢子组成(图 1-1-1)。

自然界中存在的真菌种类繁多,有 10 余万种,其中约 200 余种可引起人类疾病。据报道,超过 105 种不同的真菌被证明是角膜炎的病原体。眼部常见的致病真菌主要包括透明丝状真菌(镰刀菌属、曲霉菌属、放线菌属、青霉属及枝顶孢属等)、暗色孢科丝状真菌(弯孢属等)及酵母菌(念珠菌属等)。其中镰刀菌属包括茄病镰刀菌、串珠镰刀菌、尖孢镰刀菌、雪腐镰刀菌、胶孢镰刀菌等,曲霉菌属包括黄曲霉、烟曲霉、土曲霉、黑曲霉、米

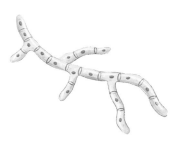

图 1-1-1 丝状真菌结构示意图

曲霉、构巢曲霉、黄斑曲霉等。镰刀菌属、曲霉菌属和链格孢霉属是我国真菌性角膜炎的三种主要病原菌,已被证明与眼外伤,尤其是植物外伤引起的真菌性角膜炎有关。

真菌感染角膜有 3 种途径:①外源性感染,常有植物、泥土等异物外伤史;②眼附属器感染的蔓延;③内源性感染。目前大多数观点认为,真菌是一种条件致病菌,只有长期使用抗生素,使结膜囊内菌群失调或长期应用糖皮质激素,导致局部免疫力低下等情况下,才引起真菌性角膜炎。角膜损伤(主要是在不同的研究中被认为是主要的易感因素)占真菌性角膜炎患者的 40%~60%。然而,最近角膜接触镜的使用被认为是角膜感染的重要宿主危险因素。其他导致个人

患真菌性角膜炎的主要因素包括农业耕作及户外工作、长期局部/全身使用抗生素或糖皮质激素、糖尿病、人类免疫缺陷综合征、眼表疾病、既往穿透性角膜移植、暴露性角膜炎、既往眼部手术及既往单纯疱疹病毒性角膜炎。此外,屈光性角膜切除术后、准分子激光原位角膜磨镶术后、鼻泪管阻塞、大泡性角膜病变、眼睑畸形、滥用角膜麻醉剂、维生素缺乏、眼球突出、Steven-Johnson综合征、眼部瘢痕性类天疱疮、睑球粘连、麻风病、结核病、类风湿关节炎和过敏等都是真菌性角膜炎的相关危险因素。

　　过去的十几年中真菌性角膜炎有逐年增加的趋势,这通常被认为可能与眼部外伤的增加、广谱抗生素及激素的滥用,以及角膜接触镜的应用增多等有关。在瑞士、美国(加利福尼亚州)和英国(伦敦)进行的三项大型回顾性研究发现,使用接触镜是最主要的危险因素(分别为65%、24%和64%)。值得关注的是,在20世纪80年代,接触镜相关性角膜真菌病的发病率低至5%,在20世纪90年代至40年代呈上升趋势,高达25%。此外,2005年至2006年,在美国、新加坡和中国香港报道了一种大规模的镰刀菌感染角膜炎,它与特定品牌的接触镜消毒溶液的高浓度聚合物污染有关。有研究表明美国20世纪90年代以前真菌性角膜炎多见于有眼部外伤史的男性户外工作者,20世纪90年代以后外伤所致者仅占8.3%,主要为慢性眼表疾病患者(41.7%),其次为配戴角膜接触镜(29.2%)和糖皮质激素使用史(16.7%)。印度真菌性角膜炎患者中55.3%有外伤史,11.2%有全身性疾病史,9.3%有既往眼部手术史。我国真菌性角膜溃疡患者亦多有植物性外伤史(59.8%),其次为滥用糖皮质激素和抗生素史。21~60岁的男性患者多见,由于职业(农业和建筑)活动的影响,男性的患病风险高于女性。对印度南部3 181例3年来经培养证实的角膜真菌感染的回顾性分析表明,真菌性角化炎在收获季节(6月至9月)的发病率最高。

　　真菌性角膜炎是亚洲地区致盲性眼病的主要原因,占感染性角膜炎的近一半,特别是在热带和亚热带国家。然而,这种感染在温带地区比较少见。由于气候、年龄、性别、社会经济环境、农业活动和城市化程度的不同,真菌性角膜炎的发病率/流行率和所涉及的真菌种类因国而异,甚至在同一国家的不同区域内也是如此。不同国家、地区报道的致病菌属有差异,其流行病学特征表现出随地理区域和气候状况的不同而变化。就世界范围内看,真菌性角膜炎的发病大约有2个趋势:一是发病与环境温度和湿度有关,纬度越低,发病率越高。二是发病与国家的经济状态有关,发达国家发病率低,发展中国家发病率高。引起角膜感染的主要真菌菌种在不同地区差别较大。文献报道在发展中国家及气候温暖或炎热地区镰刀菌和曲霉菌是最常见的致病菌,印度和加纳地区(镰刀菌39.9%~42.2%,曲霉菌17.4%~21.5%),而在发达国家及气候较寒冷地区文献报道最常见致病菌种为白念珠菌(31.6%~48.4%)。我国广东、河南、河北及山东地区调查显示真菌性角膜炎致病菌种以镰刀菌属和曲霉菌属为主,其中大部分地区镰刀菌属为首位致病菌,占 28%~65%,其次为曲霉菌属,占 11%~49%;第 3、4 位为青霉属(3.6%~11.6%)及弯孢霉属(1.2%~13.1%)。

1879 年 Leber 首次报道镰刀菌感染角膜,此后至 20 世纪 50 年代,国内外文献报道较少。近 20 年来,角膜真菌感染的发病率呈逐年上升趋势。中国台湾地区报道真菌感染在角膜溃疡中所占比例由 1984 年的 1% 上升至 1988 年的 10%;印度 1993 年报道化脓性角膜溃疡中真菌检出率为 44%,1997 年为 52%;我国北京同仁医院调查 1 430 例化脓性角膜溃疡,真菌培养阳性率由 20 世纪 80 年代的 27.3% 上升至 90 年代的 34.8%;山东省眼科研究所统计 1994 年—2001 年因感染性角膜溃疡行角膜移植的住院病例,真菌感染高居首位,且比例逐年升高(1994 年 31.6% 至 2001 年 46.5%);河南省眼科研究所统计 312 例化脓性角膜溃疡,真菌感染为首要病因,占 46.8%。1999 年 1 月至 2004 年 12 月在山东第一医科大学附属青岛眼科医院确诊为真菌性角膜炎患者 654 例,男女比例为 1.5∶1,平均年龄 44.9 岁 ±12.5 岁,以 41~50 岁年龄组为最多,占 31.0%,其次为 31~40 岁年龄组的 173 例(26.5%),其中农民占 89.9%,51.4% 的患者可追溯到明确的眼部外伤史,其中植物外伤史占 25.7%,其他异物损伤史占 23.7%。其中 11.5% 包含可能损伤角膜或导致其抵抗力下降的眼部或全身性疾病因素,发病前后局部使用过糖皮质激素者占 7.0%。

从就诊月份来看,真菌性角膜炎最常发生于 10~12 月份(43.2%),而且患者数量呈逐年递增趋势。真菌培养阳性的菌株中镰刀菌属占 73.3%,在镰刀菌属中,茄病镰刀菌最多占 29.0%,曲霉菌属占 12.1%,其中以黄曲霉为主。

2005 年 7 月至 2010 年 12 月在山东省眼科医院确诊为真菌性角膜炎患者培养阳性的菌株中镰刀菌属占 63.2%,曲霉菌属占 14.1%,链格孢属占 9.6%,其中镰刀菌属中以茄病镰刀菌(63.2%)、串珠镰刀菌(27.5%)及胶孢镰刀菌(11.7%)为主,曲霉菌属中以黄曲霉(9.0%)及烟曲霉(3.0%)为主。患者男女比例为 2∶1,其中农民占 65.0%,这与农民艰苦而复杂的劳动环境有关,也与我国是农业大国的国情分不开。

（贾艳妮）

参 考 文 献

1. 鹿秀海,高彦,张莉,等 . 真菌性角膜炎 334 例的病原学分析 . 中华眼科杂志,2013,49 (1): 12-15.
2. 马琳,谢立信 . 角膜致病真菌的流行病学 . 中国实用眼科杂志,2006,24 (4): 352-356.

3. 谢立信 , 史伟云 . 角膜病学 . 北京 : 人民卫生出版社 , 2007: 272-279.

4. 谢立信 . 真菌性角膜炎 . 中华眼科杂志 , 2003, 39 (10): 638-640.

5. 钟文贤 , 谢立信 , 史伟云 , 等 . 真菌性角膜炎 654 例感染谱分析 . 中华医学杂志 , 2006, 86 (24): 1681-1685.

6. 钟文贤 , 谢立信 . 真菌性角膜炎发病机制的研究进展 . 中华眼科杂志 , 2007, 43 (4): 381-384.

7. BHARATHI MJ, RAMAKRISHNAN R, VASU S, et al. Epidemiological characteristics and laboratory diagnosis of fungal keratitis. A three-year study. Indian J Ophthalmol, 2003, 51 (4): 315-321.

8. GARG P, ROY A, ROY S. Update on fungal keratitis. Curr Opin Ophthalmol, 2016, 27 (4): 333-339.

9. GOPINATHAN U, GARG P, FERNANDES M, et al. The epidemiological features and laboratory results of fungal keratitis: a 10-year review at a referral eye care center in South India. Cornea, 2002, 21 (6): 555-559.

10. HO JW, FERNANDEZ MM, REBONG RA, et al. Microbiological profiles of fungal keratitis: a 10-year study at a tertiary referral center. J Ophthalmic Inflamm Infect, 2016, 6 (1): 5.

11. ISELIN K, BAENNINGER P, SCHMITTINGER-ZIRM A, et al. Fungal Keratitis: a six-year review at a Tertiary Referral Centre. Klin Monbl Augenheilkd, 2017, 234 (4): 419-425.

12. JURKUNAS U, BEHLAU I, COLBY K. Fungal keratitis: changing pathogens and risk factors. Cornea, 2009, 28 (6): 638-643.

13. LECK AK, THOMAS PA, HAGAN M, et al. Aetiology of suppurative corneal ulcers in Ghana and South India, and epidemiology of fungal keratitis. Br J Ophthalmol, 2002, 86 (11): 1211-1215.

14. NG JK, FRAUNFELDER FW, WINTHROP KL. Review and update on the epidemiology, clinical presentation, diagnosis, and treatment of fungal keratitis. Curr Fungal Infect Rep, 2013, 7 (4): 293-300.

15. ONG HS, FUNG SS, MACLEOD D, et al. Altered patterns of fungal keratitis at a London Ophthalmic Referral Hospital: an eight-year retrospective observational study. Am J Ophthalmol, 2016, 168: 227-236.

16. PUNIA RS, KUNDU R, CHANDER J, et al. Spectrum of fungal keratitis: clinicopathologic study of 44 cases. Int J Ophthalmol, 2014, 7 (1): 114-1179.

17. STAPLETON F, CARNT N. Contact lens-related microbial keratitis: how have epidemiology and genetics helped us with pathogenesis and prophylaxis. Eye, 2012, 26 (2): 185-193.

18. THOMAS P, KALIAMURTHY J. Mycotic keratitis: epidemiology, diagnosis and management. Clin Microbiol Infect, 2013, 19 (3): 210-220.

19. XIE L, ZHONG W, SHI W, et al. Spectrum of Fungal Keratitis in North China. Ophthalmology, 2006, 113 (11): 1943-1948.

第二节　发 病 机 制

真菌感染的发生取决于真菌毒力和宿主防御因素之间的相互作用,两者之间的动态平衡破坏导致感染发生。真菌毒力因素包括黏附力、侵袭力、形态改变、毒素和水解酶等,宿主防御因素包括解剖屏障及先天性和后天性免疫防御机制。

一、真菌毒力因素

(一)黏附力

对大多数真菌来说,黏附于宿主细胞是侵入机体的前提,进一步黏附于细胞外基质是感染扩散的必要条件。黏附的发生机制包括:①特异性配-受体反应,白念珠菌、烟曲霉菌通过表面的多肽分子(受体)识别结合宿主细胞上的底物(配体),这种结合具有特异性和可饱和性。②疏水性,许多真菌和细菌具有疏水性,并借助这种非特异性反应在宿主表面形成集落。疏水性可介导脱水作用,使真菌与宿主接触更紧密,从而促进特异性黏附发生。③胞壁特性,细胞壁外层结构对孢子黏附性能起重要作用。成熟有色素的烟曲霉菌孢子表面可见多量棘状突起,而无色素突变体孢子表层光滑(图 1-2-1),这种孢子疏水性明显下降,对细胞外基质黏附能力明显下降。在真菌性角膜炎发生的过程中致病真菌通过其黏附素黏附于损伤后暴露的角膜上皮基底膜、胶原等成分。董晓光等通过对兔真菌性角膜炎动物模型研究发现茄病镰刀菌、烟曲霉、白念珠菌及黄绿青霉菌感染角膜早期即存在真菌孢子与角膜上皮基底膜的黏附现象,随着时间延长黏附孢子数量增多,角膜上皮基底膜破坏,临床出现明显感染征象,两者之间有明显相关性。烟曲霉和白念珠菌通过细胞壁上的糖蛋白与宿主的细胞外基质(图 1-2-2)成分结合,这种蛋白质与蛋白质之间的相互作用是促使黏附发生的分子基础。

Latge JP 等的研究发现烟曲霉孢子可特异性结合于循环或基底膜相关的宿主蛋白(主要是层粘连蛋白和纤维连接蛋白)。白念珠菌内含有由 DNA 基因控制的转换系统,可使孢子转变为菌丝形态促进黏附;随着菌丝形成的增多,白念珠菌对上皮细胞的黏附能力增强。白念珠菌可与多种细胞外基质成分如纤维连接蛋白、基膜连接蛋白,Ⅰ型、Ⅳ型胶原,纤维蛋白原、明胶和补体结合。白念珠菌与细胞外基质结合能力的强弱与其致病性成正比,说明与细胞外基质(Extracellular Matrix,ECM)的黏附能力为白念珠菌重要的毒力因子。

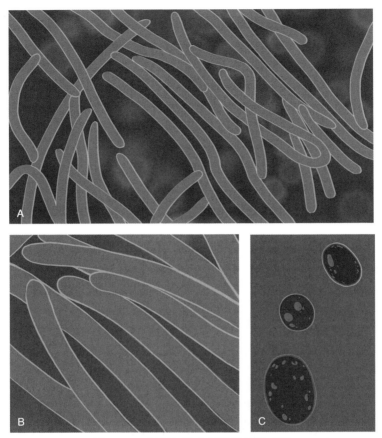

图 1-2-1　低温扫描电子显微镜模式图

显示菌丝体没有细胞外基质(A),菌丝表面看起来很光滑(B),
只有一种非常薄的电子致密物质细胞壁表面(C)。

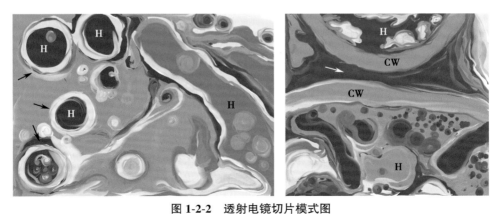

图 1-2-2　透射电镜切片模式图

显示菌丝外面覆盖的细胞外基质(箭头所示);CW:细胞壁;H:菌丝。

（二）侵袭力

致病真菌黏附于角膜后可以在不依赖毒素和水解酶等的作用下直接侵入角膜组织。白念珠菌黏附于机体上皮细胞以后,孢子生芽形成菌丝可直接插入上皮细胞膜。真菌分泌的磷脂酶及蛋白水解酶可促进这一过程,而后菌丝再进一步侵入细胞浆。这也是真菌产生抗药性及感染得以持续或再次发生感染的基础。Doczi 等发现部分镰刀菌引起的角膜感染可以侵入前房在瞳孔区形成晶状体 - 虹膜 - 真菌复合网状团块,从而影响房水的正常排出。Brakhage 等的研究发现烟曲霉菌孢子的色素在保护真菌免受宿主免疫效应细胞攻击上起着重要作用,能够清除机体产生的活性氧簇从而增加真菌的侵袭力。烟曲霉菌产生灰绿色孢子,Jahn 等证实其孢子色素缺失株表面光滑,易被宿主的防御机制如氧化剂、单核细胞所杀灭,与野生型相比,此突变株对鼠的侵袭力下降。多种真菌如曲霉菌、新型隐球菌、巴西芽生菌均可产生黑色素或黑色素样化合物。研究表明黑色素的合成与真菌毒力密切相关,通过黑色素合成酶基因突变产生的数种真菌白化株对小鼠的侵袭力下降。黑色素是一种强效自由基清除剂,研究表明黑色素主要作用机制为保护孢子逃避机体免疫防御系统,如补体 C3 介导的调理作用、中性粒细胞介导的吞噬作用和氧化系统,从而延长菌株体内存活时间。抑制黑色素的合成可以破坏其逃逸作用从而起到杀菌的作用,临床上应用较广的三唑类药物即可通过抑制黑色素的合成减慢真菌的侵袭速率。

（三）形态改变

真菌可以通过形态发生学和表型改变以适应不同微环境的生活或在感染宿主中存活。Hiryu H 等研究发现在真菌性角膜炎的角膜组织中通过电镜检查可见菌丝套菌丝现象和真菌细胞壁增厚的现象,这种形态学改变可能构成一道对抗抗真菌药物和宿主防御反应的屏障或是一种毒力因素,增强了真菌在宿主体内的生存能力。

（四）毒素

真菌可产生毒素抑制机体正常免疫反应,Thomas 等发现镰刀菌属可以通过其毒素产物引起宿主骨髓抑制。镰刀菌素可分泌雪腐镰刀菌醇、T-2 毒素、脱氧雪腐镰刀菌醇、蛇形菌素及镰孢菌酸等毒素抑制中性粒细胞,白念珠菌可释放特异性作用于多形核白细胞的物质,抑制多形核白细胞的趋化、吸附和吞噬作用。例如,白念珠菌、烟曲霉、黄曲霉细胞壁上的糖蛋白具有毒素样活性,能引起组织化脓性反应。烟曲霉可以产生胶霉毒素、局限曲霉素和溶血素。胶霉毒素是烟曲霉菌分泌的一种继发代谢物,具有急性毒性和广泛的免疫抑制特性,能够抑制吞噬细胞的吞噬作用并诱导其发生凋亡,还可以阻断 T 细胞和 B 细胞的活化,从而抑制机体的免疫反应。局限曲霉素能特异性剪切真核细胞核糖体中一段包含 14 个核苷酸的保守和富含嘌呤的序列,具有非常强大的毒性作用。溶血素具有溶解红细胞等多种生物功能,有助于烟曲霉菌感染的发展。

（五）水解酶

研究证实许多真菌在感染宿主的过程中,通过分泌一些特异性酶降解、破坏宿主细胞膜成分以利于侵袭扩散。致病真菌分泌的酶类是构成其侵袭力的重要部分,在真菌发病过程中具有重要地位。可分为两大类:降解磷脂的磷脂酶和降解肽类的蛋白酶。不同真菌感染角膜后,角膜中基质金属蛋白酶的表达量存在明显差异,且与病理改变严重程度呈正相关,说明蛋白水解酶在真菌入侵角膜的过程中发挥了重要作用。白念珠菌分泌的蛋白酶是促进真菌黏附、入侵、炎症坏死及血管通透性增加的重要因素,其他分泌物如磷脂酶、卵磷酸酯酶等均可加速组织的损伤。烟曲霉素可分泌丝氨酸蛋白酶、天冬氨酸蛋白酶、基质金属蛋白酶及二肽酶等蛋白酶,还可分泌含锰离子的过氧化氢酶和超氧化物歧化酶以对抗炎性细胞吞噬过程中的氧化杀伤作用,分泌磷脂酶造成宿主上皮细胞膜的损伤。Sav 等人在对 50 个眼部分离物(曲霉菌属、镰刀菌属、外瓶霉属和其他一些霉菌)的研究中,分别观察到 42%、30% 和 8% 的分离物的蛋白酶、磷脂酶和生物膜生成能力。据报道,蛋白酶的产生与两性霉素 B 的抗性显著相关。此外,白念珠菌的 EFG1 调节的 SAP6 基因编码分泌的天冬氨酸蛋白酶,可能通过白念珠菌细胞的丝状化而参与角膜感染的发病。此外,从感染的角膜标本中回收的黄曲霉被发现是黄毒素的产生菌,而其他研究的霉菌则没有观察到这种能力。因此,检测眼分离株的毒力特性有助于预测疾病的预后,但该领域尚需进一步研究。

二、宿主防御因素

（一）解剖屏障和非特异性防御机制

眼睑、睫毛、泪液、正常眼表结构和血液供应,以及淋巴管道等都是维持眼球正常功能的重要解剖结构,当这些结构或其功能遭到破坏,真菌性角膜炎就极易发生。导致这些结构或其功能异常的因素即组成其危险因素,包括眼外伤尤其是植物性外伤、睑内翻或睑外翻、眼睑闭合不全、干眼、单纯疱疹病毒性角膜炎,以及角膜接触镜损伤,系统性疾病(如糖尿病和全身免疫抑制状况)使局部和全身防御机制下降。此外在正常眼的结膜囊内真菌可以一定比例作为共生物存在,当有危险因素出现时共生的真菌可侵犯角膜而致病。

（二）炎性反应

眼部炎症反应包括血管扩张、免疫活性物质分泌及活性细胞渗出。活性细胞主要包括巨噬细胞、多形核白细胞及淋巴细胞。组织病理学研究表明,真菌主要以菌丝形态向角膜内入侵,周围出现大量的吞噬细胞和炎症细胞。它们在阻止真菌感染方面起着重要作用,通过吞噬细菌借助赖氧机制破坏真菌结构。一旦菌丝侵入角膜基质,天然免疫细胞如中性粒细胞、巨噬细胞和树突状细胞介导宿主防御。这些细胞主要通过 Toll 样受体、C 型凝集素受体和 NOD 样受体及炎症小体等识别真菌细胞壁的保守结构。C 型凝集素受体(Dectin-1 和 Dectin-2)介导趋化因子(CXCL1 和 CXCL2)和促炎细胞因子(IL-1b 和 TNFa)的分泌。Liu 等人研究了 Syk 信号转导在人角膜上皮细胞抗真菌天然免疫中的作用,发现烟曲霉以 Syk 依赖的方式刺激人角膜上皮细胞中 IL-6、IL-8 和 CXCL1 的表达。Dectin-1 在人角膜上皮细胞中表达上调以响应白念珠菌,白念珠菌反过来以 NFkB 依赖的方式介导肽聚糖识别蛋白 2、3 和 4 的诱导。肽聚糖识别蛋白是一种保守的天然免疫蛋白,主要以其抗菌特性的研究而闻名。在真菌感染时也显示了它们的产生。吲哚胺 -2,3- 双加氧酶是一种参与色氨酸分解代谢的酶,它也通过 Dectin-1 介导的途径,给予角膜上皮细胞对烟曲霉的保护性免疫。在烟曲霉小鼠模型中,吲哚胺 -2,3- 双加氧酶的吸入导致疾病的严重程度和 IL-6、IL-1b 等炎性细胞因子的表达增加。LOX-1 是氧化低密度脂蛋白的膜受体,在烟曲霉感染人角膜上皮细胞时上调。Li 等人在他们的实验中,LOX-1 诱导 CXCL1 和 TNFa 的产生,通过激活 p38 引起中性粒细胞浸润。Pearlman 等人探讨 IL-17 在真菌性角膜炎发病中的作用。利用真菌性角膜炎的小鼠模型,研究组表明,中性粒细胞和 TH17 细胞产生的 IL-17 通过促进活性氧的生成而有助于真菌的杀灭。Bhoomiraj 等人利用深度分离法确定了在人类真菌性角膜炎中表达的 microRNA 的完整轮廓。Schreiber 等研究表明糖皮质激素可能通过抑制吞噬细胞的趋化作用和对病原的摄入、阻止吞噬细胞脱颗粒和减少吞噬细胞生成而导致机体对真菌易感。Gopinathan 等研究发现在感染茄病镰刀菌和黄曲霉素的兔角膜组织中检测发现基质金属蛋白酶 2 和 9 的表达,且两者明显与感染角膜中多形核白细胞的数量相关,推测真菌感染角膜中蛋白水解酶活性的增加是因为激活的角膜细胞或多形核白细胞等炎性细胞所致。提示炎症反应既有抗真菌的有利作用,也有破坏组织的不利作用,随着病情进展,炎症反应逐渐成为损害角膜的主要因素。

(三)特异性防御机制

角膜的免疫防御能力主要包括调节角膜中 B 和 T 淋巴细胞活性的树突状细胞和主要位于角膜基质中的免疫球蛋白,树突状细胞具有免疫球蛋白受体、补体受体及抗原受体,能够识别、吞噬及递呈侵入角膜上皮和基质的特定抗原,还可以进一步刺激辅助性 T 细胞和 B 细胞,进而与其他淋巴细胞一起形成强大的细胞免疫反应。

研究发现虽然 FK 的发生机制仍不十分明了,但是作为一种化脓性炎症,其发生必然符合化脓性炎症反应产生的一般规律:病原体侵入机体后,病原体本身和 / 或组织内的细胞分泌趋化因子和细胞因子,两者作为信号诱导、激活并吸引炎症细胞向感染部位游走和聚集。一方面,炎症细胞杀灭和清除病原体;另一方面,吞噬细胞产生和释放的物质对组织产生溶解、破坏作用,导致化脓性炎症反应。因此,结合 FK 发生机制的研究现状,我们推测 FK 的发生过程可能为:角膜上皮损伤后,胶原、基膜连接蛋白(laminin,LN)和纤维连接蛋白(fibronectin,FN)等成分暴露,真菌孢子通过黏附素黏附于角膜中的这些成分。然后,真菌孢子生芽形成菌丝入侵角膜,并且产生毒素和水解酶等物质,使角膜组织发生溶解和破坏。同时,致病真菌本身和 / 或诱导宿主细胞分泌趋化因子和细胞因子,吸引炎症细胞向感染部位游走和聚集。炎症细胞在杀伤和清除真菌的同时,又会产生毒性产物加重角膜损伤。另外,真菌成分可被宿主的甘露聚糖结合凝集素(mannose-binding lectin,MBL)和 Toll 样受体(Toll-like receptors,TLR)识别,通过一系列信号转导途径,启动先天和后天性免疫过程,诱导炎症反应的发生。

(贾艳妮)

参 考 文 献

1. 徐玲娟,谢立信.真菌性角膜炎的分子机制研究进展.中华眼视光学与视觉科学杂志,2010, 12 (3): 237-240.

2. 曾庆延,董晓光,史伟云,等.真菌孢子黏附和基质金属蛋白酶在角膜真菌感染中的作用.中华眼科杂志, 2004, 40 (11): 774-776.

3. 钟文贤,谢立信.真菌性角膜炎发病机制的研究进展.中华眼科杂志, 2007, 43 (4): 381-384.

4. BEAUVAIS A, SCHMIDT C, GUADAGNINI S, et al. An extracellular matrix glues together the aerial-grown hyphae of Aspergillus fumigatus. Cell Microbiol, 2007, 9 (6): 1588-1600.

5. GAGO S, OVERTON NLD, BEN-GHAZZI N, et al. Lung colonization by Aspergillus fumigatus is controlled by ZNF77. Nat Commun, 2018, 9 (1): 3835.

6. HUA X, YUAN X, LI Z, et al. A novel innate response of human corneal epithelium & to heat-killed candida albicans by producing peptidoglycan recognition proteins. PLoS One, 2015, 10 (6): e0128039.

7. JACKSON BE, WILHELMUS KR, HUBE B. The role of secreted aspartyl proteinases in Candida albicans keratitis. Invest Ophthalmol Vis Sci, 2007, 48 (8): 3559-3565.

8. JIANG N, ZHAO G, LIN J, et al. Indoleamine 2, 3-dioxygenase is involved in the & inflammation response of corneal epithelial cells to Aspergillus fumigatus infections. PLoS One, 2015, 10 (9): e0137423.

9. LI C, ZHAO G, CHE C, et al. The role of Lox-1 in innate immunity to Aspergillus & fumigatus in corneal epithelial cells. Invest Ophthalmol Vis Sci, 2015; 56 (6): 3593-3603.

10. LIU Y, ZHAO G, LIN J, et al. The role of Syk signaling in antifungal innate immunity of

human corneal epithelial cells. BMC Ophthalmol, 2015, 15: 55.

11. NAYAK N, SATPATHY G, PRASAD S, et al. Correlation of proteinase production with amphotericin B resistance in fungi from mycotic keratitis. Ophthalmic Res, 2010, 44 (2): 113-118.

12. OZDEMIR HG, KANDEMIR H, CURUUK A, et al. Infrequent production of xanthomegnin by fungal strains recovered from patients with ocular mycoses. Mycopathologia, 2016, 181 (3-4): 241-246.

13. PLATO A, HARDISON SE, BROWN GD. Pattern recognition receptors in antifungal immunity. Semin Immunopathol, 2015, 37 (2): 97-106.

14. SAN-BLAS G, TRAVASSOS LR, FRIES BC, et al. Fungal morphogenesis and virulence. Med Mycol, 2000, 38 (Suppl1): 79-86.

15. SAV H, OZDEMIR HG, ALTINBAS R, et al. Virulence attributes and antifungal susceptibility profile of opportunistic fungi isolated from ophthalmic infections. Mycopathologia, 2016, 181 (9-10): 653-661.

16. TAYLOR PR, LEAL SM JR, SUN Y, et al. Aspergillus and fusarium corneal & infections are regulated by Th17 cells and IL-17-producing neutrophils. J Immunol, 2014, 192 (7): 3319-3327.

17. TAYLOR PR, ROY S, LEAL SM, et al. Activation of neutrophils by autocrine IL-17A- & IL-17RC interactions during fungal infection is regulated by IL-6, IL-23, RORyt and dectin-2. Nat Immunol, 2014, 15 (2): 143-151.

18. YAN SZ, RODRIGUES RG, CAHN-HIDALGO D, et al. Hemoglobin induces binding of several extracellular matrix proteins to Candida albicans. J Biol Chem, 1998, 273 (10): 5638-5644.

第二章

病　原　学

第一节　真菌的一般生物学特征

真菌(fungus,fungi)是一类独立的真核生物群,分布广泛,种类繁多。目前已经命名的真菌至少有 10 万种。但尚未发现的真菌估计有 100 万到 1 000 万种之多,每年发现的新种有 1 000~1 500 种,大多对人类无致病作用。据统计在已经命名的真菌中,与人类或动物疾病相关的不足 500 种,但能感染正常人体的不足 50 种。

真菌在某些方面不同于植物和动物等生物群体。真菌有坚硬的细胞壁包裹,细胞壁主要由几丁质、葡聚糖、壳聚糖、甘露聚糖和糖蛋白以不同的组合形式构成。和其他真核生物一样,真菌细胞有真正的细胞核且有核膜包被,细胞分裂形式是减数分裂或有丝分裂。真菌无叶绿素,不能进行光合作用,只能从外界获取碳源,属于异养微生物,以寄生或腐生菌的形式存在于自然界。真菌可以是单细胞或多细胞。

(一)基于菌落形态对真菌进行分类

1. **酵母样菌**　通常为单细胞,圆形或卵圆形,以母细胞产生芽孢而繁殖,产生芽生孢子,不形成真、假菌丝,有子囊或无子囊,不形成有性孢子,菌落光滑湿润,乳酪样(图 2-1-1)。

2. **类酵母样菌**　菌落与酵母样菌类似,以出芽的方式繁殖,但无子囊,可有真、假菌丝(图 2-1-2)。

3. **丝状真菌**　多数为多细胞,可产生分枝的菌丝,菌丝交错而形成菌丝团,成为菌丝体,菌落呈棉花状、绒毛状,或粉末状,这种丝状真菌可具有营养菌丝和气生菌丝,营养菌丝深入培养基吸收养分,气生菌丝

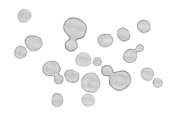

图 2-1-1　酵母样菌模式图

产生分生孢子(图 2-1-3)。

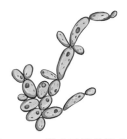

图 2-1-2　类酵母样菌模式图

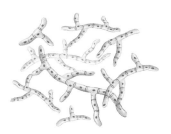

图 2-1-3　丝状真菌模式图

4. 双相真菌　既能以酵母相又能以菌丝相存在,35~37℃培养或宿主组织内为酵母相,在 25~28℃体外培养时为菌丝相。

（二）镜下特征

真菌的基本结构为菌丝和孢子,均为真菌分类鉴定的主要依据。菌丝为微细的管状结构,有隔或无隔,分枝或不分枝,透明或暗色。菌丝分真菌丝和假菌丝。真菌丝两边平行,粗细均匀;假菌丝为一系列芽孢连接而成菌丝状,连接处有缢痕。常见菌丝有气生菌丝、营养菌丝、生殖菌丝和匍匐菌丝。孢子是真菌繁殖的最小单位,也是抵抗不良环境的结构,类似植物的种子。真菌的孢子分有性孢子和无性孢子,不同性别细胞或性器官接合后产生的孢子称有性孢子。真菌的有性孢子有子囊孢子、接合孢子、担孢子和卵孢子。不经过两性细胞的结合而形成的孢子为无性孢子。常见的无性孢子有芽生孢子、分生孢子、厚壁孢子、关节孢子和孢子囊孢子。

（三）真菌的繁殖方式

1. 无性繁殖　没有经过两性细胞的结合,而直接由营养体转变为繁殖体的繁殖方式,可通过菌丝断裂成关节孢子、单细胞的直接分裂、细胞的芽殖、产生孢囊孢子等方式产生无性孢子或无性子实体。

2. 有性繁殖　经过两性细胞结合的繁殖方式,经过质配、核配和减数分裂三个过程产生有性孢子。

近年来,随着广谱抗生素、免疫抑制剂和类固醇激素的普遍应用,器官移植、放射治疗,以及导管插管等治疗、诊断方法的开展,使得真菌病的发生在临床上越来越多。人员流动的扩大与频繁,使得过去一些在南方流行的真菌病开始在北方出现,过去只有国外流行的真菌病也在国内出现。真菌感染顽固难愈,易导致误诊误治,因此,临床工作中加强真菌的检测愈发重要。

（鹿秀海）

━●━■━●━━━━━━━━━━━ 参 考 文 献 ━━━━━━━━━━━━━●━■━●━

1. 曲利军，董晓光，孙士营，等．严重真菌性角膜溃疡导致眼内炎的原因分析．中华医学杂志，2010,(35): 2466-2469.

2. 孙士营，翟华蕾，史伟云，等．真菌性角膜炎致病菌种的变迁及体外药物敏感试验研究．中华检验医学杂志，2009, 32 (3): 282-286.

3. 孙士营，赵格，孙晓艳，等．真菌性眼内炎常见病因及致病菌种分析．中华眼科杂志，2014, 50 (11): 808-813.

4. 王黛，王月新，贾艳妮，等．行大植片角膜移植的真菌性角膜炎患者病原学及临床特征分析．中华眼视光学与视觉科学杂志，2016, 18 (03): 174-177.

5. 王端礼．医学真菌学 - 实验室检验指南．北京：人民卫生出版社，2005.

6. 钟文贤，谢立信，史伟云，等．真菌性角膜炎 654 例感染谱分析．中华医学杂志，2006, 86 (24): 1681-1685.

7. LARONE DAVISE H. Medical Important Fungi：A Guide to Identification. 5th. Washington: ASM Press, 2011: 365-403.

8. JAMES H, JORGENSEN KAREN C, CARROLL GUIDO FUNKE, et al. Manual of Clinical Microbiology. 11th. Manhattan: John Wiley and Sons Ltd, 2015.

第二节　与眼科感染有关的真菌

在热带地区，真菌性角膜炎的主要致病菌是丝状真菌，而念珠菌属在温带地区更常见。外伤是真菌性角膜炎的主要危险因素。在发展中国家 90% 以上的病例都有外伤史，土壤和植物外伤史是最常见的诱发因素。在美国等发达国家，配戴角膜接触镜是真菌性角膜炎的危险因素之一。

在已经发现的庞大的真菌群体中，能感染正常人体的不足 50 种，但有超过 105 种与真菌性角膜炎相关（表 2-2-1）。病原真菌的分布和感染频率随着地理位置、气候、职业和医疗保健条件而变化，但从世界范围来看，丝状真菌是真菌性角膜炎最常见的致病菌。透明丝孢霉（镰刀菌属、曲霉菌属、拟青霉属）很常见，但是暗色丝孢霉（弯孢霉属、刺盘孢霉属、链格孢霉属）也已经占到 20% 的病例。患有潜在眼表疾病、长期滥用眼部麻醉药和抗生素，以及术后急性或延迟发病的患者中，酵母菌和酵母样菌（念珠菌属、隐球菌属、毛孢子菌属）更多见。不同真菌形态及镜下表现见图 2-2-1～图 2-2-29。

表 2-2-1 真菌性角膜炎相关真菌

不同菌属	主要病原菌
酵母菌和酵母样菌——单细胞真菌	头状芽生裂殖菌、白念珠菌、无名念珠菌(汉森德巴利酵母菌)、光滑念珠菌、季也蒙念珠菌(季也蒙麦尔酵母菌)、克柔念珠菌、郎比可念珠菌、葡萄牙念珠菌、近平滑念珠菌、热带念珠菌、罗伦特隐球菌、新型隐球菌、单咽隐球菌、限制马拉色菌、红酵母属、酿酒酵母菌、毛孢子菌
丝状真菌——多细胞真菌	
透明丝孢霉	横梗霉属、枝顶孢霉属、鳞质霉属、卡尔那爪甲白癣菌、黄曲霉、烟曲霉、灰绿曲霉、构巢曲霉、黑曲霉、土曲霉、球孢白僵菌、柱孢霉属、轮枝镰刀菌、苔藓镰刀菌、茄病镰刀菌、层生镰刀菌、肉色镰刀菌、厚孢镰刀菌、双孢镰刀菌、尖孢镰刀菌、绿僵菌、淡紫紫孢霉、拟青霉属、葡萄孢霉属、青霉属、根毛霉属、根霉属、毛霉属、尖端赛多孢霉(波氏假阿利什霉)、帚霉属、共头霉属、轮枝孢霉属、帚枝霉属、畸枝霉属
暗色丝孢霉	链格孢霉属、离蠕孢霉属、葡萄座腔菌(柯柯豆毛双孢)、毛壳菌属、枝孢霉属、枝孢瓶霉属、旋孢腔菌属、刺盘孢霉属、弯孢霉属、外瓶霉、明脐孢霉、赭霉属、暗色枝顶孢、瓶霉属、茎点霉属、拟茎点霉属、棘壳孢属、葡柄霉属、柄孢壳属、梭孢壳属、丝甚霉属、疣孢漆斑菌、出芽短梗霉、人甲新葫芦腔菌、蒲叶沼兰褐莺真菌
罕见致病真菌	申克孢子丝菌(双相菌)、表皮癣菌属(皮肤真菌)

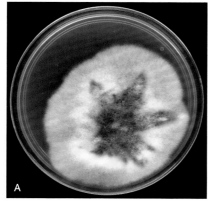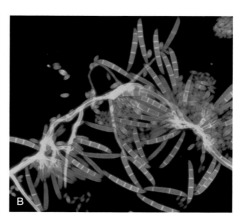

图 2-2-1 茄病镰刀菌

A. 为 SDA 培养基,28℃,培养 7d 菌落;B. 为荧光染色镜下形态(400×)。

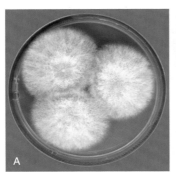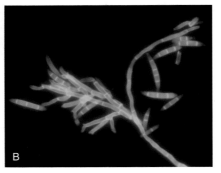

图 2-2-2　肉色镰刀菌

A. 为 SDA 培养基,28℃,培养 3d 菌落;B. 为荧光染色镜下形态(400×)。

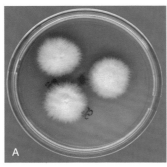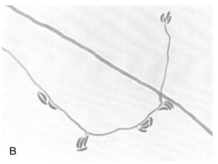

图 2-2-3　双孢镰刀菌

A. 为 SDA 培养基,28℃,培养 4d 菌落;B. 为棉兰染色镜下形态(400×)。

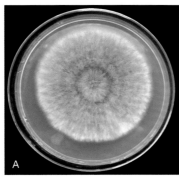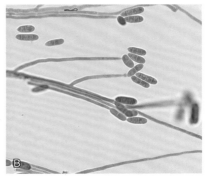

图 2-2-4　苔藓镰刀菌

A. 为 SDA 培养基,28℃,培养 7d 菌落;B. 为棉兰染色镜下形态(400×)。

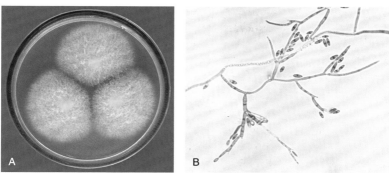

图 2-2-5 层生镰刀菌

A. 为 SDA 培养基,28℃,培养 5d 菌落;B. 为棉兰染色镜下形态(400×)。

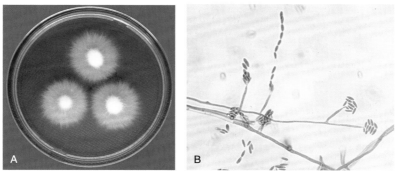

图 2-2-6 轮枝镰刀菌

A. 为 SDA 培养基,28℃,培养 5d 菌落;B. 为棉兰染色镜下形态(400×)。

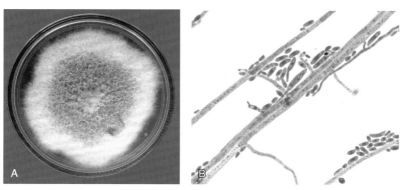

图 2-2-7 尖孢镰刀菌

A. 为 SDA 培养基,28℃,培养 7d 菌落;B. 为棉兰染色镜下形态(400×)。

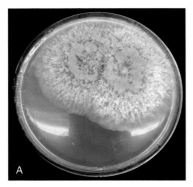
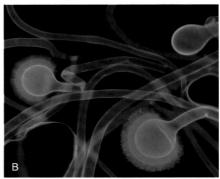
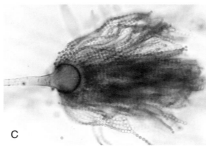

图 2-2-8 黄曲霉

A. 为 SDA 培养基,28℃,培养 7d 菌落;B、C.分别为荧光和棉兰染色镜下形态(400×)。

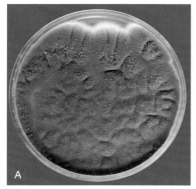
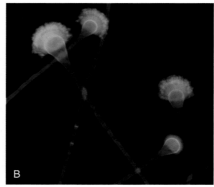
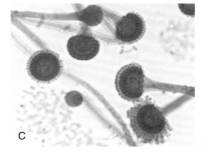

图 2-2-9 烟曲霉

A. 为 SDA 培 养 基,28 ℃,培 养 3d 菌落;B、C.为荧光和棉兰染色镜下形态(400×)。

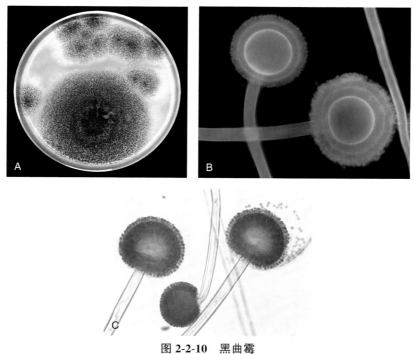

图 2-2-10 黑曲霉
A. 为 SDA 培养基,28℃,培养 6d 菌落;
B、C. 分别为荧光和棉兰染色镜下形态(1 000×)。

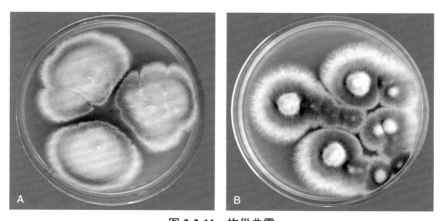

图 2-2-11 构巢曲霉
A. 为 PDA 培养基,28℃,培养 6d 菌落;B. 为 SDA 培养基,28℃,培养 4d 菌落。

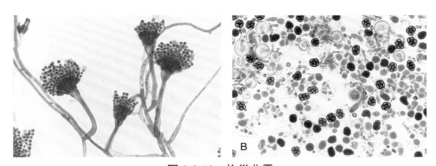

图 2-2-12　构巢曲霉
A. 为棉兰染色,分生孢子头镜下形态(400×);B. 为棉兰染色,子囊孢子及
壳细胞镜下形态(400×)

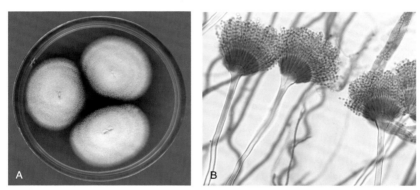

图 2-2-13　土曲霉
A. 为 PDA 培养基,28℃,培养 5d 菌落;B. 为棉兰染色镜下形态(400×)。

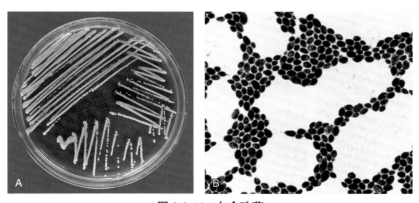

图 2-2-14　白念珠菌
A. 为科玛嘉培养基,37℃,培养 24h 菌落;B. 为镜下形态(1 000×)。

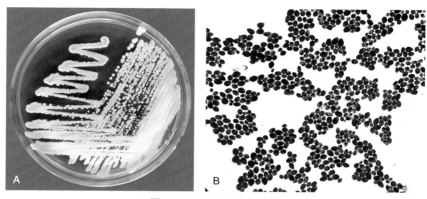

图 2-2-15 近平滑念珠菌
A. 为科玛嘉培养基,37℃,培养 24h 菌落;B. 镜下形态(1 000×)。

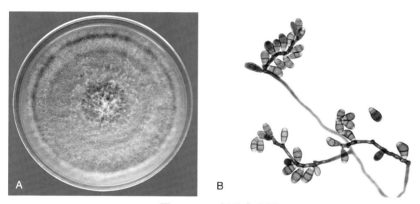

图 2-2-16 新月弯孢霉
A. 为 SDA 培养基,28℃,培养 5d 菌落;B. 为棉兰染色镜下形态(400×)。

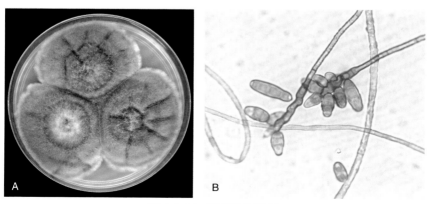

图 2-2-17 穗状离蠕孢霉
A. 为 SDA 培养基,28℃,培养 5d 菌落;B. 为棉兰染色镜下形态(400×)。

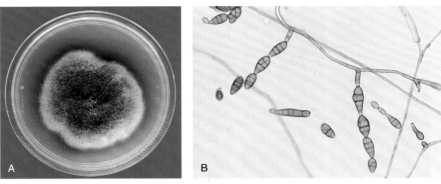

图 2-2-18 链格孢霉

A. 为 SDA 培养基,28℃,培养 7d 菌落;B. 为棉兰染色镜下形态(400×)。

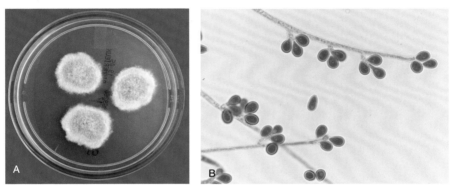

图 2-2-19 尖端赛多孢

A. 为 SDA 培养基,28℃,培养 7d 菌落;B. 为棉兰染色镜下形态(1 000×)。

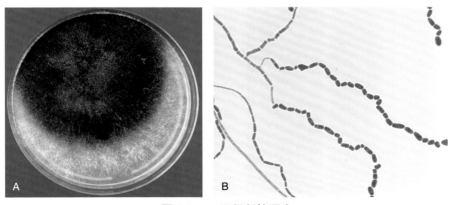

图 2-2-20 双间新柱顶孢

A. 为 SDA 培养基,28℃,培养 4d 菌落;B. 为棉兰染色镜下形态(400×)。

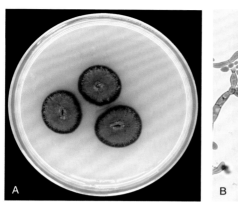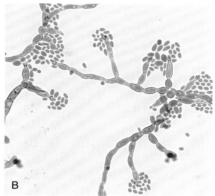

图 2-2-21　疣状瓶霉

A. 为 SDA 培养基,28℃,培养 7d 菌落;B. 为棉兰染色镜下形态(400×)。

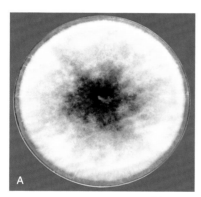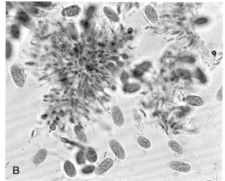

图 2-2-22　柯柯豆毛双孢

A. 为 SDA 培养基,28℃,培养 5d 菌落;B. 为棉兰染色镜下形态(400×)。

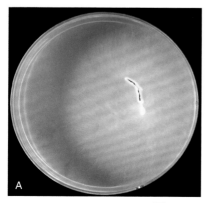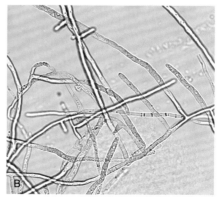

图 2-2-23　谲诈腐霉菌

A. 为 SDA 培养基,28℃,培养 7d 菌落;B. 为液体培养基下菌丝形态(400×)。

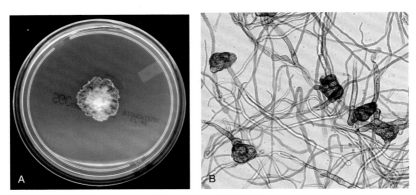

图 2-2-24 茄匍柄霉
A. 为 SDA 培养基,28℃,培养 25d 菌落;B. 为棉兰染色镜下形态(400×)。

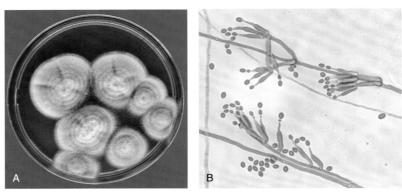

图 2-2-25 淡紫紫孢霉
A. 为 SDA 培养基,28℃,培养 7d 菌落;B. 为棉兰染色镜下形态(400×)。

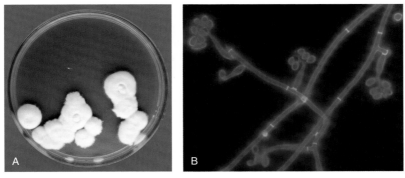

图 2-2-26 球孢白僵菌
A. 为 SDA 培养基,28℃,培养 6d 菌落;B. 为荧光白染色镜下形态(1 000×)。

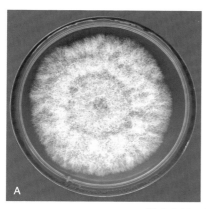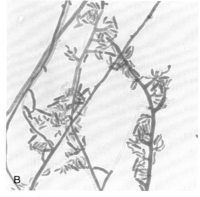

图 2-2-27　辐毛小鬼伞

A. 为 SDA 培养基,28℃,培养 7d 菌落;B. 为棉兰染色镜下形态(400×)。

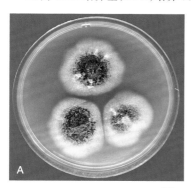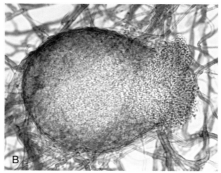

图 2-2-28　茎点霉

A. 为 SDA 培养基,28℃,培养 5d 菌落;B. 为棉兰染色镜下形态(400×)。

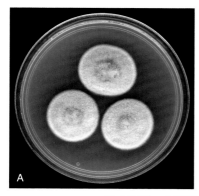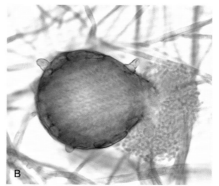

图 2-2-29　人甲棘壳孢(人甲新葫芦腔菌)

A. 为 SDA 培养基,28℃,培养 7d 菌落;B. 为棉兰染色镜下形态(400×)。

（鹿秀海）

参 考 文 献

1. 鹿秀海，高彦，李素霞，等．五例新月弯孢霉性角膜炎的临床和病原学研究．中华检验医学杂志，2012, 35 (5): 469-471.

2. 鹿秀海，高彦，张莉，等．真菌性角膜炎 334 例的病原学分析．中华眼科杂志，2013, 49 (1): 12-15。

3. 鹿秀海，于艳梅，张莉，等．多分枝横梗霉致角膜炎一例．中华眼科杂志，2017, 53 (9): 707-709.

4. 马琳，谢立信．角膜致病真菌的流行病学．中国实用眼科杂志，2006, 24 (4): 352-356.

5. 孙士营，赵格，孙晓艳，等．真菌性眼内炎常见病因及致病菌种分析．中华眼科杂志，2014, 50 (11): 808-813.

6. 孙士营，翟华蕾，史伟云，等．真菌性角膜炎致病菌种的变迁及体外药物敏感试验研究．中华检验医学杂志，2009, 32 (3): 282-286.

7. 王黛，王月新，贾艳妮，等．行大植片角膜移植的真菌性角膜炎患者病原学及临床特征分析．中华眼视光学与视觉科学杂志，2016, 18 (3): 174-177.

8. 钟文贤，谢立信，史伟云，等．真菌性角膜炎 654 例感染谱分析．中华医学杂志，2006, 86 (24): 1681-1685.

9. LU X, WANG X, ZHANG L, et al. Rare fungal keratitis caused by coprinellus radians. Mycopathologia, 2020, 185 (2): 389-394.

10. XIE L, ZHONG W, SHI W, et al. Spectrum of fungal keratitis in North China. Ophthalmology, 2006, 113 (11): 1943-1948.

第三章
临 床 表 现

一、概述

感染性角膜炎目前是我国最常见的致盲眼病之一,感染角膜的病原体包括:细菌、真菌、病毒、棘阿米巴原虫等。细菌感染为首位因素,但由于临床可以应用的抗细菌药物较多,药物敏感性好,致盲的风险低于真菌性角膜炎。由于糖皮质激素和广谱抗生素的滥用,真菌性角膜炎的发病率已逐年增加,在我国的一些地区,已跃居感染性角膜炎的首位致病原因。由于临床可以应用的抗真菌药物缺乏且敏感性不佳,如果临床误诊延误治疗可能加重病情。

不同的感染性病原体感染角膜有不同的临床特征和表现,如单纯疱疹病毒性角膜炎病情容易反复发作,病毒感染引起的上皮型呈现典型的树枝状或地图状角膜炎,晚期角膜出现混浊和新生血管长入;细菌性角膜炎感染病灶边界相对清晰且溃疡面湿润;真菌性角膜炎溃疡边界毛糙,溃疡表面干燥;棘阿米巴角膜炎感染有典型的神经痛、一般有免疫环等。因此临床医生如果能够熟练掌握不同感染性角膜炎的临床特征,对指导临床检查和避免误诊很重要。本节重点介绍感染性角膜炎的临床病理过程、真菌性角膜炎的特征性临床表现和与其他感染性角膜炎的鉴别诊断。

二、感染性角膜炎临床病理过程

引起化脓的感染性角膜炎的致病微生物主要有真菌、细菌和棘阿米巴原虫等,其病理变化过程通常有共同的特征,下面就感染性角膜炎的临床病理过程进行简要介绍。

1. 角膜炎症浸润期 正常角膜各层组织内无炎症细胞,当角膜在各种致病微生物的作用下炎症细胞向角膜内迁移。当致病因素作用于角膜,首先引起角膜缘和结膜血管充血、怒张,临床上表现为睫状充血或混合性充血。随之炎症细胞侵入,造成炎症渗出和水肿,引起角膜局限性浸润、水肿和混浊,视力不同程度下降。由于角膜的三叉神经末梢受到炎症和毒素的刺激,患者常有明显的疼痛、流泪、畏光、眼睑痉挛等一系列炎症刺激症状,如经治疗后角膜感染得到控制,角膜基质和内皮细胞未遭到破坏,则角膜可以完全恢复透明,视力恢复。

2. 角膜溃疡期 如果角膜感染未得到控制,浸润和水肿进一步发展,浸润区角膜组织因炎症的损害或营养障碍,先发生角膜上皮、角膜浅层基质坏死、脱落,往往先为中性粒细胞在炎症病灶区浸润形成角膜溃疡(corneal ulcer)。此时裂隙灯的光学切面下,角膜表面失去原有的光滑完整曲面,荧光素染色时溃疡面着色。

严重角膜炎在治疗期间,角膜溃疡面可继续扩大,浸润明显,内毒素等渗入前房而引起虹膜炎症反应。当房水中的大量脓细胞沉积在前房下方形成一个黄白色液平面时,称前房积脓(hypopyon)。

当溃疡继续向深部发展,溃疡处角膜基质完全坏死、脱落,暴露出有韧性的后弹力层,在眼内压的作用下形成后弹力层膨出(descemetocele)。若病变破坏了后弹力层,即发生角膜穿孔(corneal perforation)。角膜穿孔的患者,因眼内外直接交通,眼球又处于低眼压状态,极易导致眼内感染和眼球萎缩。

3. 角膜瘢痕期 此时若角膜炎症得到控制,浸润逐渐减轻吸收,溃疡基底部逐渐清洁,周围上皮逐渐将溃疡覆盖。如溃疡未破坏前弹力层及前基质,一般修复后不留下角膜云翳;如损伤达前基质层,则溃疡凹面为瘢痕结缔组织修复。根据溃疡深浅程度的不同,而留下不同程度的角膜瘢痕(corneal scarring)。

三、不同真菌菌种感染的病理特点

谢立信和史伟云等的研究发现不同菌种在角膜内的生长方式,茄病镰刀菌和黄绿青霉菌的菌丝在人和新西兰兔角膜内呈水平生长,烟曲霉菌和白念珠菌呈垂直生长(图 3-0-1 和图 3-0-2)。

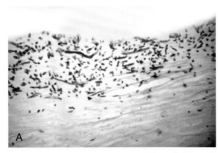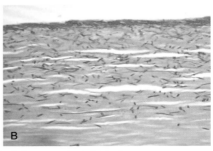

图 3-0-1　镰刀菌菌丝在角膜内呈现平行生长方式
A 和 B 均为 PAS 染色(1 000×)。

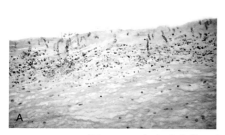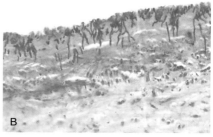

图 3-0-2　白念珠菌菌丝在角膜内呈现垂直生长方式
A 和 B 均为 PAS 染色（1 000×）。（谢立信教授提供图片。）

真菌的生长方式与临床意义，以往一直认为真菌菌丝在角膜内为垂直生长，真菌性角膜炎在药物不能控制时，经典的手术方式是穿透性角膜移植术，板层角膜是禁忌证。不同真菌菌丝在角膜内存在不同的生长方式的发现，使得我们认识到真菌感染角膜是渐进性的，尤其是水平生长的真菌在相当长一段时间菌丝并不能穿透角膜后弹力层进入前房，这使得板层角膜移植治疗真菌性角膜炎从理论上讲可行，如果充分掌握板层角膜移植手术的适应证，应该是治疗 FK 的主要手术方式。

四、危险因素

不同的经济发展水平、地理纬度、生活习惯等发生真菌性角膜炎的危险因素有差异。就世界范围而言，真菌性角膜炎的发病有两个趋势。第一个趋势是发病率从纬度低的热带地区向纬度高的寒带地区逐渐降低；第二个趋势是发展中国家的发病率高于发达国家的发病率，这可能与发展中国家农业劳作人口比例大和劳动防护措施不完善有关。以往的研究显示农业外伤是中国、印度等发展中国家真菌性角膜炎的主要危险因素。谢立信等对中国北方地区 654 例真菌性角膜炎的流行病学特征进行研究发现，51% 的真菌性角膜炎病例都有外伤史，植物外伤史和土壤迷眼等是最常见的诱发因素。在欧美等发达国家，配戴治疗性角膜接触镜是真菌性角膜炎的最主要的危险因素。2001—2007 年间，美国一项由 11 个学术中心共同参与的研究表明，真菌性角膜炎的常见危险因素中屈光性角膜接触镜占 37%，眼表疾病占 29%，外伤仅占 25%。

全身使用糖皮质激素的患者更容易患真菌性角膜炎，局部使用糖皮质激素滴眼液与 FK 的发展和恶化相关。由于糖皮质激素对机体全身和局部的免疫抑制作用，使得真菌性角膜炎的患者进展很快。糖皮质激素似乎还能激活并增强真菌的毒力，即使进行角膜移植手术，术前使用糖皮质激素是术后复发的危险因素。

局部麻醉药的滥用会降低角膜上皮的完整性和抵抗力，也是真菌性角膜炎的一个危险因素，长期使用广谱抗生素能削弱正常菌群的存在，从而增加了念珠菌属感染概率。真菌性角膜炎的其他危险因素还包括潜在的全身感染或接受免疫抑制剂治疗的住院患者。

五、临床表现

相对细菌感染性角膜炎,真菌性角膜炎发病和进展相对缓慢,且有真菌感染的特征性临床表现,如免疫环、伪足和卫星灶等,所以经验丰富的医生可以根据典型的临床表现对感染性角膜炎的性质有初步的判断并指导临床检查和诊断。目前随着临床上滥用抗生素、抗病毒及糖皮质激素类药物后,临床常见的真菌性角膜炎的浸润、溃疡发展已较快,有的1周内可感染全角膜,所以不能以病程作为一个主要临床指标来判断是否为真菌感染。

真菌性角膜炎典型的角膜病变有:

1. 免疫环　免疫环常表现为感染灶周围,有一灰白色混浊呈环形浸润,此环一般与感染灶之间有一模糊的透明带(图3-0-3)。

形成原因:免疫环的出现一般被认为是当病原真菌感染眼表时,机体快速调动免疫识别功能,迅速地诱导免疫应答,这样位于角膜周边以及角膜缘附近的单核-巨噬细胞等迅速向角膜病灶处移动,这种非特异性免疫反应可能会形成免疫环。但免疫环的产生并非真菌性角膜炎特有的体征,其在棘阿米巴性角膜炎、单纯疱疹病毒感染中均可出现。

临床意义:免疫环主要是炎症细胞浸润防御和对抗真菌病原,因此免疫环一般不含有真菌菌丝和孢子,如果免疫环距离病灶区域很远,手术切除时不一定需要将免疫环彻底切除。

2. 伪足　伪足表现为在感染角膜病灶周围边界毛糙,病灶边缘如原生动物的伪足状突起,出现树枝状或羽毛状浸润(图3-0-4)。

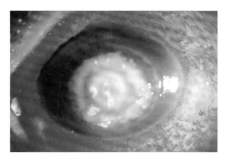

图 3-0-3　免疫环

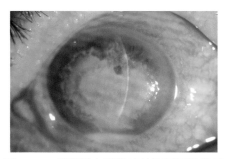

图 3-0-4　真菌性角膜溃疡灶周围可见伪足

形成原因:伪足形成的原因是感染病变部分菌丝及炎性细胞的聚集形成树枝状浸润病灶,同时,真菌菌丝向健康角膜侵袭,形成与主感染灶连为一体的感染灶。

临床意义:伪足是主要感染病灶边缘向正常角膜组织的延伸,因此存在菌丝和孢子。手术过程中应彻底切除伪足才能减少手术后复发的风险。

3. 卫星灶　卫星灶表现为出现在角膜大感染灶周围的与病灶之间没有明显联系的小的圆形感染灶(图 3-0-5)。

形成原因:感染病变部分菌丝及炎性细胞的聚集形成树枝状浸润病灶,同时,真菌菌丝向角膜其他部位移动,在新的地方繁殖扩大,形成新的感染灶。

临床意义:卫星灶一般存在菌丝和孢子,因此手术过程中要彻底将卫星灶切除干净,才能减少手术后复发的风险。

4. 菌丝苔被　菌丝苔被表现为角膜感染病灶上有灰白色干酪样隆起于角膜表面,外观干燥,无光泽,与下方炎症组织粘连紧密(图 3-0-6)。

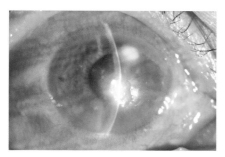

图 3-0-5　卫星灶

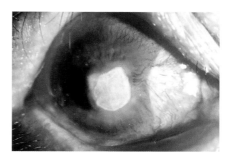

图 3-0-6　菌丝苔被

形成原因:真菌感染角膜后,机体的防御细胞与病原体对抗,加上使用抗真菌药物对真菌杀灭作用等,使部分坏死的组织及菌丝在角膜表面堆积,隆起于角膜表面,形成菌丝苔被。

临床意义:由于菌丝苔被存在大量菌丝、孢子和坏死组织,且苔被往往隆起于角膜表面,所以只要存在苔被,溃疡往往迁延不愈。对于此类的患者,如果能将菌丝苔被通过手术切除,可以清除大部分干酪样病灶和坏死组织,再配合抗真菌药物治疗,溃疡容易愈合。

5. 内皮斑　是角膜内皮面的圆形块状斑,比 KP 大,常见病灶下方或周围(图 3-0-7)。

形成原因:当角膜感染严重,菌丝侵及角膜深层组织,尤其是真菌菌丝穿透后弹力层,巨噬细胞、中性粒细胞等防御细胞攻击菌丝,在角膜内皮面形成新的感染灶而形成。此时一般前房内炎症反应明显,虹膜血管扩张,感染继续发展,炎性细胞及蛋白物质渗出聚集,形成前房积脓。

临床意义:内皮斑的出现一般为真菌菌丝突破后弹力层进入前房的标志,因此在板层角膜移植手术的过程中,如果发现有内皮斑,应改行穿透性角膜移植手术,以避免术后出现植床复发。

6. 前房积脓 感染性角膜炎或严重的虹膜睫状体眼内炎症反应的一个体征。表现为角膜后出现灰白或棕色粉末状沉着物沉着在前房下方,随着感染和炎症的加重,积脓逐渐增多,有时可达 3~5mm 或有超过一半以上前房内存在积脓的情况发生。真菌性角膜炎的前房积脓往往比较黏稠(图 3-0-8)。

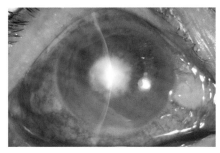

图 3-0-7 内皮斑

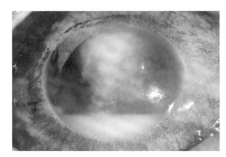

图 3-0-8 前房积脓

形成原因:前房积脓的原因有 2 种,一种情况是感染已达角膜深基质层,有的甚至是部分菌丝已穿透后弹力层。真菌感染直接侵入前房,或引起前房内炎症反应,虹膜血管扩张,炎性细胞及蛋白物质的渗出及聚集,形成前房积脓。另外一种情况是真菌菌丝尚未穿透角膜后弹力层,仅仅是真菌感染后引起的前房内的炎症反应,引起的炎性细胞和蛋白渗出。

临床意义:真菌性角膜炎出现前房积脓,真菌菌丝是否穿透后弹力层,根据笔者的经验,可以重点观察是否存在内皮斑和穿孔的情况,如果不存在内皮斑,也未出现穿孔,炎症反应引起的积脓的可能性大,相反则菌丝已经穿透后弹力层进入前房的可能性大。

为了明确 FK 患者前房积脓是否存在菌丝,谢立信等曾经对 33 例真菌性角膜炎往往伴有前房积脓进行培养,培养结果显示:所有患者角膜片真菌培养均阳性,前房积脓培养 15 眼阳性(45.45%),所有积脓培养阳性者均与角膜片培养为一种真菌。角膜穿孔病例中的前房积脓培养阳性率(6/7),较未穿孔的(9/26)要高($P=0.025\,9$)。角膜未穿孔病例中,病理结果显示菌丝穿透后弹力层的前房积脓培养阳性率(8/10)较未穿透后弹力层(1/15)要高,未穿孔病例镰刀菌前房积脓培养阳性率较曲霉菌高。在这些平均病程达 43 天的病例中,大多数的(65%)角膜未穿孔者前房积脓仍然是反应性的。

六、不同真菌菌种感染的临床特点

既然不同真菌在角膜内存在不同的生长方式,那么不同的真菌感染角膜临床特征是否存在差异？如果不同菌种感染角膜临床特征有差异,那么真菌性角膜炎患者在药物敏感实验结果出来之前,医生则可以根据临床经验选择可能的敏感的抗真菌药物。

我们回顾性分析三种常见致病真菌菌属(镰刀菌属、曲霉菌属、链格孢霉属)导致的 203 例(203 眼)FK 的不同临床特征,并分别对其致病危险因素和治疗转归情况等相关特点进行分析。结果发现 203 例 FK 患者包括镰刀菌属感染 151 例,曲霉菌属感染 35 例,链格孢霉属感染 17 例。三种菌属引起 FK 患者的首位危险因素以外伤(71.9%)为主,镰刀菌属中外伤为 72.2%,曲霉菌属约为74.3%,链格孢霉属约为 64.7%。镰刀菌属和链格孢霉属以植物外伤史为主,分别为 46.4% 和 63.6%,其次为迷眼史,占 40.4% 和 36.4%;曲霉菌属多由迷眼史(53.9%)引起,其次为植物和铁质异物外伤史,均占 19.23%。

感染临床特征:本组病例中不同临床特征表现分布不同,依次表现为伪足(68.0%)、前房积脓(38.9%)、卫星灶(27.6%)、苔被(20.2%)、内皮斑(10.8%)及免疫环(8.4%)。不同菌属之间感染临床特征存在差异性($P<0.000$),菌属与临床特征之间在统计学上明显相关。镰刀菌属以伪足(74.17%)、前房积脓(39.1%)、卫星灶(31.1%)为主,曲霉菌属以前房积脓(51.43%)、苔被(45.7%)、内皮斑(42.9%)和伪足(42.9%)为主,链格孢霉属以伪足(64.7%)、前房积脓(11.8%)、卫星灶(17.65%)为主,其中曲霉菌属与镰刀菌属、链格孢霉属临床特征之间差别有统计学意义($P<0.05$)。镰刀菌属伪足、卫星灶的发生要高于曲霉菌属和链格孢霉属,曲霉菌属发生率较低;同时,曲霉菌属苔被、内皮斑、免疫环、前房积脓的发生要明显高于其他两种菌属,链格孢霉属发生率最低。

感染病灶面积:镰刀菌属平均为 $(18.2 \pm 15.3)\,mm^2$,曲霉菌属平均为 $(14.6 \pm 14.7)\,mm^2$,链格孢霉属平均为 $(16.3 \pm 33.7)\,mm^2$,三种菌属的感染面积之间比较无差异性($P=0.523$)。不同病程感染面积不同,病程大于 2 周时,不同菌属之间感染面积有差异性($P=0.004$),其中以镰刀菌属面积最大 $(18.0mm^2 \pm 15.0mm^2)$,链格孢霉菌属最小 $(6.2mm^2 \pm 5.1mm^2)$;三种菌属不同的感染病灶面积分布无统计学差异($P>0.05$),病灶面积小于 $10mm^2$,镰刀菌属和曲霉菌属为 39.1% 和48.6%,链格孢霉属大约为 64.71%;病灶面积大于 $20mm^2$,镰刀菌属和曲霉菌属为 37.1% 和 32.4%,链格孢霉菌属为 11.8%。

通过分析三种常见菌属真菌性角膜炎的临床特征发现,在发病的危险因素方面,镰刀菌属和链格孢霉属多由植物外伤史引起,曲霉菌属感染以存在迷眼史多见。在菌属的差异导致不同的临床特征方面,镰刀菌属与曲霉菌属病情进展快且较重,镰刀菌属感染面积多较大,表现为伪足、卫星灶,随着病情加重,前房积脓增加,曲霉菌属早期感染即较重,多表现为前房积脓、苔被、内皮斑,链格孢霉属感染面积较小,以伪足、卫星灶为主要表现,表现较稳定。通过对主要感染菌属的临床特征的研究,有助于临床上早期明确诊断和早期针对性给予治疗。

七、真菌性角膜炎误用糖皮质激素后的临床表现

前面介绍的真菌性角膜炎的典型临床表现一般为真菌感染常规用药过程中的表现。真菌性角膜炎发展早期真菌的检出有一定的阳性率,一些基层医院缺乏真菌性角膜炎确诊的实验室检查条件,此外部分患者可能不就医而自行购买药物应用,这都可能使真菌性角膜炎在早期误用糖皮质激素类药物,结果使真菌性角膜炎的临床表现和自然病程或使用了抗真菌药物病程和临床表现有很大的不同,临床上要特别注意。

根据笔者的经验,真菌性角膜炎在误用糖皮质激素之后,临床上会出现:①溃疡病灶进展速度更快,早期可表现为伪足广泛增加(图 3-0-9A),几天内溃疡累及全角膜后,角膜呈现白色,伪足不可见(图 3-0-9B);②溃疡深度进展更快,前房积脓出现更快、更多;③药物难以控制,经常在加强使用抗真菌药物的情况下,病情进展速度仍然很快;在笔者单位的研究中发现使用了糖皮质激素的患者行穿透性角膜移植术的比例高达 61%,明显高于未使用组 31%;④复发率高,在药物不能控制病情发展的接受板层或穿透性角膜移植的患者中,激素组真菌复发率达到 11.1%(图 3-0-9C、D),而对照组真菌复发仅 1.7%。

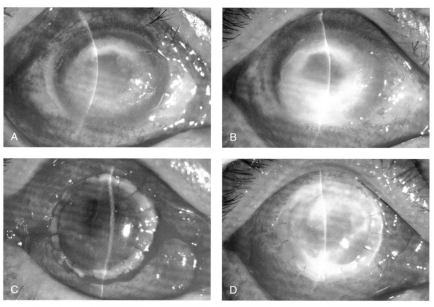

图 3-0-9　右眼真菌性角膜炎患者局部使用妥布霉素地塞米松滴眼液 8d
A. 角膜中央 9mm 范围的溃疡灶,周边大量伪足,边界不清;B. 抗真菌药物频繁点眼治疗 5d 后病灶扩大,出现前房积脓;C. 穿透性角膜移植术后第 1 天,周边植床开始出现灰白色浸润,真菌复发;D. 穿透性角膜移植术后第 5 天,感染累及巩膜。

糖皮质激素促进真菌性角膜炎发展的机制可能与以下几个方面有关:

1) 与糖皮质激素的化学结构有关。糖皮质激素基本结构是类固醇,固醇是真菌细胞膜和线粒体的主要成分。糖皮质激素促进真菌生长繁殖的作用也是与真菌细胞内的蛋白质受体结合,参与真菌细胞的代谢过程,使真菌的生长繁殖速度加快,致病力增强。

2) 与增强真菌在宿主内的生存能力有关。Kiryu 等发现茄病镰刀菌入侵角膜基质时,菌丝周围胶原纤维溶解及出现无定形物质,而应用地塞米松后,菌丝壁增厚 2~3 倍,增强了真菌在宿主内的生存能力。

3) 与糖皮质激素的免疫抑制作用有关。真菌各种致病因子能协助真菌黏附于宿主细胞,分解细胞膜中的磷脂,从而破坏细胞膜,使菌丝更有效地穿透宿主细胞。糖皮质激素从多个环节抑制了机体免疫系统的活性,从而促进了真菌致病因子致病过程,并增强了真菌的致病性。

（高 华）

参 考 文 献

1. 鹿秀海, 高彦, 张莉, 等. 真菌性角膜炎 334 例的病原学分析. 中华眼科杂志, 2013, 49 (1): 12-15.

2. 刘敬, 谢立信, 史伟云. 主要致病真菌在角膜内生长方式的研究. 眼科研究, 2008, 26 (1): 26-29.

3. 史伟云. 角膜治疗学. 北京: 人民卫生出版社, 2019.

4. 王敬亭, 边江, 王欣, 等. 糖皮质激素对真菌性角膜炎预后的影响. 中华眼视光学与视觉科学杂志, 2019, 21 (6): 426-432.

5. 王璐璐, 王丽娅, 吴细丕, 等. 糖皮质激素对真菌性角膜炎的影响. 眼科研究, 2007, 25 (4): 249-251.

6. 谢立信, 史伟云. 角膜病学. 北京: 人民卫生出版社, 2007.

7. 谢立信. 真菌性角膜炎. 中华眼科杂志, 2003, 39 (10): 638-640.

8. 翟华蕾, 谢立信. 真菌性角膜炎的临床研究进展. 中华医学杂志, 2007, 87 (33): 2372-2374.

9. SHI W, WANG T, XIE L, et al. Risk factors, clinical features, and outcomes of recurrent fungal keratitis after corneal transplantation. Ophthalmology, 2010, 117 (5): 890-896.

10. WANG X, LI S, JIA Y, et al. Clinical characteristics, risk factors, and prognoses of fungal keratitis caused by three common fungal species in Northern China. Ann Eye Sci, 2020, 5: 34.

11. XIE L, ZHONG W, SHI W, et al. Spectrum of fungal keratitis in North China. Ophthalmology, 2006, 113 (11): 1943-1948.

12. XU LJ, SONG XS, ZHAO J, et al. Hypopyon in patients with fungal keratitis. Chin Med J (Engl), 2012; 125 (3): 470-475.

第四章
检查与诊断

第一节　临床特殊检查

一、活体激光共聚焦显微镜检查

眼科临床型共聚焦显微镜（confocal microscope）能够观察到角膜各层及结膜的三维立体图形和实时变化，是一种快速、准确和无创的检查手段，是目前诊断角膜和眼表疾病最有价值的工具之一。根据使用光源的不同，眼科用共聚焦显微镜主要有两类，一种是以卤素灯为光源，另一种是以激光为光源。目前市场上常用的 HRT Ⅲ 型即属于激光共聚焦显微镜。

共聚焦显微镜是一种非侵入性技术，可以用于观察泪液膜、角膜各层细胞的结构，观察角膜神经的形态，角膜缘及结膜结构，以及对一些感染性角膜病尤其是真菌性角膜炎进行诊断。

我国是农业大国，由于农业劳作的现代化程度不高，劳动防护欠缺，感染性角膜炎的发病率很高。角膜刮片镜检以及培养是明确感染性质的重要手段，角膜刮片检查属于有创操作，对于尚未发生角膜溃疡的早期角膜炎，或者角膜接近穿孔的晚期患者，都不适合进行；组织培养需要大约一周时间才能得到结果。共聚焦显微镜在感染性角膜炎的早期诊断方面具有独特的优势，可以无创、可重复性的检查，还有利于治疗效果的动态观察。尤其是为真菌性角膜炎的诊断提供了一个简便、准确率高的检查手段，阳性率达 93% 以上，这是目前其他常规诊断手段无可比拟的。检查的图像可在动态下对真菌菌丝的直径、长度、分枝的角度进行综合分析，为临床的治疗提供可靠的资料。对真菌性角膜炎药物治疗的前后对比，可以协助临床医生判断治疗效果、停药的时机和病情的转归。

共聚焦显微镜的检查方法：

1. 检查前向受检者说明检查的目的及注意事项,取得患者的理解和配合。

2. 患者坐位,受检眼结膜囊内滴表面麻醉剂,开睑器开睑。嘱患者下颌放于托架,额部顶靠托架上方的头带。

3. 在共聚焦显微镜镜头表面涂凝胶耦合剂,再在镜头前套一次性无菌帽,无菌帽与耦合剂接触无空隙或气泡。

4. 通过移动手柄或手动旋转探头,使得无菌帽与患者角膜接触,激光扫描区域对准角膜病灶或需检查部位,由浅入深扫描。可以通过指引对侧眼注视位置调整患者眼位,获取需要扫描区域的图像。

5. 通常需要检查多个位置,以提高检查阳性率。

共聚焦显微镜在真菌性角膜炎的诊断中有明显的优势。丝状真菌性角膜炎在共聚焦显微镜下可显示真菌菌丝形态,有时也可发现孢子结构。真菌菌丝主要表现为高折光性丝状或线状结构,有分枝,呈竹节样或树枝样(图 4-1-1~图 4-1-5)。根据以往研究,共聚焦显微镜图像中的菌丝直径为曲霉菌 3~10μm,镰刀菌 3~5μm,这两种菌的菌丝平均长度分别为 200~400μm(曲霉菌)和 200~300μm(镰刀菌),有研究认为,根据共聚焦显微镜图像中看到的真菌分枝角度和粗细可以用来区分真菌种类,但也有研究证实曲霉菌与镰刀菌性角膜炎共聚焦显微镜分枝角度没有差异。对于用过抗真菌药物的患者,菌丝可以发生断裂等不典型样改变,需要仔细辨认(图 4-1-6 和图 4-1-7)。有时病变组织中还可见孢子,孢子多呈卵圆形,直径 10~15μm,比炎症细胞大(图 4-1-8 和图 4-1-9),炎症细胞在共聚焦显微镜下一般 5~8μm。受不同菌种、不同病程、不同严重程度以及不同深度等的影响,菌丝形态也有所不同,不同菌种在共聚焦显微镜下表现见图 4-1-10~图 4-1-24。

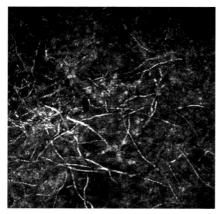

图 4-1-1 激光共聚焦显微镜下,真菌菌丝呈高折光性丝状,走行相互交错;周边可见少许炎症细胞

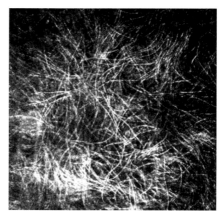

图 4-1-2 大量真菌菌丝密集分布,呈团状,菌丝可平行、可交错走行

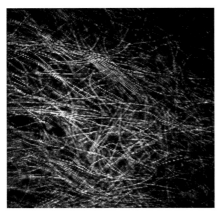

图 4-1-3　同一患者,不同部位及深度,菌丝形态也有所不同,该部位菌丝为分隔菌丝,呈现明显的颗粒感或串珠状

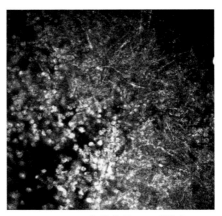

图 4-1-4　真菌菌丝,同时伴有炎症细胞浸润

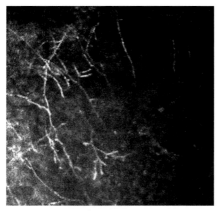

图 4-1-5　真菌菌丝,可见菌丝分叉,末端呈现分枝样结构

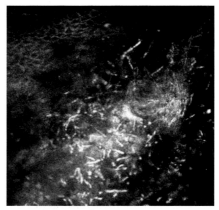

图 4-1-6　断裂菌丝,往往出现于抗真菌药物治疗后,可见菌丝呈短棒状,排列杂乱

　　共聚焦显微镜可以动态观察真菌性角膜炎药物治疗期间的变化,有利于判断病情,调整用药,以及选择手术方式等。对于较轻的真菌性角膜溃疡,应用抗真菌药物治疗一周后,复查共聚焦显微镜,如果仍有较多菌丝,则需要继续应用抗真菌药物治疗,或者及时采取手术治疗;如果菌丝数量明显减少,成为断裂菌丝或者无菌丝结构,抗真菌药物可酌情减量,以免过量用药影响角膜溃疡的愈合;如病灶内有大量炎症细胞,则需要加用非甾体类滴眼液。对于面积较大,侵犯角膜较深的真菌感染,应用共聚焦显微镜检测菌丝浸润的深度,如果在角膜内皮面或者深基质可发现菌丝结构,手术方式应当选择穿透性角膜移植;当然由

于溃疡区坏死组织阻挡，一部分患者无法判断较深基质内是否仍存在菌丝结构，则需要结合临床其他方法综合判断。

虽然共聚焦显微镜扫描确实有助于区分真菌性角膜炎中交错和分枝的菌丝结构，但其他的丝状结构，如细长的朗格汉斯细胞、角膜神经纤维等，可能被误认为是真菌成分，临床中需要仔细鉴别（图 4-1-25～图 4-1-27）。

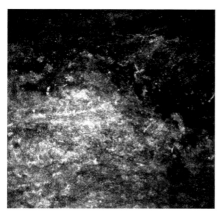

图 4-1-7　少量断裂菌丝，往往出现于抗真菌药物治疗后，可见大量坏死组织，少量菌丝

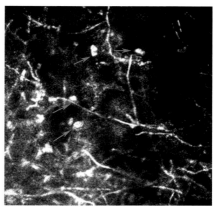

图 4-1-8　真菌菌丝合并孢子，菌丝呈高折光性丝状，有分枝，呈竹节状或树枝样；孢子呈卵圆形，高反光，直径 10~15μm，比炎症细胞大

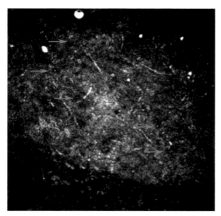

图 4-1-9　真菌菌丝合并孢子，可见少量菌丝，孢子呈虫噬样，位于虫噬空洞内可见细小的高反光孢子，周边可见炎症细胞

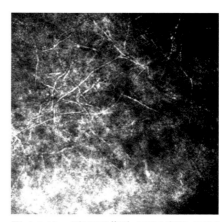

图 4-1-10　受不同菌种、不同病程、不同严重程度以及不同深度等的影响，菌丝形态也有所不同，图中所示镰刀菌形态

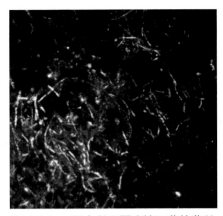

图 4-1-11　图中所示厚孢镰刀菌的菌丝

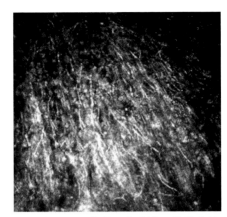

图 4-1-12　图中所示茄病镰刀菌的菌丝

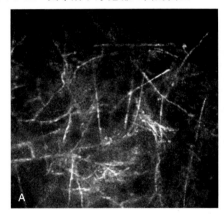

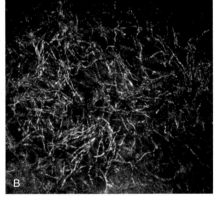

图 4-1-13　图中所示层生镰刀菌的菌丝

即使同一种真菌,由于受到感染时间、用药、机体环境等差异,菌丝结构亦可能有差异,因此,不能完全凭借共聚焦显微镜下的菌丝形态来作为真菌种属的判定标准。

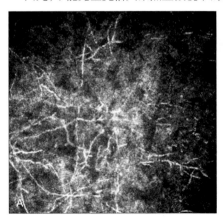

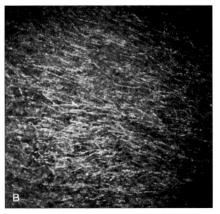

图 4-1-14　图中所示烟曲霉复合群菌丝

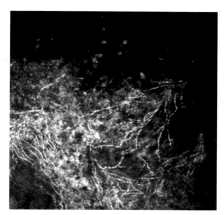

图 4-1-15　图中所示黑曲霉的菌丝

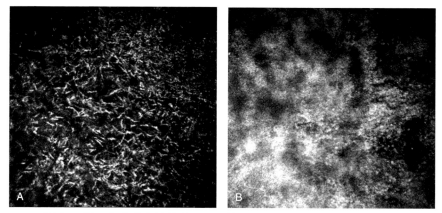

图 4-1-16　图中 A 所示白念珠菌的菌丝呈现短棒状假菌丝,白念珠菌一般在共聚焦显微镜下没有菌丝样结构,而是呈现云雾样结构,如图 B,仅有少量的白念珠菌会出现短棒状假菌丝

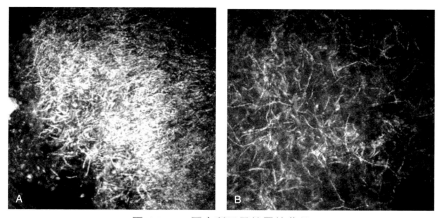

图 4-1-17　图中所示帚枝霉的菌丝

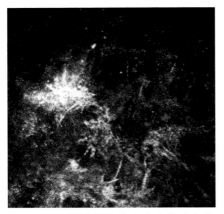

图 4-1-18 图中所示中介弯孢菌的菌丝

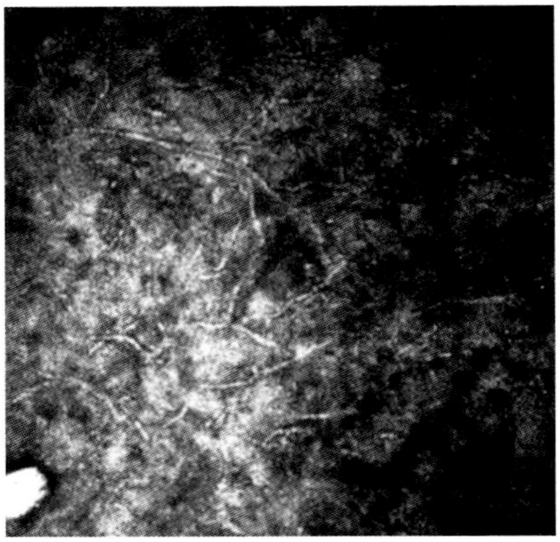

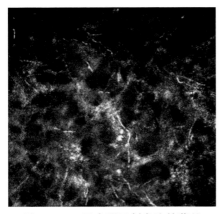

图 4-1-20 图中所示刺盘孢的菌丝

图 4-1-19 图中所示离蠕孢霉的菌丝

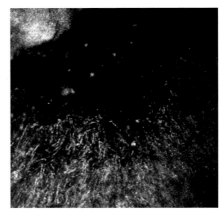

图 4-1-21 真菌性角膜溃疡边缘,真菌菌丝向健康组织方向生长,呈现生长的方向性

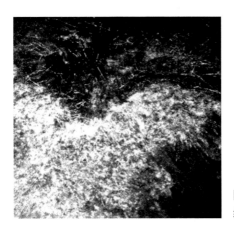

图 4-1-22 真菌性角膜溃疡边缘,真菌菌丝向健康组织方向生长,生长有一定方向性

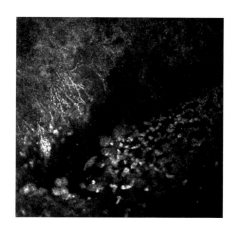

图 4-1-23　真菌性角膜溃疡边缘,真菌菌丝向健康组织方向生长,生长有一定方向性;溃疡一侧,真菌菌丝密集生长;相对健康的一侧可见角膜基质细胞和炎症细胞浸润

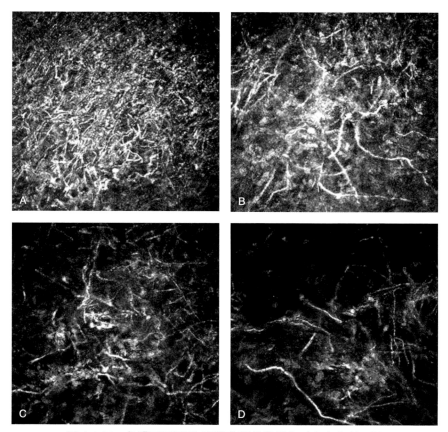

图 4-1-24　角膜不同层面,真菌菌丝的数量和形态也有所不同

通常浅表处菌丝数量多,密度高,随着角膜组织由浅入深(A 14μm,B 22μm,C 36μm,D 80μm),真菌菌丝数量减少,密度低,菌丝形态也更加舒展。

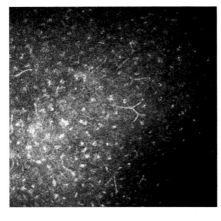

图 4-1-25　真菌菌丝应当与角膜上皮或基质内的树突状细胞相鉴别
有些上皮内的树突状细胞较为细长,有分枝,容易误认为丝状真菌,鉴别时应当注意;通常树突细胞较短,有比较多的突起或分枝,而且走行于上皮细胞间隙,可与菌丝相鉴别。

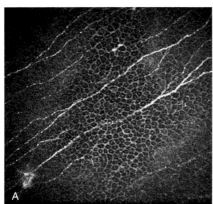

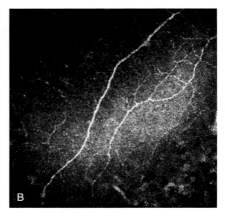

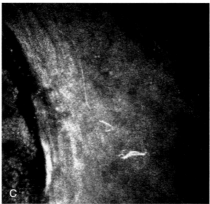

图 4-1-26　真菌菌丝应当与角膜内的神经纤维相鉴别
A.上皮内的角膜神经,平行排列,分支夹角为锐角,可见神经串珠;B.前弹力层的角膜神经,相对致密;C.发生于角膜溃疡患者角膜基质中的神经纤维,形态为不典型的丝状,需要与真菌菌丝相鉴别。

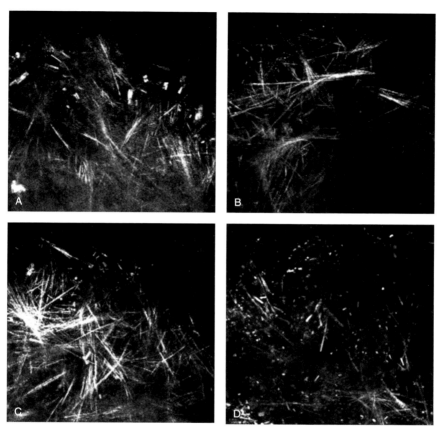

图 4-1-27 真菌菌丝应当与角膜基质炎瘢痕改变相鉴别
A~D. 所示均为角膜基质内变性胶原组织,呈高反光、直线状、松针样结构,
应当与真菌菌丝相鉴别。

心得体会

1. 共聚焦显微镜检查医师需要经过培训,对检查位置的判断、图像的识别要积累一定的临床经验,除能够发现细小断裂菌丝,还应当能够将菌丝与其他相似结构进行鉴别。

2. 扫描位置不同,得到的结果差别很大,因此,应当对病灶的中央及周边、浅表及深层分别扫描,以获取更全面的资料。

3. 对于表面坏死组织较多,或者溃疡面有大量药物残渣的病灶,扫描时激光穿透力差,不能获得满意的结果。可以首先行角膜刮片清理苔被及坏死组织,或者应用棉签擦除分泌物和药渣后再行共聚焦显微镜检查。

4. 共聚焦显微镜在混浊组织内的穿透力有限,对于溃疡深部,尤其是角膜内皮面菌丝,可能不容易检测到。多次检查可以提高检测阳性率。

5. 共聚焦显微镜检查属接触式检查,应当注意避免交叉感染;并且对于角膜溃疡较深、临近或者已经发生角膜穿孔的患者,应当慎重或者避免行共聚焦显微镜检查。

二、眼前节 OCT 检查

超声诊断是眼科领域应用最广泛的影像诊断技术之一,超声生物显微镜(UBM)可以实现对眼前节组织的高分辨率断层成像,但是由于高频超声声波在生物组织内迅速衰减,在眼内的探查深度受到限制。1991 年,Huang 等人首先在 *Science* 上发表了光学相干断层扫描技术(optical coherence tomography,OCT)系统研制的第一篇文章。他的工作原理类似于 B 型超声成像,将低相干干涉仪和共聚焦扫描技术有机结合,运用现代计算机图像处理技术,是高纵向分辨率和高横向分辨率的完美结合,而且具有非接触性。这一崭新的光学成像方式能对活体眼组织的显微结构进行非接触式、非侵入性的高分辨率断层成像,可达到类似活组织病理学观察的作用。

由于眼前节组织结构复杂,对光的散射及吸收特性不一,某些组织(如虹膜、巩膜)的高散射等特点对光学相干断层扫描有其特殊要求,故目前已开发出多款不同类型的眼前节 OCT 仪,临床应用于眼前节疾病的观察和诊断。

眼前节 OCT 可以对角膜进行横切面的断层成像,可应用于许多角膜疾病的诊断和治疗中。可以测量角膜厚度和上皮厚度,用于辅助圆锥角膜筛查,评估 LASIK 手术效果,以及用于眼部肿瘤的诊断和治疗等。眼前节 OCT 在感染性角膜病中的应用也非常广泛,可以检测角膜上皮的完整性,角膜溃疡的深度,浸润组织的深度,剩余健康角膜的厚度,有无角膜基质水肿、后弹力层皱褶,角膜内皮面有无积脓、内皮斑等(图 4-1-28~ 图 4-1-35)。这些检查结果对于角膜病情的判断,手术方式的选择等有很大的指导作用。但在手术的选择过程中,也不能仅仅依靠眼前节 OCT 检查的结果,还要综合手术中的发现、术者经验等。

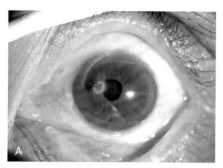
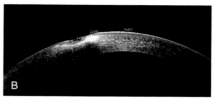

图 4-1-28　真菌性角膜溃疡的眼前节照相和 OCT 图像
A. 位于瞳孔边缘的 2mm 小真菌性角膜溃疡；
B. 眼前节 OCT 检查可见溃疡及浸润累及角膜厚度一半。

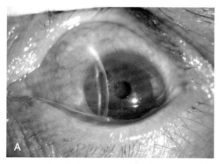
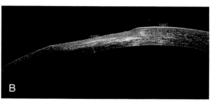

图 4-1-29　真菌性角膜溃疡行角膜病灶切除术后一周的眼前节照相和
术后一个月的 OCT 图像
A. 行角膜病灶切除术后一周，角膜上皮愈合；B. 术后一个月，可见 OCT 显示
角膜上皮愈合，并代偿性增厚，角膜基质浅层少许混浊，剩余角膜厚度 420μm。

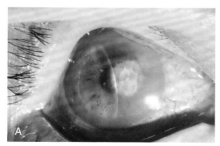
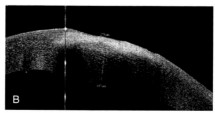

图 4-1-30　真菌性角膜溃疡的眼前节照相和 OCT 图像
A. 位于瞳孔边缘的 4mm 真菌性角膜溃疡；B. 角膜 OCT 检查可见溃疡及浸润累及
角膜深度一半。

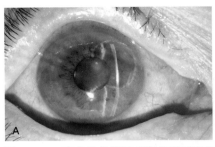
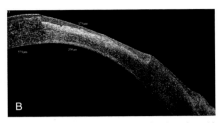

图 4-1-31　真菌性角膜溃疡行角膜病灶切除术后一周的眼前节照相和术后一个月的 OCT 图像

A. 行角膜病灶切除术后一周,角膜上皮愈合;B 术后一个月,可见 OCT 显示
角膜上皮愈合,角膜基质少许混浊,剩余角膜厚度 380μm。

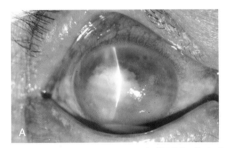
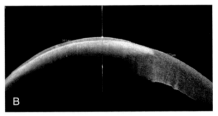

图 4-1-32　真菌性角膜溃疡的眼前节照相和 OCT 图像

A. 位于中央偏颞侧的真菌性角膜溃疡,有伪足及苔被,溃疡大小 6mm,遮挡瞳孔,
合并有前房积脓 1~2mm;B. 角膜 OCT 检查可见溃疡及浸润累及角膜深度 1/2,更
深部由于浸润组织遮挡,无法清晰辨认,从边界判断,感染深度大约占 1/2~2/3 角膜
厚度,术中成功施行板层角膜移植的可能性大。

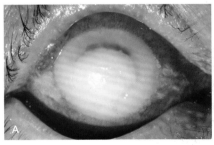
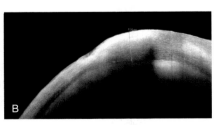

图 4-1-33　真菌性角膜溃疡的眼前节照相和 OCT 图像

A. 真菌性角膜溃疡合并大量前房积脓,溃疡大小辨别不清,上方未累及角膜缘,前
房积脓分布于虹膜表面;B. 角膜 OCT 检查可见溃疡浸润累及角膜全层,内皮面大
量脓性物附着,这种情况一般需要实施穿透性角膜移植。

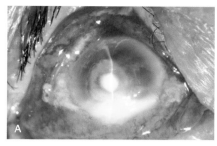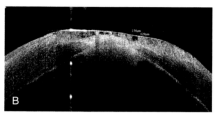

图 4-1-34　真菌性角膜溃疡的眼前节照相和 OCT 图像

A. 真菌性角膜溃疡合并前房积脓,角膜中央溃疡约 6mm,前房积脓 3mm;B. 角膜 OCT 检查可见溃疡达深基质层,浸润累及全层,圆形内皮斑附着,这种情况一般需要实施穿透性角膜移植。

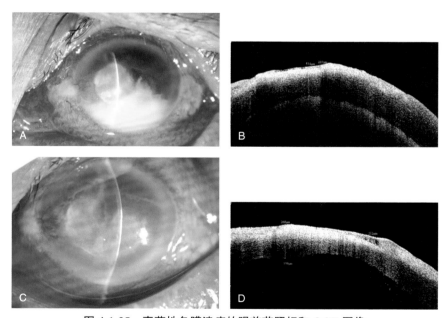

图 4-1-35　真菌性角膜溃疡的眼前节照相和 OCT 图像

A. 真菌性角膜溃疡合并前房积脓,角膜溃疡边界欠清,未累及角膜缘,有伪足,前房积脓 3~4mm;B. 角膜 OCT 检查可见溃疡浸润达中基质层,内皮面可见一层脓性内皮斑;C. 药物治疗一周后,角膜浸润减轻,前房积脓基本消退,溃疡边界显露,约 6~8mm;D. 角膜 OCT 显示角膜浸润未累及角膜全层,内皮斑消失,这种情况可以在充分药物控制感染的情况下,试行板层角膜移植,如术中发现角膜全层浸润,则改行穿透性角膜移植。

心得体会

1. 有经验的检查者可以根据角膜病灶的特点、形态、深度等,采取不同的角度或位置扫描,以获取更全面更直观的图像信息。

2. 眼前节 OCT 是无创、非接触式角膜横切面断层成像检查,检查容易配合,图像直观性强,临床价值很高。但是 OCT 毕竟是影像学检查,无法完全反映真实角膜浸润或感染深度,临床作为参考。

3. 眼前节 OCT 相干光对于混浊组织的穿透性有限,混浊较重、或不透明的组织,无法获取深部的图像,需结合临床其他检查综合评估。

三、B 超检查

眼科常用超声扫描仪分为 A 型和 B 型,近年来彩色超声多普勒已用于眼科。

A 型超声:显示探测组织每个声学界面的回声,以波峰形式,按回声返回探头的时间顺序依次排列在基线上,构成与探测方向一致的一维图像。优点是测距精确,回声的强弱量化。B 型超声扫描:通过扇形或线阵扫描,将界面反射回声转为大小不等、亮度不同的光点形式显示,光点明暗代表回声强弱,回声形成的许多光点在示波屏上构成一幅局部组织的二维声学切面图像。实时动态扫描可提供病灶的位置、大小、形态及与周围组织的关系,使所探测病变获得直观、实际的印象。

B 超在真菌性角膜炎中的应用,主要是检查玻璃体腔内有无混浊,有无合并眼内炎,协助判断真菌感染的严重程度(图 4-1-36~ 图 4-1-42)。通常角膜的真菌感染,眼内玻璃体并不发生改变,但是严重的真菌感染可能导致眼内感染,因此治疗过程中应当注意定期进行 B 超检查。一旦发生角膜感染不能控制且有眼内感染迹象时,应当及早进行角膜移植手术以防止眼内感染发生或进展。在进行角膜移植手术前,应与患者及家属做好病情沟通,因为一旦术中发生眼内感染,则可能需要联合进行玻璃体切除手术或进行眼内容摘除手术。手术前 B 超检查发现玻璃体混浊并非眼内炎所特有的征象,还应该与导致玻璃体混浊的积血、玻璃体星状变性、视网膜脱离等情况相鉴别(图 4-1-43~ 图 4-1-45),必要时可以请眼底专科医生协助会诊。

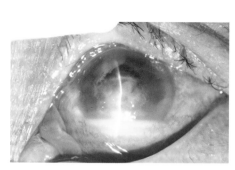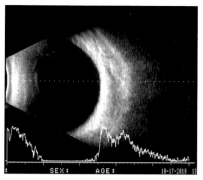

图 4-1-36 真菌性角膜溃疡合并前房积脓,B 超显示玻璃体腔无明显混浊

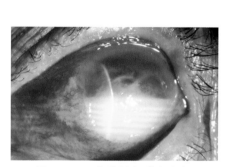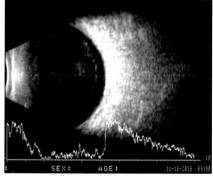

图 4-1-37 真菌性角膜溃疡合并大量前房积脓,玻璃体腔内可见中量中低
絮样点状回声,后界膜高起,运动(+),后运动(+),网膜在位,提示眼内炎

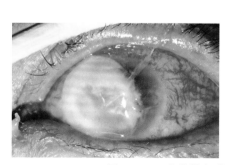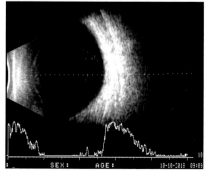

图 4-1-38 真菌性角膜溃疡患者入院第一天
裂隙灯可见角膜溃疡约 9mm,鼻侧累及角膜缘,内皮面可见脓性内皮斑;B 超显示
玻璃体腔内可见少量散在中低点状回声,网膜在位,提示眼内炎。

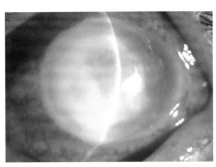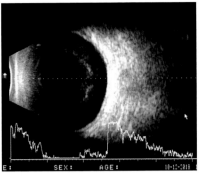

图 4-1-39 真菌性角膜溃疡患者入院第二天

裂隙灯检查见角膜溃疡面积较前增大,边界变得不清晰,前房出现积脓;
B超显示玻璃体腔内可见中量中等絮样点状回声,网膜在位,眼内炎较前加重。

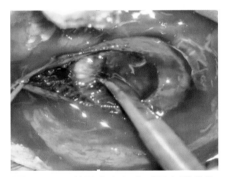

**图 4-1-40 给予患者行穿透性角膜移植
术备眼内容物摘除术**

手术当中剪除角膜感染病灶,见虹膜后方
睫状体白色絮状混浊,真菌感染累及睫状
体,眼内真菌感染,给予患者行眼内容物
摘除术治疗。

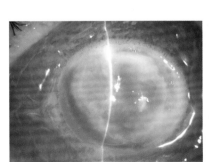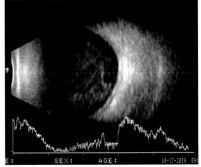

图 4-1-41 玻璃体腔内可见大量中低絮样点状回声,网膜在位

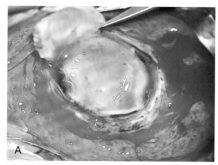
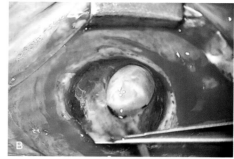
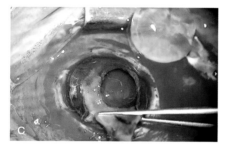

图 4-1-42　给予患者行穿透性角膜移植术备眼内容物摘除术

手术当中剪除角膜感染病灶,见前房大量脓性渗出膜(A),清除渗出膜,见晶状体感染,白色混浊,自行脱出(B),玻璃体腔内灰白色混浊(C),发生真菌性眼内炎,给予患者行眼内容物摘除术治疗。

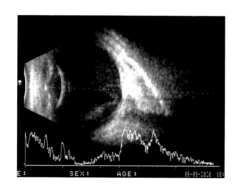

图 4-1-43　玻璃体积血 B 超图像

玻璃体腔内可见大量弱点状回声,运动、后运动均阳性。

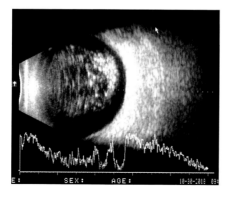

图 4-1-44　玻璃体星状变性 B 超图像

玻璃体星状变性为良性玻璃体变性,中老年人好发,80% 为单眼发病,无显著性别差异,玻璃体混浊虽然明显,但病人通常无视力障碍表现,B 超表现为玻璃体内点状强回声,病变前界不规则,后界呈圆弧形与眼球壁回声之间有显著的界限,在病变与正常眼球壁回声之间通常可扫查到带状正常玻璃体回声区。

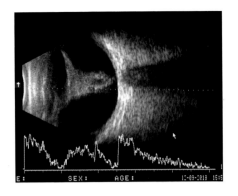

图 4-1-45　视网膜脱离 B 超图像
类 V 形条带状回声,V 型回声尖端与
视神经相连,两端分别与周边球壁回声
相连,运动(+),后运动(−)。

心得体会

1. B 超在真菌或者其他感染性角膜炎中的作用主要是判断是否合并眼内炎,对于感染累及睫状体虹膜隔,但尚未累及玻璃体的感染无法判断。

2. 对于原来就合并有玻璃体混浊的患者,需要与眼内感染仔细鉴别。动态观察 B 超结果的变化有助于协助诊断。

3. 对于感染进展迅速的患者,角膜移植手术前需要再次行 B 超检查确认是否发生眼内感染。

（李素霞）

参 考 文 献

1. 程钧,翟华蕾,王君怡,等.角膜后部真菌感染的临床特点和治疗策略.中华眼科杂志.
   2017, 53 (10): 758-765.
2. 李素霞,边江,李翔,等.角膜病灶切除联合基质注射伏立康唑治疗真菌性角膜溃疡.中
   华眼科杂志, 2017, 53 (09), 682-688.
3. 史伟云,牛晓光,高华,等.真菌性角膜炎药物治疗后转归的共焦显微镜观察.中华眼科
   杂志, 2005 (07): 614-619.
4. AVUNDUK AM, BEUERMAN RW, VARNELL ED, et al. Confocal microscopy of Aspergillus
   fumigatus keratitis. Br J Ophthalmol, 2003, 87 (4): 409-410.
5. BRASNU E 1, BOURCIER T, DUPAS B, et al. In vivo confocal microscopy in fungal keratitis.
   Br J Ophthalmol, 2007, 91 (5): 588-591.
6. CHIDAMBARAM JD, PRAJNA NV, LARKE N, et al. In vivo confocal microscopy appear-
   ance of Fusarium and Aspergillus species in fungal keratitis. Br J Ophthalmol, 2017, 101 (8):
   1119-1123.
7. HUANG D, SWANSON EA, LIN CP, et al. Optical coherence tomography. Science, 1991, 254
   (5035): 1178-1181.

8. LI Y, TAN O, BRASS R, et al. Corneal epithelial thickness mapping by Fourier-domain optical coherence tomography in normal and keratoconic eyes. Ophthalmology, 2012, 119 (12): 2425-2433.

9. QI X, LIU T, DU M, et al. Endothelial plaques as sign of hyphae infiltration of descemet's membrane in fungal keratitis. J Ophthalmol, 2020, 2020: 6083854.

10. REINSTEIN DZ, GOBBE M, ARCHER TJ, et al. Epithelial, stromal, and total corneal thickness in keratoconus: three-dimensional display with artemis very-high frequency digital ultrasound. J Refract Surg, 2010, 26 (4): 259-271.

11. SHI W, LI S, LIU M, et al. Antifungal chemotherapy for fungal keratitis guided by in vivo confocal microscopy. Graefes Arch Clin Exp Ophthalmol, 2008, 246 (4): 581-586.

12. SHOUSHA MA, KARP CL, CANTO AP, et al. Diagnosis of ocular surface lesions using ultra-high-resolution optical coherence tomography. Ophthalmology, 2013, 120 (5): 883-891.

13. SUN GH, LI SX, GAO H, et al. Clinical observation of removal of the necrotic corneal tissue combined with conjunctival flap covering surgery under the guidance of the AS-OCT in treatment of fungal keratitis. Int J Ophthalmol, 2012, 5 (1): 88-91.

14. TAKEZAWA Y, SHIRAISHI A, NODA E, et al. Effectiveness of in vivo confocal microscopy in detecting filamentous fungi during clinical course of fungal keratitis. Cornea, 2010, 29 (12): 1346-1352.

15. TABATABAEI SA, SOLEIMANI M, TABATABAEI SM, et al. The use of in vivo confocal microscopy to track treatment success in fungal keratitis and to differentiate between Fusarium and Aspergillus keratitis. Int Ophthalmol, 2020, 40 (2): 483-491.

第二节　实验室检查

一、角膜刮片细胞学检查

（一）概述

正常结膜囊内有多种微生物寄居，但一般不致病，只有在特定情况下，才会导致疾病，例如局部或全身防御功能低下、眼表防御屏障受损、眼外伤或手术创伤等可构成致病条件。细菌、真菌、病毒、寄生虫等微生物可直接侵袭眼部或通过血液、邻近器官蔓延进入眼部感染。掌握有关微生物检查方法，对眼科医生正确诊断和及时治疗非常重要。而角膜刮片细胞学检查是感染性角膜炎病原学检查的重要手段，也是病原学诊断的金标准。

（二）角膜刮片

刮取病灶的感染组织，制备涂片以及接种培养基进行病原学培养。

1. 采集器具　推荐使用自制剃须刀片，或一次性 15° 尖刀片，也可以使用无菌刮匙等。

2. 刮取方法　刮取前,先滴表面麻醉滴眼液进行表面麻醉。3~5min 后用开睑器撑开眼睑,检查病灶情况。若病变处分泌物过多,可先用灭菌湿棉签去除分泌物。然后引导患者固定于适当的眼位,避免眼球转动,选角膜溃疡灶的进行缘或基底部刮取标本。刮取标本后,滴抗生素滴眼液预防继发感染。

角膜刮片

3. 标本处理　采样时应采集尽可能多的标本,进行涂片细胞学检查和各种病原学检查。建议立即在床旁接种真菌、细菌及阿米巴培养基和制备涂片,必要时增加厌氧培养,并做好标记,避免标本混淆。制作涂片时,应将标本均匀地涂抹在清洁的载玻片上,形成薄片。为提高培养阳性率,接种培养基时,应以 X 形或 C 形将刮取物接种在 2~3 个不同的位置。所选择的培养基应避免使用含放线菌酮的产品。如果不能立即接种培养基,可将刮取物置于转运培养基。

4. 标本运送　制备的角膜涂片及接种的各种培养基,应尽快送到实验室进行检查和培养,建议在室温条件下 15min 内送达。无法立即送检的标本,可选择转运培养基,在室温条件下保存,且不能超过 24h。标本的运送过程要符合生物安全的要求。实验室收到标本后立即签收和处理。

（三）染色方法

指对涂片根据需求选用不同的染色方法,进行光学显微镜检查,直接寻找病原菌及观察炎症反应细胞。对正确染色的涂片进行直接显微镜检查是快速、性价比高的方法,并且对病原体的推测和初步鉴定有提示作用。在我国,真菌性角膜炎的前三位致病菌为镰刀菌属、曲霉菌属和链格孢霉属,而这些常见的致病菌在角膜刮片的显微镜下常常有明显的特征,具有重要的鉴定提示作用。

1. 10% 氢氧化钾湿片　氢氧化钾可以溶解掉组织,将菌丝充分暴露出来,便于镜下观察。

操作步骤:将刮取物均匀地涂在清洁的玻片上,加一滴 10% 氢氧化钾溶液,然后盖一张盖玻片,室温放置 5~30min,使组织消化,若组织较厚,可低温加热玻片或放置更长时间提高其消化能力。氢氧化钾湿片法经济实惠,易于推广普及,但其对涂片制备和实验室人员检测能力要求较高,如果涂片过厚,或组织块较大,无法看清菌丝,有些种属的菌丝透明度较高,有些标本的菌丝量极少,菌丝形态不完整等均能造成漏检,对实验室人员的检测能力有较高要求。

2. 钙荧光白染色　钙荧光白(calcofluor white,CFW)是临床真菌学实验室中一种有价值且常规应用的试剂。它与 β-1-3 和 β-1-4 多糖结合,比如纤维素和几丁质(存在于真菌细胞壁),当暴露于长波长的紫外灯下发出荧光。

操作步骤:将刮取物均匀地涂在清洁的载玻片上,加一滴钙荧光白试剂,然后盖一张盖玻片,放置 3~5min 后,将多余荧光试剂用滤纸吸出,然后在荧光显微镜下观察。荧光增白剂可以和真菌细胞壁中的几丁质、纤维素等多糖共价结合。荧光素在紫外激发光下使各种丝状真菌及酵母菌呈现荧光,在暗色背景下,荧光特别明显,易于观察。解释钙荧光白染色结果时需谨慎,可能会观察到非特异性反应。棉纤维可发出强烈荧光,需与真菌菌丝相区别。另外,某些组织标本也可发出类似曲霉或其他霉菌的分枝状菌丝的荧光。

3. 瑞氏吉姆萨染色　瑞氏吉姆萨染液可以将涂片中的细胞和菌丝进行染色,清晰地分辨出细胞种类和构成,对判断角膜感染的类型有重要的辅助作用。该法可将菌丝的细胞壁和酵母菌染为蓝色,镜下易于观察。但是角膜涂片在染色前需要用甲醇或 95% 酒精固定 5~10min,避免染色时组织脱落。

4. 革兰氏染色　革兰氏染液可将真菌菌丝的细胞壁着色,呈革兰氏阳性,但通常染色较差。角膜涂片在染色前需要用 100% 甲醇或 95% 酒精固定 5~10min,避免染色时组织脱落。

5. 六胺银染色　在真菌的特异性染色方法中,认为六胺银染色法是观察组织内真菌最实用的染色方法。此方法提供更好的对比度,真菌成分被染成鲜明的黑色,菌丝内部成分染成炭灰色,而背景为淡绿色或黄色。此方法为特殊染色法,操作繁琐,成本较高。而且某些细菌(包括诺卡菌属)和一些组织成分也能着色,因此染成灰色和黑色的成分不一定都是真菌。

6. 乳酸酚棉兰染色　乳酸酚棉兰既可作为封存液,也可作为染液。乳酸充当清洁剂并且能够保留真菌的结构特征,苯酚作为脱氧剂,甘油能延缓干燥,棉兰能够使特定结构着色。操作步骤:将刮取物均匀地涂在清洁的载玻片上,加一滴乳酸酚棉兰染液,然后盖一张盖玻片,光镜下直接镜检。乳酸酚棉兰是一种基本的真菌封固剂,它可使真菌细胞外壁染色,从而提高真菌的能见度,且其中的酚成分为杀真菌剂。

7. 墨汁染液　采用国产优质墨汁,用于检测隐球菌感染,隐球菌的荚膜在黑色的视野中非常明显。

镰刀菌、曲霉菌、链格孢霉、念珠菌感染的角膜刮取物涂片镜检表现见图 4-2-1 至图 4-2-4。

(四)心得体会

1. 对于临床高度怀疑角膜真菌感染的患者,如果一次角膜刮片阴性,可以在条件允许的情况下多次行刮片检查,提高刮片阳性率。

2. 对于角膜上皮完整的患者,无法进行常规刮片,可以借助共聚焦显微镜检查帮助诊断;如果需要手术,可以在术中进行刮片,立即送检,根据术中刮片结果指导手术方式选择及术后用药。

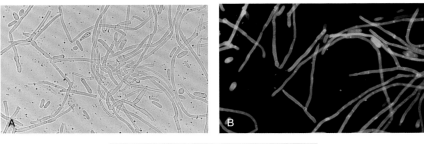

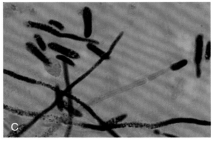

图 4-2-1 镰刀菌感染的角膜刮取物涂片镜检
可见完整、分隔菌丝及分生孢子（镰刀菌），图 A 为 10% 氢氧化钾湿片（400×）；
图 B 为钙荧光白染色（400×）；图 C 为革兰氏染色（1 000×）。

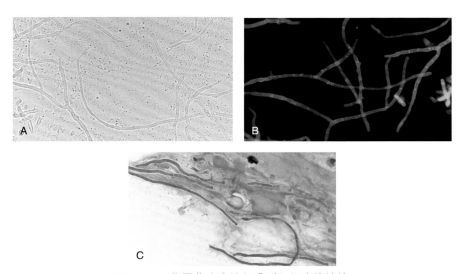

图 4-2-2 曲霉菌感染的角膜刮取物涂片镜检
可见完整、分隔菌丝，图 A 为 10% 氢氧化钾湿片（400×）；图 B 为钙荧光白染色
（400×）；图 C 为革兰氏染色（1 000×）。

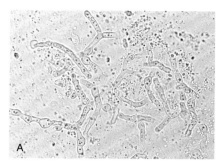
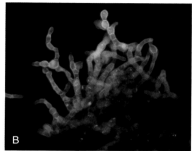
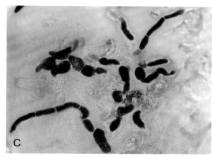

图 4-2-3　链格孢霉感染的角膜刮取物涂片镜检
可见粗大、分隔菌丝及厚壁孢子,图 A 为 10% 氢氧化钾湿片(400×);
图 B 为钙荧光白染色(400×);图 C 为革兰氏染色(1 000×)。

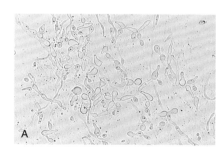
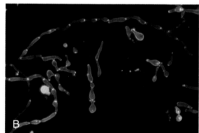
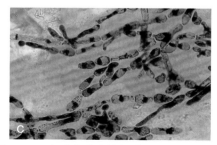

图 4-2-4　念珠菌感染的角膜刮取物涂片镜检
可见较多念珠菌孢子及假菌丝,图 A 为 10% 氢氧化钾湿片(400×);
图 B 为钙荧光白染色(400×);图 C 为革兰氏染色(1 000×)。

3. 对于即将或者已经发生角膜溃疡穿孔的患者,不适合进行常规的角膜刮片,可以在应用表面麻醉剂后,轻柔地开睑,应用显微平镊,小心地在溃疡边缘夹取少许坏死组织,涂片或培养,避免触碰穿孔或者暴露后弹力层的位置,刮片后给患者戴眼盾护眼。

4. 充分利用角膜组织中不同菌属间菌丝形态的差异,以及本地区致病菌谱的分布,通过角膜刮片的结果初步判断致病菌的菌属,为临床医生早期用药和治疗提供指导。例如孢子与假菌丝同时存在,我们高度怀疑是念珠菌;如果组织中产生分生孢子,可以根据分生孢子的形态来判断致病菌种;如果是暗色粗大菌丝,且局部膨大或者较多厚壁孢子,我们高度怀疑是链格孢霉等暗色真菌;如果组织中发现无隔的宽大菌丝,我们高度怀疑是毛霉目真菌;如果组织中发现纤细真菌菌丝(直径小于 3μm),且常伴分生孢子,那么帚枝霉、枝顶孢霉和轮枝孢霉的可能性大。

二、真菌的培养、鉴定和体外药物敏感性试验

(一) 概论

病原菌的体外分离培养也是诊断真菌性角膜炎的金标准,而且角膜感染的绝大多数真菌都能在体外进行培养。对角膜刮片的初代真菌接种和培养有很多培养基可供选择,但是建议选用非选择性培养基。真菌的体外药物敏感性变化和迁移相较于细菌要缓慢得多,尤其是丝状真菌,同一种属或复合群往往具有相似的耐药性,因此,致病菌种的快速鉴定有助于指导临床初步用药。当然,临床治疗最终的用药依据,还要参照体外药敏试验结果。

(二) 真菌的培养

1. 常用培养基　目前实验室常用的真菌培养基有沙堡弱培养基(Sabouraud agar,SDA)、马铃薯葡萄糖培养基(potato dextrose agar,PDA)和科玛嘉培养基(CHROM agar)。

(1)沙堡弱培养基(SDA):目前多建议使用含 2% 葡萄糖,pH 值接近于中性的 SDA 培养基,常用于浅部和深部真菌的培养,但如果作为真菌的初代分离有一定的局限性,且不能抑制细菌的生长,因此加入放线菌酮和氯霉素。若用于分离培养马拉色菌,可添加橄榄油或土温 40(1%~2%)。若用于分离皮肤癣菌,可使用含 4% 葡萄糖,低 pH 的 SDA 添加放线菌酮(500μg/L)来抑制一些非致病性霉菌的生长。

(2)马铃薯葡萄糖培养基(PDA):属于天然培养基,在临床实验室广泛使用,甚至有取代 SDA 的趋势。大多数真菌在该培养基上生长良好,产孢丰富。多用于曲霉、镰刀菌、毛霉、暗色真菌、皮肤癣菌等菌的培养鉴定。有文献表明,用蔗糖替代葡萄糖更有利于真菌产孢。

(3)科玛嘉培养基:为念珠菌显色培养基,主要用于念珠菌的显色培养。在35℃培养48h,观察颜色变化而鉴定菌株。结果判读:绿色 - 白念珠菌(或都柏林念珠菌);蓝灰色 - 热带念珠菌;粉红色干燥扁平菌落 - 克柔念珠菌;中央紫红色或蓝紫色的光滑菌落 - 光滑念珠菌。

2. 培养温度 丝状真菌的生长温度为22~30℃之间,而临床常见绝大多数真菌的最适生长温度为30℃,如若缺少30℃培养箱,可放在室温(25℃)下培养。而念珠菌的培养温度一般在35~37℃。当怀疑有双相真菌感染时,需要同时在这两个温度进行培养。一些丝状真菌可以在较高温度下生长,如烟曲霉可耐受55℃,伞状横梗霉可耐受45~50℃。

3. 培养时间 真菌的培养时间较细菌培养时间要长,可根据培养目的来决定培养时间。眼部感染的念珠菌培养时间应至少48h,不超过72h。眼部感染丝状真菌多数生长较快,一般培养7d后不生长,方可认为阴性。如果角膜刮片发现真菌,而培养阴性可适当延长培养时间,也可将培养基放在显微镜低倍镜下观察有无菌丝生长,避免漏检。有些真菌生长缓慢,产孢较晚,需要适当延长培养时间。怀疑标本中有温度双相性真菌存在时,应孵育8周后再报告。

4. 其他因素

(1)适当的湿度不仅利于真菌的生长,还可防止培养基因过度失水而干燥,影响真菌的检出率,真菌培养箱的湿度应保持在60%以上。若培养箱无法提供合适的湿度,可在培养基附近放置水盘。

(2)眼部取材的标本往往体积小,因此,为提高培养的阳性率,应多次采样送检或采用多种方法同时进行培养。

(3)为了抑制细菌的生长,可在真菌培养基中添加适量抗生素,如氯霉素、庆大霉素或其他抗生素。

(三)真菌的鉴定

1. 酵母菌的鉴定 酵母菌种类繁多,迄今为止已发现至少有1 500多种,分属于150个属,但能引起致病的只有20种左右。部分酵母菌可通过科玛嘉培养基的显色原理进行快速鉴定,或通过生化反应进行鉴定,某些种属需通过DNA测序进行鉴定。

2. 丝状真菌的鉴定 丝状真菌的形态学鉴定以菌落形态和镜下特征为主要依据。近些年,通过多位点DNA基因测序发现原属于同一种属,形态相近的菌种,在基因遗传进化上具有明显的差别,故重新进行分类,而单一的DNA测序往往无法准确鉴定到种,因此,形态学结合基因测序,将是21世纪丝状真菌鉴定的主要方法。

(1)菌落形态的观察:包括生长速度、菌丝高度、菌落正反面颜色、渗出物、气味和质地。生长速度体现在菌的生长时间和菌落大小。有些菌下沉现象明显,更有甚者菌落有时为之裂开。菌落外观有扁平、疣状、折叠规则或不规则,缠结或垫状和其他。菌落表面的颜色主要取决于孢子的颜色,而培养基背面的颜色来源于真菌所产生的可溶性色素。某些真菌如青霉菌、曲霉菌和镰刀菌可在菌落表面形成带色的液滴。有些真菌如马尔尼菲青霉可产生可扩散的色素并使培养基着色。

(2)小培养:是用于丝状真菌鉴定的一种培养方法,因其具有不破坏菌株自然生长状态,可以连续观察其生长情况、产孢方式、孢子排列情况等优点,广泛用于丝状真菌的鉴定。有钢圈法、玻片法和琼脂切块法。钢圈法因其使用特制的钢圈,形成封闭的培养环境,减少了对实验室的污染,故被临床广泛使用。

(3)透明胶带法:该法适用于斜面和平板培养基上菌落的取材。它能使真菌结构保持相对完整,镜下易于找到典型结构。最好采用乳酸酚棉兰和钙荧光白染色,如果用水极易导致胶带不透明,或形成黑头,不易清楚观察真菌结构。

(4)涂片的保存:对涂片标本需要保存,可在盖玻片四周用指甲油或中性树胶封固,可达保存数月的目的。

(四)体外药物敏感性试验

1. 抗酵母菌药物敏感性试验 按照美国临床和实验室标准协会(CLSI)的药敏试验参考标准 M27 和 M44 进行。目前的参考标准有肉汤稀释法和药敏纸片法。

(1)宏量肉汤稀释法:选取培养好的单个菌落,用 0.85% 氯化钠盐水或无菌水配制 0.5 麦氏浊度的菌悬液,所含菌量为 $1 \times 10^6 \sim 5 \times 10^6$ CFU/ml;最后用 RPMI1640 肉汤培养基对菌悬液进行稀释至浓度为 $0.5 \times 10^3 \sim 2.5 \times 10^3$ CFU/ml。在 12mm×75mm 的管子中加入 0.1ml 不同浓度的药物溶液,生长对照管中加入 0.1ml 的药物稀释液,加入 0.9ml 配制好的工作菌悬液,混合均匀,相当于菌悬液稀释了 10%。将管子放在 35℃ 大气环境中培养 24~48h,新型隐球菌培养至少 72h,培养期间不可搅动管子。通过肉眼观察真菌的生长情况,判读药物的最低抑菌浓度。

(2)微量肉汤稀释法:与宏量肉汤稀释法相比,操作更简单,更容易被多数实验室采用。它在宏量稀释法浓度的基础上使用 RPMI1640 培养基再进行稀释,成为 2 倍浓度的菌悬液($1 \times 10^3 \sim 5 \times 10^3$ CFU/ml)。预先向 96 孔 U 型微孔板中加入各种不同浓度的药液 100μl,再加入 100μl 的菌悬液,最终菌悬液浓度为 $0.5 \times 10^3 \sim 2.5 \times 10^3$ CFU/ml。培养 24~48h 通过判读镜观察真菌的生长情况,判读最低抑菌浓度。

(3)纸片扩散法:选取培养好的单个菌落,用 0.85% 氯化钠盐水或无菌水配制 0.5 麦氏浊度的菌悬液,所含菌量为 $1 \times 10^6 \sim 5 \times 10^6$ CFU/ml;使用无菌棉拭子蘸取菌液,在沙堡弱培养基上涂布三次,最后沿平板内侧涂布一周。带平皿干燥后,贴药敏纸片,各纸片中心距离相距不低于 24mm,直径 150mm 的平板所贴纸片不超过 12 个,直径 100mm 的平板不超过 5 个。贴好纸片在 15min 内放入培养箱中。培养 20~24h 后,在黑色、无反光的背景下测量抑菌圈直径,如若生长不足,可延长培养时间至 48h。

2. 抗丝状真菌药物敏感性试验 按照美国临床和实验室标准协会(CLSI)的药敏试验参考标准 M38 和 M51 进行。目前的参考标准有肉汤稀释法和药敏纸片法。

(1)微量肉汤稀释法:丝状真菌经过适当培养,产生足够的分生孢子或孢囊孢子,取孢子用生理盐水制备高浓度的菌悬液,静置 3~5min,取上清制备不同浓度的菌悬液接种微孔板,放在 35℃培养箱中进行培养,链格孢霉可以放在 30℃培养箱。培养 24~48h 后通过判读镜读取最低抑菌浓度和最低有效浓度。不同的真菌培养时间略有不同,根据对照管的生长情况适当延长至 72h。

(2)纸片扩散法:菌悬液的制备同微量肉汤稀释法,所用培养基为不含添加剂的 M-H 琼脂。但是对于纸片的放置与常规不同。对于两性霉素 B、卡泊芬净和伊曲康唑,纸片中心之间距离不低于 32mm;对于泊沙康唑和伏立康唑,纸片中心之间距离不低于 55mm。150mm 直径的平板贴纸片数量一般为 4~6 个。不同菌属的培养时间也有所不同。生长迅速的接合菌一般 16~24h,镰刀菌、曲霉菌一般 24~48h,暗色真菌一般根据生长情况适当延长到 72h。

(五)心得体会

1. 对于角膜刮片检查阳性的标本,如果体外培养阴性,应该适当延长培养时间,并在丢弃培养皿时将其直接放在显微镜下观察接种点是否有菌丝生长。有些致病菌不适合在常规培养基中生长,例如腐霉菌在沙堡弱培养基中生长不良或者不生长,但是如果在接种点发现了菌丝,我们应该通知临床医生选择血培养基或者马铃薯葡萄糖培养基重新刮取送检。

2. 角膜刮片可以立即得出结果,但是真菌培养需要 2~7d 时间。当无阳性结果时,需要结合临床诊断,先选择广谱药物进行治疗;如果治疗有效,则进一步治疗;如果治疗无效或者病情加重,应当考虑结合检查结果,调整用药。

3. 真菌药敏体内和体外数据可能会出现明显不一致的情况,即 90-60 规则,该规则认为敏感菌株引起的感染,正确治疗有效率为 90%,然而由耐药菌株引起的感染,治疗有效率为 60%,所以我们不能过度依赖体外药敏结果。如果现用的药物临床治疗效果好,则不必更换所使用的药物,如果现用的药物临床治疗效果差或者不好,可以按照体外药敏结果重新选择敏感的药物。

4. 真菌的耐药性相较于细菌变化较慢,但是常规开展体外药敏试验可以帮助我们监测菌株的耐药性变化,积累本地区常见致病菌的药敏数据,指导临床的经验性用药。目前市面上的 E-test 药敏试剂条、药敏纸片和 Yeastone 产品均可采购使用。

5. 对于临床中分离到的鉴定困难的菌株,我们应该充分利用如基因测序、质谱等先进的技术手段去鉴定和认识它,知己知彼方能百战百胜,才能为临床的治疗提供依据。

三、分子生物学检测技术

(一)概论

对于临床分离的病原性真菌的鉴定,目前仍主要依靠传统的形态学方法,但是随着分子生物技术的发展,我们发现,形态学方法的准确性、时效性值得关注。基于分子生物诊断平台进行的快速分子检测,为真菌的检查和鉴定提供了更快、更好的方法。其明显优势主要体现在:

1. 可用于显微镜直接镜检下菌丝和/或孢子数量众多,而体外培养阴性的真菌菌种鉴定。

2. 可用于未产生分生孢子或孢子囊孢子等常规鉴定依据的霉菌鉴定,或用于实验室的表型商品化鉴定系统数据库中未收录的酵母菌的鉴定。

3. 可用于生长缓慢或无典型形态学表现的真菌鉴定。

4. 可用于确定真菌的基因型,用于流行病学分析。

5. 可用于遗传进化分析,并相应地调整真菌的分类和命名。

当然,再先进的方法都有其弊端,当前真菌分子鉴定的缺点主要有:

1. 缺乏统一的参考标准,不同种属的测序靶向基因往往不同,同一菌属的不同菌种常不易区分。

2. 随着分子生物学的应用,通过基因测序和遗传进化分析,许多真菌的分类和命名发生了变化,而新名称在医学文献中无记载,因此,许多临床医生并不熟悉这些真菌的新名字,所以在实验室报告中要体现新名与旧名的关系。

(二)目前分子鉴定的方法

1. 扩增及非测序法的鉴定方法 扩增技术用于对选定的 DNA 片段进行大量复制,可得到更高浓度的靶标 DNA,明显提高同时或后续进行的扩增子检测的灵敏度。最常用的扩增技术就是聚合酶链反应(PCR),还有巢式 PCR、实时 PCR、熔解曲线分析、荧光共振能量转移(fluorescence resonance energy transfer,FRET)、Taqman5′ 核酸酶、分子信标,以及重复序列 PCR 等。

2. 基于测序的鉴定方法 DNA 测序(sequencing)可明确基因或 DNA 片段的核苷酸序列,已经证实为一种非常有效的微生物鉴定技术。随着分子生物技术的发展,高通量测序技术正在飞速发展。最常用于临床真菌鉴定的方法是 Sanger 测序改良法或链终止法,亦称为"循环测序法",通常指第一代测序技术,此外还有焦磷酸测序和 DNA 条码等方法。

随着对真菌鉴定的需求日益增加,新的技术得以迅猛发展,例如真菌病原体芯片检测技术,以及近几十年来在临床实验室中广泛使用的基于蛋白质或者 PCR 扩增产物的基质辅助激光解吸电离飞行时间质谱技术(MALDI-TOF MS)。

四、组织病理学检查

(一)概论

组织病理学检查对真菌性角膜炎的诊断非常重要,特别是在诊断角膜深层感染时意义尤为重大,也是诊断真菌性角膜炎的金标准之一。角膜浅层的感染可以通过角膜刮片获取足够的标本进行检查,而深层的感染,往往无法通过刮片的方式来获取足够量的病变组织,可能无法得到阳性结果。再者,病理学检查所取的组织体积较大,比角膜刮片镜检和培养的阳性率高。

病理学检查还能够确定真菌在角膜内的侵袭范围、角膜的受损程度,以及真菌在角膜内的生长方式等。病理学检查诊断真菌感染要依靠多方面的因素,包括不同的致病菌种、选用适当的染色剂和染色方法、病理医生的专业经验等。

(二)组织病理学检查方法

真菌的组织病理学检测方法包括传统的 HE 染色、各种特殊染色方法、免疫组织化学技术及分子生物学技术等。

1. HE 染色　传统的 HE 染色组织反应清晰,病理变化良好,但真菌的着色程度不同。一些暗色真菌由于本身的颜色,HE 染色可以观察到,曲霉和接合菌染色尚可,但是其他大部分真菌不着色或着色较淡,当真菌菌量较少时,很容易漏检。

2. 过碘酸 - 雪夫染色(PAS)　PAS 染色是组织病理学技术中最常用的真菌特殊染色方法。以亮绿或苏木素复染,真菌着红色,组织中细胞核着绿色或蓝色。但是 PAS 染色,切片会随着时间推移而褪色,不能长期保存。

3. 六胺银染色(GMS)　GMS 染色真菌壁着黑色,与周围组织反差大,是真菌感染很好的筛选方法。与 PAS 染色法不同的是,GMS 法可染陈旧无活性的真菌以及非真菌性致病菌,如放线菌属、诺卡菌属、耶氏肺孢子菌的孢囊、分支杆菌属等。染色切片可长期保存不褪色。

4. 钙荧光白染色(calcofluor white,CFW)　CFW 是临床真菌学实验室中一种很有价值且常规应用的试剂。它与 β-1-3 和 β-1-4 多糖结合,比如纤维素和几丁质(存在于真菌细胞壁),当暴露于长波长的紫外灯下发出荧光。当怀疑有真菌感染但真菌形态不典型或组织中真菌量少难以诊断时,CFW 染色法可以帮助进行正确的诊断,具有快速、敏感、相对特异的优点。

5. 免疫组织化学技术　免疫组织化学技术可根据致病性真菌抗原性不同制备种属特异性的抗体来检测组织标本中的致病菌。已经应用于双相真菌、丝状真菌和酵母菌的检测,还用于耶氏肺孢子菌和无绿藻的检测。但是目前仍难以克服交叉反应的问题,存在难以获得高度特异性诊断的缺点。

6. 原位杂交技术 原位杂交技术是分子生物学和组织化学成功结合的产物。它可根据真菌核酸序列的不同从分子水平鉴定真菌的种属,以其快速、灵敏、特异、直观的优点,为真菌病原体在组织中的鉴定诊断提供了新的手段。其基本原理:根据两条同源单链核酸在合适的杂交条件下按碱基配对形成双链的原理,利用放射性或非放射性标记探针(已知 DNA 或 RNA 序列)通过放射自显影或非放射性自显影检测系统(荧光或酶促显色反应)检测组织细胞内特定 DNA 或 RNA 序列。该方法首先根据预检测真菌所具有的特异性基因序列制备探针,然后与组织中所含的特异性序列杂交,阳性结果即可确定诊断。原位杂交技术对于体外无法培养的真菌如微孢子菌、耶氏肺孢子菌等的鉴定具有独特的优势。

(三)不同的真菌在角膜内的生长方式

根据真菌性角膜炎的临床表现结合相应的病理学改变,谢立信等把真菌性角膜炎大体上分为:①水平生长型(图 4-2-5 A),真菌为表层地毯式生长,对抗真菌药物治疗效果好,角膜刮片阳性率高,是板层角膜移植的适应证;②垂直和斜形生长型(图 4-2-5 B),为临床较严重的感染,有特异的真菌感染伪足、卫星灶等,抗真菌药物往往无效,在菌丝还未穿透全层角膜时,穿透性角膜移植可能更为安全。

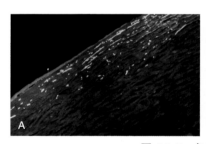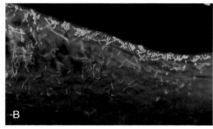

图 4-2-5 角膜组织病理切片
A. 为真菌在角膜内水平生长(400×);B. 为真菌在角膜内垂直和斜形生长(400×)。

五、心得体会

1. 术中切除组织常规送检病理,不仅是医疗规范的要求,同时也是病原学检查的金标准之一,应当做到术中切除组织(尤其是角膜移植手术)送病理检查。

2. 病理检查与角膜刮片培养等病原学检查并不重复。相较于角膜刮片,手术切除病理组织体积更大,可极大地提高病原体检查的阳性率,尤其是角膜深部感染或层间脓肿等难以刮片的标本;而且可以看见病原菌在组织内的生长方式;并且可以发现手术切缘是否有感染组织残留。

3. 病理检查结果可以长期保留,便于回顾以往诊断有疑问的结果。我们 2002 年发表在《中华眼科杂志》的《棘阿米巴性角膜炎误诊病例的回顾性研究》 文章,就在未诊断阿米巴感染的患者行角膜移植手术治疗,后期复习病理切片发 现 5 例存在当时并不认识的棘阿米巴包囊。

(鹿秀海　李素霞)

参 考 文 献

1. 程钧,翟华蕾,王君怡,等.角膜后部真菌感染的临床特点和治疗策略.中华眼科杂志, 2017, 53 (10): 758-765.
2. 杜满,张莉,李鹏,等.226 例角膜及结膜肿物临床病理特征分析.临床眼科杂志,2018, 26 (01): 31-35.
3. 刘敬,谢立信,史伟云.主要致病真菌在角膜内生长方式的研究.眼科研究,2008, 26 (01): 26-29.
4. 李素霞,边江,李翔,等.角膜病灶切除联合基质内注射伏立康唑治疗真菌性角膜溃疡. 中华眼科杂志,2017; 53 (09): 682-688.
5. 谢立信,史伟云,董晓光,等.108 例真菌性角膜炎的临床和组织病理学研究.眼科研究, 1999 (04): 45-47.
6. 李绍伟,谢立信,史伟云,等.棘阿米巴性角膜炎误诊病例的回顾性研究.中华眼科杂志, 2002, 38 (01): 21-23.
7. CLINICAL LABORATORY STANDARDS INSTITUTE. Method for antifungal disk diffusion susceptibility testing of nondermatophyte filamentous fungi; approved guideline. CLSI document M51-A. Wayne, PA: Clinical and Laboratory Standards Institute, 2010.
8. CLINICAL LABORATORY STANDARDS INSTITUTE. Reference method for broth dilution antifungal susceptibility testing of yeasts. fourth informational supplement, CLSI document M27-S4. Wayne, PA: Clinical and Laboratory Standards Institute. 2012.
9. CLINICAL LABORATORY STANDARDS INSTITUTE. Performance for antifungal disk diffusion susceptibility testing of filamentous fungi; informational supplement, CLSI document M51-SWayne, PA: Clinical and Laboratory Standards Institute.
10. CLINICAL LABORATORY STANDARDS INSTITUTE. Reference method for broth dilution antifungal susceptibility testing of yeasts; approved standard-third edition. CLSI document M27-A3. Wayne, PA: Clinical and Laboratory Standards Institute. 2008.
11. CLINICAL LABORATORY STANDARDS INSTITUTE. Reference method for broth dilution antifungal susceptibility testing of filamentous fungi; approved standard-second edition. CLSI document M38-A2. Wayne, PA: Clinical and Laboratory Standards Institute. 2008.
12. CLINICAL LABORATORY STANDARDS INSTITUTE. Method for antifungal disk diffusion susceptibility testing of yeasts; approved guideline-second edition. CLSI document

M44-A2. Wayne, PA: Clinical and Laboratory Standards Institute. 2008.

13. LU X, WANG X, ZHANG L, et al. Rare fungal keratitis caused by Coprinellus Radians. Mycopathologia, 2020, 185 (2): 389-394.

14. QI X, LIU T, DU M, et al. Endothelial plaques as sign of hyphae infiltration of descemet's membrane in fungal keratitis. J Ophthalmol, 2020, 2020: 6083854.

15. XIE L, ZHAI H, ZHAO J, et al. Antifungal susceptibility for common pathogens of fungal keratitis in Shandong Province, China. Am J Ophthalmol, 2008, 146 (2): 260-265.

第三节　诊断和鉴别诊断

一、诊断

真菌性角膜炎的诊断主要依据病史、体征和实验室检查综合作出诊断。

如果出现角膜溃疡,同时有眼部植物、泥土等外伤史,或眼部及全身是否有长期应用糖皮质激素及广谱抗生素史,就要警惕真菌性角膜炎的可能。如果裂隙灯检查发现有典型的真菌性角膜炎眼部体征(详见第三章)则要高度怀疑真菌性角膜炎。

真菌性角膜炎的确诊则主要依据实验室检查,只要角膜刮片、真菌培养或病理检查任何一项阳性,即可以作出真菌性角膜炎的确定诊断(详见第四章第二节)。

近几年随着角膜激光共聚焦显微镜检查的普及,共聚焦显微镜也可以作为一种快速、无创的活体检查和确诊手段,并且可动态观察真菌感染在不同时期角膜组织中的菌丝和孢子的情况,并用于动态观察治疗效果。共聚焦显微镜对真菌检出阳性率可以高达93%。目前共聚焦显微镜尚不能做到真菌菌属的鉴别。典型的真菌菌丝在共聚焦显微镜上表现为杂乱无章的线状高反光结构,不同患者菌丝粗细、是否有分隔,以及菌丝分支角度各有不同(图4-3-1),详见第四章第一节。

二、鉴别诊断

(一)细菌性角膜炎

细菌性角膜炎起病比较急,发病常在24~48h内,视力下降、畏光、眼红、眼痛、球结膜及眼睑水肿。体征:角膜浸润、水肿、混浊、脓性分泌物,常在清晨睁眼见大量分泌物粘连眼睑、伴有前房反应,随着病情加重,出现前房积脓,当感染达深基质层时,可见后弹力层皱褶,炎症时间超过一周,角膜往往出现新生血管长入。

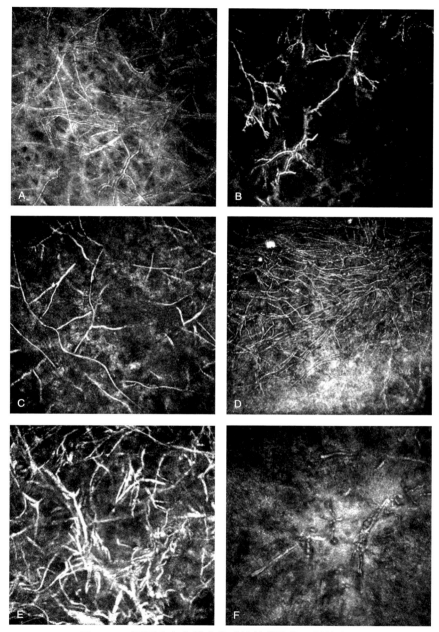

图 4-3-1　不同患者角膜真菌感染的共聚焦显微镜表现

　　不同类型的细菌感染角膜临床特征有差异，革兰氏阳性球菌感染者常表现为圆形或椭圆形局灶性脓肿病灶，伴有边界明显的灰白色基质浸润和小范围的周边上皮水肿。如肺炎链球菌角膜炎（图 4-3-2）的临床表现为椭圆形、带匐行性边缘的中央基质溃疡,且溃疡较深,其后弹力层有放射性皱褶,常伴前房积脓及角膜后纤维素沉着,也可导致角膜穿孔。革兰氏阴性细菌所致的角膜炎的典型表现为快速发展的角膜液化性坏死。如铜绿假单胞菌所致的角膜溃疡(图4-3-3),多发生于角膜异物剔除术后或戴接触镜引起的感染。伤后数小时或1~2d内发病。此病的特点是症状严重、发展迅猛。患者有剧烈眼痛、畏光流泪、眼睑红肿、球结膜混合性充血、水肿。由于铜绿假单胞菌产生蛋白分解酶,故角膜出现迅速扩展的浸润及黏液状坏死,前房积脓严重,如不及时控制,数天内可导致全角膜坏死穿破、眼球内容物脱出或发生全眼球炎。

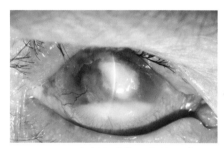
图 4-3-2　肺炎链球菌感染性角膜炎

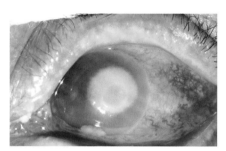
图 4-3-3　铜绿假单胞菌感染性角膜炎

(二)单纯疱疹病毒性角膜炎

单纯疱疹病毒性角膜炎(herpes simplex keratitis,HSK)主要包括原发感染和复发感染。原发感染常见于幼儿,症状不典型,眼部表现一般为急性滤泡性结膜炎、膜性结膜炎等,大约2/3患者出现轻中度上皮型角膜炎。原发感染后病毒进入三叉神经节潜伏,在机体抵抗力下降时,单纯疱疹病毒活化,沿着三叉神经逆行到达角膜引起角膜病变。根据HSK病变累及的深度,谢立信等将复发感染分为三种临床类型,上皮型(点状、树枝状、地图状)、基质型(浅中基质型、深基质型)、内皮型。根据病程变化将其分为活动期、稳定期、晚变期。与FK容易混淆的HSK主要是基质型中的基质坏死型HSK,这里做简单介绍。

基质坏死型:病变位于角膜的深基质,呈黄白色浸润,坏死灶周围大量深层新生血管长入。常导致角膜瘢痕,角膜变薄或穿孔。此型的病因除病毒直接损害外,与病毒抗原引起的细胞免疫反应有关。临床上在治疗HSK上皮型时滥用糖皮质激素也可诱发此型的发生(图4-3-4)。

(三)棘阿米巴性角膜炎

棘阿米巴性角膜炎开始症状较隐匿,一般病程相对缓慢,达数周或数月,有些患者呈慢性型或间歇发展,棘阿米巴性角膜炎可合并其他感染,如细菌或真菌性,棘阿米巴感染会加速。

棘阿米巴感染角膜早期,大部分患者早期可出现点状、树枝状及片状的浸润,荧光素染色可以呈阳性或不着色,71% 的患者在感染早期有放射状角膜神经炎的症状和体征。随着上皮感染的进展,基质的炎症出现,基质浸润逐渐融合在角膜中央及旁中央基质,最后可发展成一个基质内的环状浸润及混浊(图 4-3-5),类似于 FK 的免疫环。在出现基质混浊时,角膜上皮可完整或出现溃疡。严重的患者可以出现前房炎症表现,约一半的患者在晚期可出现前房积脓。

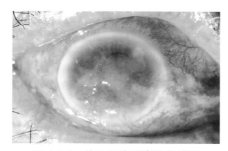

图 4-3-4　单纯疱疹病毒性角膜炎
　　　　　基质坏死型

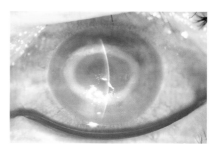

图 4-3-5　棘阿米巴性角膜溃疡

（高　华）

参 考 文 献

1. 刘畅 , 周志奇 , 王智群 , 等 . 角膜塑形镜相关性棘阿米巴角膜炎早期诊治的关键环节 . 中华实验眼科杂志 , 2020, 38 (03): 217-219.
2. 史伟云 . 角膜治疗学 . 北京 : 人民卫生出版社 , 2019.
3. 史伟云 , 王婷 . 我国真菌性角膜炎诊疗诊断和治疗中的几个问题 . 中华眼科杂志 , 2013, 49 (1): 2-5.
4. 史伟云 , 高华 , 李绍伟 , 等 . 穿透性角膜移植治疗棘阿米巴角膜炎的临床研究 . 中华眼科杂志 , 2004, 40 (11): 750-754.
5. 王丹 , 孙旭光 . 铜绿假单胞菌性角膜炎 . 国际眼科纵览 , 2006, 30 (06): 398-401.
6. 钟文贤 , 孙士营 , 赵靖 , 等 . 1 054 例化脓性角膜炎的回顾性分析 . 中华眼科杂志 , 2007, 43 (03): 245-250.

第五章
药 物 治 疗

目前世界上约有 80 多种抗真菌药物用于临床,这些药物的活性范围、作用方式各有特点,根据其作用机理大致可分为 3 类,即干扰真菌核酸合成的药物(如灰黄霉素、氟胞嘧啶),干扰真菌细胞膜麦角固醇的合成与功能的药物(如多烯类、唑类)和抑制 β-1,3-D- 葡聚糖合成酶的药物(如棘白霉素类)。其中多烯类和唑类是用于治疗眼部真菌感染,如真菌性角膜炎、眼内炎、结膜炎、睑缘炎的主要药物。

一、眼科常用抗真菌药物及其作用机理

(一)多烯类

多烯类(polyenes)是应用最广泛的抗真菌药物,作用机制是多烯键直接与真菌细胞膜甾醇(麦角固醇)结合,破坏细胞膜渗透完整性,导致细胞内电解质和代谢物的渗漏,继而引起真菌死亡。多烯类药物抗菌谱广,很少产生耐药性,对念珠菌、曲霉菌、镰刀菌、丝孢菌、接合菌等均具有抗菌作用。主要包括两性霉素 B 和那他霉素。

1. 两性霉素 B　两性霉素 B 属大环内脂多烯类,是第一个应用于真菌性角膜炎的抗真菌药物,主要通过与真菌细胞膜上的麦角固醇结合,形成细胞膜通道,导致细胞内重要物质渗漏,真菌死亡。

两性霉素 B 具有广谱强效抗真菌活性,不易产生耐药性,是治疗深部真菌感染如新型隐球菌、念珠菌、曲霉菌等最有效的药物。

两性霉素 B 水溶性差,遇热和光不稳定,需要避光冷藏保存。全身应用存在严重的肾毒性副作用,大大限制了其使用范围。可以通过局部点眼、结膜下注射、前房内注射、玻璃体腔注射等多种途经给药,国外多项临床研究证实 0.25% 两性霉素 B 滴眼液(1.5mg/mL)局部点眼治疗效果最优。但是目前临床上尚无两性霉素 B 滴眼液的商品药物,只能应用注射剂现配现用,极大地限制了临床

应用。根据笔者所在单位的使用经验：两性霉素 B 滴眼液配制后点眼，部分患者自觉眼部刺激性较大，如出现眼部刺痛、充血、结膜高度水肿等。如果出现这种情况，可以降低药物浓度或改成其他药物。为了减少两性霉素 B 的毒副作用，目前开发了脂质体两性霉素 B、两性霉素 B 胶样溶液、两性霉素 B 脂质体复合物等三种脂质制剂。

此药全身应用常见副作用包括肾毒性、电解质紊乱及肝毒性。

2. 那他霉素　是一种从链霉菌中提取的四烯烃类抗生素，主要通过与真菌细胞膜中的固醇部分结合，形成多烯固醇复合物，改变细胞膜的渗透性，使真菌细胞内的基本细胞成分衰竭而亡。那他霉素滴眼液是美国 FDA 批准的唯一一个用于治疗眼部真菌感染，也是目前应用最广泛的抗真菌药物。

抗菌谱广，对镰刀菌、曲霉菌抗菌活性强，此外对链格孢霉、念珠菌、头孢霉、刺盘孢、弯孢霉、二孢霉等均具有抗菌作用。

水溶性差，配制成浓度 5% 悬浮液时性质稳定，使用之前需要摇匀。点眼后在角膜组织中能达到较高的药物浓度，但是由于分子量大，对结膜及角膜组织穿透力差，房水中有效药物浓度较低。抗真菌活性具有剂量依赖性，初期使用时每一至两小时点眼一次，感染控制后可以逐渐减量。

副作用主要包括眼红、刺激感、异物感、烧灼感等，另外角膜溃疡及结膜表面常见到白色沉淀物。

目前临床应用的商品药有：

那他霉素滴眼液：①商品名，那特真；规格，15mL：0.75g。

②商品名，利晶；规格，5mL：250mg。

（二）唑类

唑类（azoles）包括咪唑类和三唑类衍生物，作用机制是通过抑制细胞色素 P450 依赖酶：14α- 羊毛脂醇脱甲基酶（CYP51），使细胞膜麦角固醇合成受阻，膜通透性增加，细胞内重要物质外漏，从而导致真菌死亡。对念珠菌、镰刀菌、曲霉菌、接合菌等均具有抗菌作用。咪唑类包括酮康唑、咪康唑、益康唑、克霉唑等，该类药物口服毒性较大，目前作为治疗皮肤黏膜真菌感染的局部用药；三唑类包括氟康唑、伊曲康唑、伏立康唑等，可作为治疗深部真菌感染首选药。

1. 氟康唑　氟康唑自 1988 年上市以来，因具有抗真菌谱广、肝毒性小、口服吸收好、生物利用度高、组织分布广等优良的药代动力学特性而在临床上广泛应用，被世界卫生组织 WHO 指定为治疗全身性真菌感染的首选药物，对治疗深部真菌感染特别是白念珠菌及新型隐球菌有显著疗效。

氟康唑对各类念珠菌抗菌活性强，但曲霉菌、镰刀菌、丝孢霉等丝状真菌易产生耐药。

由于分子量小、亲脂性差,口服或静脉滴注后在角膜、房水、玻璃体及脉络膜、视网膜均能达到较高的药物浓度。

常见副作用包括胃痛、头痛以及皮疹。偶有血小板减少症、Stevens-Johnson综合征、肝毒性的报道。

目前临床应用的商品药有:

氟康唑注射液:规格,50mL∶100mg;100mL∶200mg。

氟康唑滴眼液:规格,5mL∶25mg。

2. 伊曲康唑 伊曲康唑属新一代广谱高效抗真菌药,可结合真菌细胞色素P450同工酶,抑制其麦角固醇合成,主要有口服型、注射剂型两种剂型。

对念珠菌、曲霉菌感染有显著疗效,但是对镰刀菌、毛霉菌抗菌活性较差。

与其他唑类药物相比,口服后生物利用度、溶解度以及眼组织穿透力较差,因此在角膜、房水及玻璃体腔内的药物浓度偏低。属于脂溶性药物,其胶囊制剂的吸收受饮食因素的影响,生物利用度不稳定,同时存在广泛的药物相互作用,餐后或服药同时服用酸性饮料更容易被吸收。此外不能同时服用抗酸剂、H_2受体阻滞剂或质子泵抑制剂等。

常见副作用包括皮疹、头痛以及胃肠道不适。肝肾毒性是常见严重并发症。绝大部分通过肝脏代谢,肝功能异常患者慎用。

目前临床应用的商品药有:

伊曲康唑胶囊:规格,0.1g。

伊曲康唑注射液:规格,25mL∶0.25g。

3. 伏立康唑 伏立康唑分口服型及注射剂型两种,经国家药品监督管理局(NMPA)批准用于治疗侵袭性曲霉病,以及镰刀菌、丝孢霉等引起的严重感染。目前临床上尚无伏立康唑滴眼液的商品药物,只能应用注射剂现配现用,浓度为1%(即 10mg/mL)。

伏立康唑抗菌谱广,对于念珠菌、隐球菌、两性霉素 B 耐药的曲霉菌、镰刀菌、丝孢菌等均有效。

伏立康唑口服后吸收迅速,在体内分布广泛,房水和玻璃体中均能达到较高的药物浓度,生物利用度高达 96%。目前没有眼用制剂,可以使用灭菌注射用水配制成滴眼液(浓度 1%)点眼、角膜基质内注射 0.1mL(500mg/L)、前房内注射0.05mL(250mg/L)、玻璃体腔注射 0.1mL(1g/L)等多种途经给药。1% 伏立康唑滴眼液点眼后房水中药物浓度远大于 MIC90(0.06~8mg/L)。

伏立康唑具有两种不同于其他唑类药物的副反应:一是视觉异常,如视力模糊、闪光感、色觉异常等,发生率为 15%~45%,均为一过性。另一个不良反应是一过性光敏感,发生率为 5%。

目前临床应用的商品药有:

注射用伏立康唑：规格，200mg。

伏立康唑胶囊：规格，50mg。

二、抗真菌药物联合应用

近年来，两种或两种以上药物的联合应用成为临床抗真菌治疗的重要研究方向之一。具有不同作用机制和作用位点的抗真菌药物的联合应用可能产生协同或相加效果，并可以减少单一用药的剂量及毒副作用，从而增强抗真菌活性及拓宽抗真菌谱。对于感染较轻的患者一般局部应用抗真菌药物即可，而对于严重的真菌性角膜炎，尤其是伴有前房积脓的患者，一般建议全身和局部用药联合应用。

（一）全身用药

最常应用的药物主要包括氟康唑注射液（100mL：0.2g）和注射用伏立康唑（200mg）。

1. 氟康唑注射液　静脉滴注每日一次，首次剂量加倍（0.4g），疗程一般不超过 14 天。注意事项：肝功能不全患者应慎用氟康唑注射液，偶有患者在使用后出现严重肝毒性，对于合并肝功能异常的患者，应密切监察患者有无更严重肝损害发生。

2. 注射用伏立康唑　对于严重真菌感染患者，如伴有前房积脓、穿孔或可疑眼内炎者，可以应用注射用伏立康唑，静脉滴注，每日两次，首次剂量加倍（400mg），疗程一般 7~14 天。

3. 伏立康唑胶囊　用药第一天每次口服 400mg，每日两次，第二天起每次200mg，每日两次，疗程一般 2~4 周。

需要引起重视的一点，是全身应用抗真菌药物可能造成肝肾功能损害，因此在使用之前一定要检查肝肾功能，用药后更要定期复查，一旦出现肝肾功能损害必须及时停药。

（二）局部用药

抗真菌滴眼液一般唑类与多烯类联合应用，早期需要高频率用药。首选氟康唑滴眼液与那他霉素滴眼液联合应用，氟康唑滴眼液每半小时至一小时一次、那他霉素滴眼液每一小时至两小时一次；严重真菌感染可以联合应用1% 伏立康唑滴眼液和那他霉素滴眼液。对于那他霉素耐药，或者严重曲霉菌、念珠菌等感染，可以联合应用 1% 伏立康唑滴眼液和 0.25% 两性霉素 B 滴眼液。

当真菌感染得到控制，角膜溃疡开始愈合，局部抗真菌药物可以逐渐减量，如氟康唑滴眼液每两小时一次、那他霉素滴眼液每天四次。但是，角膜溃疡处上皮愈合完整并不代表真菌感染完全得到控制，局部抗真菌药物不能马上停用，仍需要少量维持应用一个月,如氟康唑滴眼液每天四次、那他霉素滴眼液每天两次。有条件的医院可以应用共聚焦显微镜检查真菌菌丝的数量变化,从而指导停药时机。同时,即使角膜溃疡完全愈合也不能添加糖皮质激素,避免真菌复发。

三、山东省眼科医院常用抗真菌滴眼液的配制方法

1. 10mg/mL 伏立康唑滴眼液

原料药:注射用伏立康唑(0.2g/ 支)

溶剂:20mL 灭菌注射用水

配制药物浓度:0.1%

配制方法:取灭菌注射用水 20mL,加入至注射用伏立康唑 1 支(0.2g),混匀,分装于无菌眼药瓶中,4℃冰箱保存 2 天。

注意事项:注射用伏立康唑配制成滴眼液治疗属于超说明书用药,应用前需要患者签署超说明书用药知情同意书。

2. 0.25% 两性霉素 B 滴眼液

原料药:注射用两性霉素 B

溶剂:灭菌注射用水

配制药物浓度:0.25%

配制方法:取灭菌注射用水 10mL,加入注射用两性霉素 B 1 支(25mg),混匀,分装于无菌眼药瓶中,4℃冰箱避光保存 2 天。

注意事项:两性霉素 B 在生理盐水中会形成沉淀,所以配制时必须使用灭菌水;两性霉素 B 遇热和光不稳定,配好后需避光、冷藏保存。注射用两性霉素 B 配制成滴眼液治疗属于超说明书用药,应用前需要患者签署超说明书用药知情同意书。

四、超说明书用药管理

"超说明书用药"又称"药品未注册用法",是指医师在诊疗过程中对某种药物应用的适应证、给药途径或用法用量等不在药品监督管理局部门批准的说明书内的用法,具体包括患者年龄、给药剂量、适应人群、适应证、用药方法或给药途径等与药品说明书不同的用法。因此,注射用伏立康唑、注射用两性霉素 B 配制成滴眼液治疗属于超说明书用药的范畴。

(一)在临床工作中,超说明书用药应具备以下条件

1. 应充分考虑药品不良反应、禁忌证、注意事项,权衡患者获得的利益大于可能出现的危害,保证该用法是最佳方案;

2. 用药目的不是实验研究,用药是为了患者的利益,要体现医疗人员的基

本职业操守;

3. 有合理的医学实践证据,如权威的文献报道和专家共识、循证医学研究结果、多年临床实践证明及申请扩大药品适应证的研究结果等;

4. 经药事管理和药物治疗学委员会批准。

(二)山东省眼科医院超说明书用药审批应用流程如下

1. 当临床科室因病情治疗需要超说明书用药时,应提供权威的文献依据或专家共识等,科主任填写《山东省眼科医院超说明书用药审批表》向医务科提交用药申请,医务科提出意见后交药事管理与药物治疗学委员会讨论,审核同意方可使用。

2. 在执行超说明书用药前,临床医生应告知患者治疗步骤、预后情况及可能出现的危险,并在患者表示理解后签署《山东省眼科医院超说明书用药知情同意书》。

3. 未经审批而擅自超说明书用药的科室,一经核实追究相关人员的责任。

(三)注意事项

1. 考虑常规滴眼剂说明书的局限性,无法满足临床需要根据病情不断改变用量的实际情况,对于常规滴眼剂的用药频次与说明书不完全相符者,不作为超说明书用药;

2. 所有患者超说明书用药前均需签署《山东省眼科医院超说明书用药知情同意书》(见附件)。

五、真菌性角膜炎药物治疗的停药时机

临床上真菌性角膜炎经药物治疗后上皮愈合完整,是否可以作为停药的指征,是很多眼科医生感到困惑的问题。众所周知,活体激光共聚焦显微镜可以对真菌性角膜炎进行快速无创性检查,确诊率由常规检查方法的 30% 提高到 96.6%。因此药物治疗过程中可以借助共聚焦显微镜检查,通过复查病灶菌丝数量的变化,如果菌丝数量较用药前明显减少,可以适当减少抗真菌药物使用频次,若查不到菌丝则可以停药(图 5-0-1)。

对于不具备共聚焦显微镜的医院,建议上皮愈合后抗真菌药物逐渐减量,如减至氟康唑滴眼液每天四次,那他霉素滴眼液每天两次,持续用药 2~4 周后再谨慎停药。如果贸然停药,可能出现真菌感染复发。我们曾经遇到一例真菌性角膜炎患者,应用抗真菌药物治疗 2 个月后上皮愈合,但患者自行停药导致真菌感染复发。恢复用药后角膜感染得到了控制,溃疡开始愈合,但是患者不遵从医嘱再次自行停药,角膜溃疡持续加重,最终药物治疗难以奏效,只能通过角膜移植手术控制感染保存眼球(图 5-0-2)。

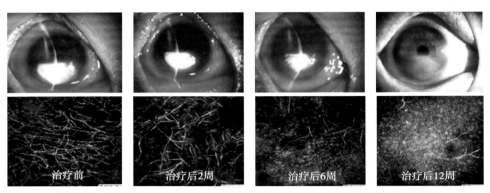

图 5-0-1 通过共聚焦显微镜检出的菌丝数量指导临床抗真菌药物的应用
随着共聚焦显微镜检出菌丝数量的减少而逐渐减低抗真菌
药物的使用频次,治疗 12 周后溃疡完全愈合。

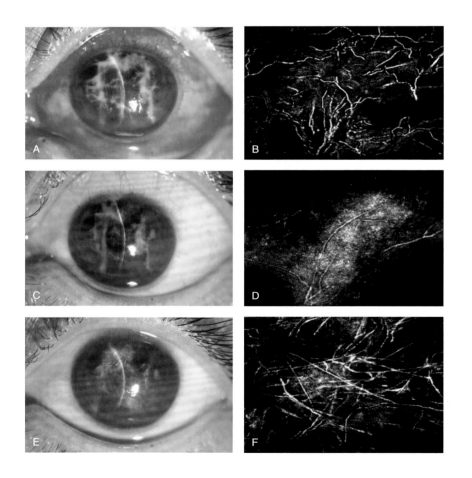

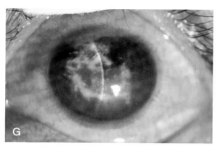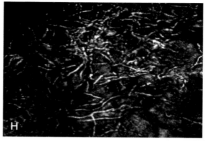

图 5-0-2　一例因自行停用抗真菌药物复发的真菌性角膜溃疡患者

A. 真菌性角膜溃疡,角膜中央可见直径约 7mm 不规则溃疡灶,周边伪足明显;B. 共聚焦显微镜可查见大量菌丝;C. 药物治疗 2 个月后角膜浸润明显减轻,溃疡缩小;D. 共聚焦显微镜检查显示菌丝数量减少;E. 患者自行停药导致真菌感染复发;F. 共聚焦显微镜检查显示菌丝数量增多;G. 患者再次自行停药,角膜溃疡持续加重;H. 共聚焦显微镜检查显示大量菌丝。

六、药物治疗效果

详见下述具体实例(图 5-0-3~ 图 5-0-5)。

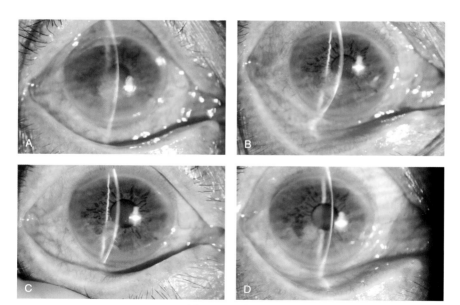

图 5-0-3　病例 1

A. 真菌性角膜溃疡,角膜中央偏下方 4mm 溃疡灶,给予氟康唑滴眼液联合那他霉素滴眼液点眼;B. 药物治疗第 3 天,角膜浸润明显减轻,溃疡缩小;C、D. 继续治疗 5d 和 7d,角膜溃疡完全愈合,感染控制。

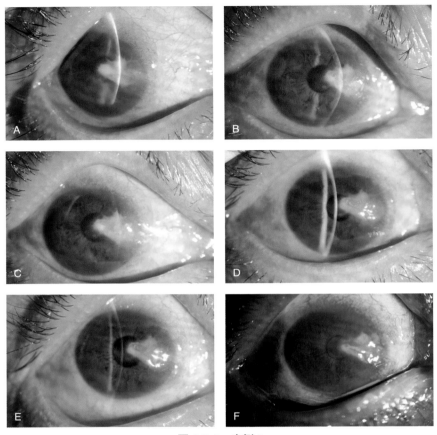

图 5-0-4　病例 2

A. 真菌性角膜溃疡,角膜中央偏鼻侧 4mm 溃疡灶,给予 1% 伏立康唑滴眼液联合那他霉素滴眼液点眼;B. 药物治疗第 3 天,角膜水肿、浸润有所减轻;C、D. 继续治疗 5d 和 7d,角膜浸润明显减轻,溃疡缩小;E、F. 药物治疗第 9 天,角膜溃疡完全愈合,荧光素钠染色阴性。

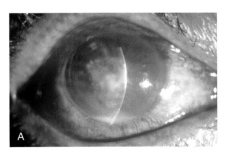

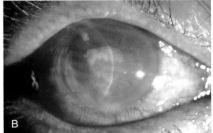

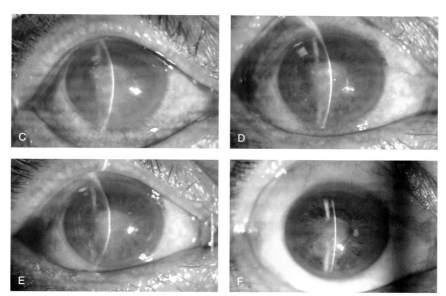

图 5-0-5 病例 3

A. 真菌性角膜溃疡,角膜中央 5mm×6mm 溃疡灶,伴有 2mm 前房积脓,给予 1% 伏立康唑滴眼液联合那他霉素滴眼液点眼;B. 药物治疗第 2 天,角膜浸润有所减轻,前房积脓减少;C、D. 继续治疗 4d 和 8d,角膜水肿、浸润明显减轻,溃疡缩小,前房积脓已吸收;真菌培养结果显示为镰刀菌属,对伏立康唑敏感;E、F. 药物治疗第 12 天,角膜溃疡完全愈合,荧光素钠染色阴性。

七、心得体会

应用抗真菌药物治疗过程中要注意观察病情变化。如果角膜溃疡未得到控制反而继续加重,首先要询问患者来诊前是否误用过糖皮质激素滴眼液;其次,关注真菌培养结果是否为无孢霉菌等罕见严重真菌感染(详见第九章第一节),及时根据药物敏感试验结果调整应用敏感药物;最后,可以根据病情果断选择角膜病灶切除术、结膜瓣遮盖术、角膜移植术等手术治疗。此外,这类患者角膜移植术后真菌感染复发的风险远高于药物治疗敏感的患者,要适当延迟添加糖皮质激素滴眼液的时间。

(亓晓琳)

参 考 文 献

1. 鹿秀海,高彦,张莉,等. 真菌性角膜炎 334 例的病原学分析. 中华眼科杂志,2013,49

(1): 12-15.

2. 孙士营，赵格，孙晓艳，等 . 真菌性眼内炎常见病因及致病菌种分析 . 中华眼科杂志，2014, 50 (11): 808-813.

3. 史伟云，王婷 . 我国真菌性角膜炎诊疗诊断和治疗中的几个问题 . 中华眼科杂志，2013, 49 (1): 2-5.

4. FU T, YI J, LV S, et al. Ocular amphotericin B delivery by chitosan-modified nanostructured lipid carriers for fungal keratitis-targeted therapy. J Liposome Res, 2017, 27 (3): 228-233.

5. GUARASCIO AJ, SLAIN D. Review of the new delayed-release oral tablet and intravenous dosage forms of posaconazole. Pharmacotherapy, 2015, 35 (2): 208-219.

6. JAIN A, SHAH SG, CHUGH A. Cell penetrating peptides as efficient nanocarriers for delivery of antifungal compound, natamycin for the treatment of fungal keratitis. Pharm Res, 2015, 32 (6): 1920-1930.

7. KALAISELVI G, NARAYANA S, KRISHNAN T, et al. Intrastromal voriconazole for deep recalcitrant fungal keratitis: a case series. Br J Ophthalmol, 2015, 9 (2): 195-198.

8. MAHMOUDI S, MASOOMI A, AHMADIKIA K, et al. Fungal keratitis: an overview of clinical and laboratory aspects. Mycoses, 2018, 61 (12): 916-930.

9. PATIL A, MAJUMDAR S. Echinocandins in ocular therapeutics. J Ocul Pharmacol Ther, 2017, 33 (5): 340-352.

10. PILMIS B, JULLIEN V, SOBEL J, et al. Antifungal drugs during pregnancy: an updated review. J Antimicrob Chemother, 2015, 70 (1): 14-22.

11. PRAJNA NV, KRISHNAN T, RAJARAMAN R, et al. Effect of oral voriconazole on fungal keratitis in the mycotic ulcer treatment trial II (MUTT II): A Randomized Clinical Trial. JAMA Ophthalmol, 2016, 134 (12): 1365-1372.

12. QI X, LIU T, DU M, et al. Endothelial plaques as sign of hyphae infiltration of descemet's membrane in fungal keratitis. J Ophthalmol, 2020, 2020: 6083854.

13. SAHAY P, SINGHAL D, NAGPAL R, et al. Pharmacologic therapy of mycotic keratitis. Surv Ophthalmol, 2019, 64 (3): 380-400.

14. SHARMA N, SAHAY P, MAHARANA PK, et al. Management algorithm for fungal keratitis: the TST (topical, systemic, and targeted therapy) protocol. Cornea, 2019, 38 (2): 141-145.

15. SHI W, WANG T, XIE L, et al. Risk factors, clinical features, and outcomes of recurrent fungal keratitis after corneal transplantation. Ophthalmology, 2010, 117 (5): 890-896.

16. WANG T, LI S, GAO H, et al. Therapeutic dilemma in fungal keratitis: administration of steroids for immune rejection early after keratoplasty. Graefes Arch Clin Exp Ophthalmol, 2016, 254 (8): 1585-1589.

17. XIE L, DONG X, SHI W. Treatment of fungal keratitis by penetrating keratoplasty. BJO, 2001, 85 (9): 1070-1074.

18. XIE L, HU J, SHI W. Treatment failure after lamellar keratoplasty for fungal keratitis. Ophthalmology, 2008, 115 (1): 33-36.

19. XIE L, SHI W, LIU Z, et al. Lamellar keratoplasty for the treatment of fungal keratitis. Cornea, 2002, 21 (1): 33-37.

20. XIE L, ZHAI H, DONG X, et al. Primary diseases of corneal perforation in Shandong prov-

ince, China: a 10-year retrospective study. Am J Ophthalmol, 2008, 145 (4): 662-666.

21. XIE L, ZHAI H, SHI W. Penetrating keratoplasty for corneal perforations in fungal keratitis. Cornea, 2007, 26 (2): 158-162.

22. XIE L, ZHAI H, SHI W, et al. Hyphal growth patterns and recurrence of fungal keratitis after lamellar keratoplasty. Ophthalmology, 2008, 115 (6): 983-987.

23. XIE L, ZHAI H, ZHAO J, et al. Antifungal susceptibility for common pathogens of fungal keratitis in Shandong Province, China. Am J Ophthalmol, 2008, 146 (2): 260-265.

24. XIE L, ZHONG W, SHI W, et al. Spectrum of fungal keratitis in North China. Ophthalmology, 2006, 113 (11): 1943-1948.

25. SHI W, LI S, LIU M, et al. Antifungal chemotherapy for fungal keratitis guided by in vivo confocal microscopy. Graefes Arch Clin Exp Ophthalmol, 2008, 246 (4): 581-586.

第六章
手 术 治 疗

第一节　角膜病灶切除联合基质注药术

一、概述

　　近年来真菌性角膜炎的患病率呈逐年上升趋势,已占到感染性角膜病的50%。真菌性角膜炎一旦确诊,首选药物治疗。然而,真菌性角膜炎药物治疗的周期长,单纯用药往往需要 2~3 个月才能治愈,如果中途停药,可能会导致真菌感染迁延不愈,病情反复甚至加重,最终不得不进一步选择角膜移植手术治疗。因此,对于面积不大、位于周边部的角膜溃疡,如果浸润深度不超过 1/2 角膜厚度,可选择角膜病灶切除的方法,切除含真菌菌丝和坏死物质的病灶,暴露健康的角膜基质,将控制感染的过程转变为角膜上皮修复的过程,可以减少抗真菌药物的使用频率和时间,加速角膜溃疡愈合;同时术中联合角膜基质注射伏立康唑,增加局部药物浓度,可使感染得到迅速的控制,缩短药物治疗的病程,减少进一步行角膜移植手术的必要性。

二、手术适应证

　　通过角膜刮片或者共聚焦显微镜检查确诊为真菌性角膜炎者,入院后应首先进行经验性抗真菌药物治疗,如果有真菌培养和药物敏感试验结果的,应根据药敏试验结果选用敏感抗真菌药物。药物治疗过程中好转的继续药物治疗直至溃疡愈合,对于药物不能短期治愈的,或者药物治疗期间病情迁延或有进展的,应当适时选择手术治疗。根据病情不同,治疗真菌性角膜溃疡的手术方式有多种,包括单纯角膜病灶切除、结膜瓣遮盖术、板层角膜移植术,以及穿透性角膜移植术等,病灶切除的适应证为:

1. 位于角膜旁中央或者周边部的、未完全遮挡瞳孔区的角膜溃疡,浸润最大直径小于 5mm,药物治疗 3~7d 后,溃疡无愈合迹象,或浸润仍较明显。

2. 经眼前段光学相干断层扫描仪(AS-OCT)及裂隙灯显微镜共同判断,浸润深度不超过 1/2 角膜厚度的患者,采用角膜病灶切除联合基质注射伏立康唑的方法治疗。

3. 对于术前角膜溃疡深度无法准确判断,估计可能超过 1/2 角膜厚度者,术前应当告知患者及家属准备联合结膜瓣遮盖术或者角膜移植手术(板层或穿透性角膜移植术)等,征得同意后方可手术。

三、手术技术

1. 麻醉选择局部球周阻滞麻醉即可,不能配合的患者或者儿童患者可选择全身麻醉。

2. 开睑器开睑后,首先界定切除范围,应用一次性 45° 刀沿角膜溃疡边缘做切痕,直径略大于溃疡(包括伪足)边缘 0.5mm(图 6-1-1);如溃疡形态比较规则,可选择略大于溃疡直径的环钻做压痕,标记切除范围。

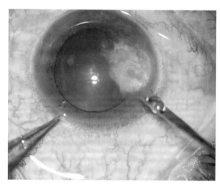

图 6-1-1　一次性 45° 刀沿角膜溃疡边缘做切痕

3. 应用 0.12mm 有齿镊轻轻提拉切痕边缘,沿角膜基质纤维水平方向剥切病灶,剥切深度根据术前检查及术中所见,以完全切除浸润角膜为准(图 6-1-2)。

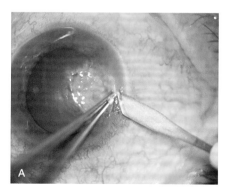
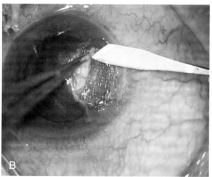

图 6-1-2　以切痕为边界剥切角膜病灶

4. 冲水检查角膜溃疡区浸润是否被彻底切除,如仍留有基质浸润,可再次进行剥切,直至冲水检查角膜基质透明基本无浸润为止(图 6-1-3)。

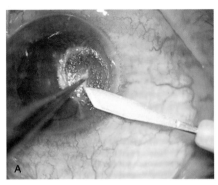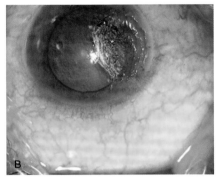

图 6-1-3 检查病灶区如果仍有浸润组织,可在安全范围内
再次剥切植床,至角膜植床透明无浸润

5. 应用角膜剪修剪溃疡边缘,使之与周围角膜组织平缓过渡,以利于术后角膜上皮的愈合(图 6-1-4)。

6. 对于病灶切除的患者,可以联合角膜基质内注射伏立康唑注射液。具体角膜基质注射的方法如下:

抽取 10mg/mL 伏立康唑注射液(威凡,辉瑞制药有限公司),应用 30 号针头以较水平的角度,穿刺入溃疡底部的角膜基质中,缓慢将药液注入角膜基质,药液浸润的面积略大于溃疡面积(图 6-1-5)。术后涂氧氟沙星眼膏包眼。

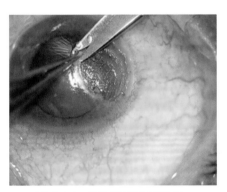

图 6-1-4 修剪角膜溃疡边缘,
使平缓过渡

10mg/mL 伏立康唑注射液配制方法:20mL 灭菌注射用水加入注射用伏立康唑 0.2g/ 支中。

注射时需要注意:①基质注射前一定要充分排空注射器及针头内气体,避免注药时推注基质内气泡,很微量的空气就可以造成基质内气泡;②针头刺入角膜角度一定要平,确保位于基质内,避免穿入前房;③注射时要认真观察,如有伏立康唑进入前房,应当停止继续注药,更换位置再次注药,因为 10mg/mL 的药物浓度可能损伤角膜内皮细胞。

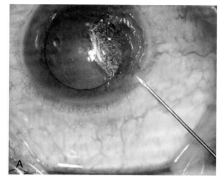
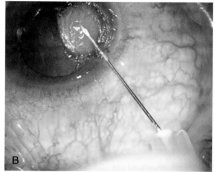
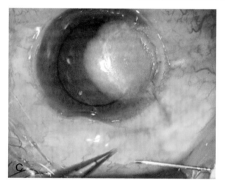

图 6-1-5　角膜基质内注射伏立康唑溶液

角膜病灶切除联
合基质注药治疗
真菌性角膜炎
术者：李素霞

四、术中并发症及处理

1. 溃疡及浸润过深　术中剥切植床发现局部浸润过深，剥切超过 1/2 角膜基质，仍有浸润组织残留，为避免真菌感染复发，需进一步剥切角膜，但如剥切过深，担心剩余角膜过薄，有发生后期角膜膨隆或者穿孔的风险。对于术中这类情况，首先术前应充分判断浸润深度，并有所预防，交代病情时应当告知患者及家属，万一病灶切除术中发现感染浸润较深，可能需要联合结膜瓣遮盖术或者角膜移植手术，征得其同意；如溃疡较小，剥除 1/2 角膜基质后仍有少许浸润，可进一步剥切，应保证剩余角膜基质大于 250μm；如剥切后剩余角膜不足 1/3 角膜厚度，则需要覆盖结膜瓣或者板层角膜移植，感染累及全层者，需行穿透性角膜移植手术。

角膜感染病灶切除把握的原则是切除大部分的感染和坏死的病灶，减少感染和炎症对愈合的影响，术后仍然需要继续使用抗真菌药物点眼，促进上皮愈合。对于深度特别深的病灶，不一定强求 100% 完全切除病灶而不顾角膜穿孔的风险。但如果需要联合结膜瓣遮盖术或者角膜移植术，则需要确保感染灶完全切除干净,否则术后有真菌复发的风险。

如感染较深不能彻底切除感染组织,术后发生角膜溃疡的持续不愈合,或者共聚焦显微镜检查仍有菌丝残留,再次检查 AS-OCT 评估浸润深度,可以再行结膜瓣遮盖术或板层角膜移植术(图 6-1-6)。

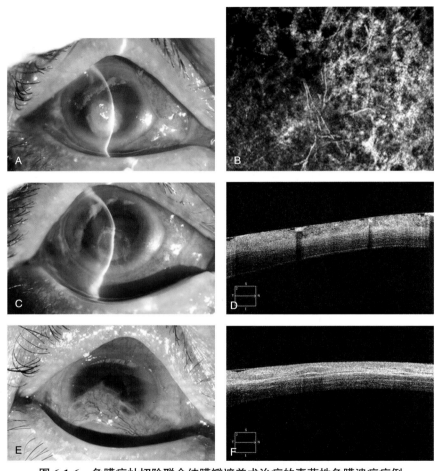

图 6-1-6　角膜病灶切除联合结膜瓣遮盖术治疗的真菌性角膜溃疡病例
A. 真菌性角膜溃疡位于角膜偏下方,直径大于 5mm;B. 共聚焦显微镜检查可见大量真菌菌丝;C. 应用角膜病灶切除手术治疗,术后溃疡愈合缓慢,底部仍有少许浸润组织;D. 角膜 OCT 显示,溃疡及浸润组织达到深基质层,剩余少许透明角膜基质;E. 再次切除病灶,联合结膜瓣遮盖术治疗,术后一个月,无浸润出现,结膜瓣贴附良好;F. 角膜 OCT 显示结膜组织与角膜愈合良好。

2. **基质注射时出现气泡**　如基质注射伏立康唑等药物前,注射器排气不充分,针管或针头内残留少许空气,或推注射针时有少许回抽,都可能造成基质内注入空气,表现为基质内气泡。这时需要停止注射,充分排空气体后再注射药物。基质内少许空气也不必担心,术后包眼,通常第二天检查时空气可吸收(图6-1-7)。

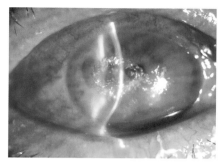

图6-1-7　角膜基质注药时,未充分排空气体,导致空气注入角膜基质

3. **基质注射药物进入前房**　如角膜剩余基质较薄,注射器可能穿破角膜内皮,药液进入前房,当发现伏立康唑进入前房时,应当立即停止注射,防止药物对角膜内皮细胞的损伤,可更换位置再行注射。

五、术后处理

1. 术后每日观察角膜上皮愈合的情况,以及角膜浸润有无残留或进展。术后抗真菌药物频率可酌情减量,如10mg/ml伏立康唑点眼2h一次,加替沙星滴眼液每日4次,普拉洛芬滴眼液每日4次,氧氟沙星眼膏每晚一次。术前溃疡面积较小,手术切除病灶较彻底的患者,术后3d溃疡即开始愈合,一般7d左右可完全愈合。

2. 术后一周或角膜上皮愈合后应行共聚焦显微镜检查,观察是否有真菌菌丝残留。并行AS-OCT检查,判断术后剩余角膜厚度。

3. 如术后出现角膜溃疡不愈合或浸润加重,及时行结膜下或角膜基质注射伏立康唑治疗,对于感染有加重倾向者,可再次手术行结膜瓣遮盖术或角膜移植手术治疗。

4. 术后随访3个月,进行视力、验光、曲率、角膜内皮等检查,共聚焦显微镜检查有无真菌复发,AS-OCT检测角膜厚度以及瘢痕情况。

六、心得体会

1. 角膜病灶切除术相对于角膜移植手术来说,较为简单,用于治疗感染较轻的真菌性角膜溃疡患者。熟练掌握该手术的技巧是临床实施板层角膜移植手术的基础,并且适时行病灶切除手术,可以缩短病程,减轻患者痛苦,并极大地减轻患者经济负担。因此该手术对临床有重大的意义。

2. 术前对角膜溃疡面积和深度的评估非常重要。除了通过裂隙灯观察患者病灶面积及深度,AS-OCT的运用可增加术前评估的准确性。但是对于某些浸润较致密的感染,AS-OCT 无法穿透组织获得清晰的图像,这时就需要结合裂隙灯显微镜检查和临床经验,准确判断浸润大致深度,并做好术前沟通。

3. 病灶切除的范围要足够,应当超过溃疡边界约 0.5mm,边缘的真菌残留将显著影响角膜上皮向溃疡区愈合。

4. 对于溃疡比较深,可能超出角膜 1/2 厚度,或者深度无法准确评估的患者,术前沟通要充分,必要时术中可根据浸润深度,改行结膜瓣遮盖术,或者角膜移植手术。

5. 对于病灶不大,但是浸润较深、无法彻底切除,但又不想行角膜移植手术的患者,不可勉强覆盖结膜瓣,可能会引起溃疡复发或感染加重。可剩余少许浸润,通过后期继续频繁点用抗真菌药物,或者结膜下注射等方法进一步治疗。

(李素霞)

参 考 文 献

1. 李素霞,边江,李翔,等. 角膜病灶切除联合基质注射伏立康唑治疗真菌性角膜溃疡. 中华眼科杂志, 2017, 9 (53): 682-688.
2. 肖璇,赵靖,王殿强,等. 角膜溃疡板层清创术治疗中浅层真菌性角膜炎的显微手术技巧. 中华显微外科杂志, 2009, 32 (4): 340-341.
3. P A THOMAS, J KALIAMURTHY. Mycotic keratitis: epidemiology, diagnosis and management. Clinical Microbiology and Infection, 2013, 19 (3): 210-220.
4. R ARORA, D GUPTA, J GOYAL, et al. Voriconazole versus natamycin as primary treatment in fungal corneal ulcers. Clin Experiment Ophthalmol, 2011, 39 (5): 434-440.
5. RAMOS JL, LI Y, HUANG D. Clinical and research applications of anterior segment optical coherence tomography-A review. Clin Exp Ophthalmol, 2009, 37 (1): 81-89.
6. SHI W, LI S, LIU M, et al. Antifungal chemotherapy for fungal keratitis guided by in vivo confocal microscopy. Graefes Arch Clin Exp Ophthalmol, 2008, 246 (4): 581-586.
7. SHI W, WANG T, XIE L, et al. Risk factors, clinical features, and outcomes of recurrent fungal keratitis after corneal transplantation. Ophthalmology, 2010, 117 (5): 890-896.
8. YOU X, LI J, LI S, et al. Effects of lamellar keratectomy and intrastromal injection of 0.2% fluconazole on fungal keratitis. J Ophthalmol, 2015, 2015: 656027.
9. XIE L, SHI W, LIU Z, et al. Lamellar keratoplasty for the treatment of fungal keratitis. Cornea, 2002, 21 (1): 33-37.
10. XIE L, ZHAI H, SHI W, et al. Hyphal growth patterns and recurrence of fungal keratitis after lamellar keratoplasty. Ophthalmology, 2008, 115 (6): 983-987.
11. XIE L, ZHONG W, SHI W, et al. Spectrum of fungal keratitis in north China. Ophthalmology, 2006, 113 (11): 1943-1948.

第二节　结膜瓣遮盖术

一、概述

结膜瓣遮盖是一种古老的手术,1958 年 Gundersen 介绍了一种用结膜瓣治疗慢性角膜溃疡的技术,成为结膜瓣遮盖手术的标准。结膜瓣本身具有结膜上皮,可以使眼表很快愈合从而减少炎症级联反应。同时结膜组织具有丰富的血管和淋巴管组织,带蒂的结膜瓣能通过血管和淋巴管带来大量机体自身的营养因子、抗体和补体等抗炎因子,增强抗感染和修复功能。结膜瓣还能加强溃疡面的机械性保护作用,阻止后弹力层膨出,从而使濒临穿孔的角膜溃疡得以较好的愈合。因此在治疗角膜溃疡方面有其优势。但结膜瓣手术也有其缺点,如影响美容,影响视力,影响眼内观察等。

20 世纪下半叶,随着显微手术在眼科的应用使得各类角膜移植手术有良好的临床效果,传统的结膜瓣遮盖手术几乎被淘汰。然而,对于真菌性角膜炎药物治疗无效的患者,由于担心术后免疫排斥反应、术后随访、手术花费等多方面的因素,并非所有的患者均能接受角膜移植手术。此外我国供体角膜紧缺,大部分的医疗机构没有设置眼库不能开展角膜移植手术。所以,对于角膜溃疡不位于中心视轴区域的患者,结膜瓣手术能促使角膜溃疡尽快愈合,达到控制炎症,挽救眼球的目的。

二、手术适应证

结膜瓣遮盖术治疗真菌性角膜溃疡的适应证主要包括:

(1)药物治疗效果不佳、病情迁延持续不愈合的角膜溃疡,特别是偏中心的溃疡;

(2)溃疡或感染深度不超过 2/3 角膜厚度;

(3)对术后可能影响美容的治疗效果能接受。

三、理论基础

(一)结膜的解剖结构

了解结膜的解剖结构对理解和设计结膜瓣取材位置很重要。结膜的宽度在各处穹窿分布不等,上穹窿部距离角膜缘 8~10mm,下穹窿距离 8mm 以内,外侧穹窿最宽阔,约为 14mm,内侧穹窿由于存在泪阜和半月皱襞,所以这部分最窄

（图 6-2-1）。也就是说结膜组织在外侧穹窿和上穹窿最丰富，也是角膜瓣取材的常用部位。鼻侧穹窿狭小，缝合不好或取材过多容易引起畸形、睑球粘连、眼球运动障碍等。上穹窿结膜与上睑提肌肌腱及上直肌肌腱邻近，下穹窿结膜与下直肌和下斜肌肌腱邻近，手术时误伤容易引起上睑下垂，手术中需要特别注意。穹窿结膜最厚，球结膜最薄，因此球结膜常被选用于结膜瓣取材部位。

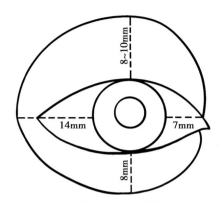

图 6-2-1 各处穹窿部结膜的宽度分布

（二）结膜瓣遮盖手术种类

1. 部分结膜瓣遮盖 适用于角膜病损未累及全部角膜的情况。部分结膜瓣主要包括袋状结膜瓣（hood or advancement flap）、单蒂结膜瓣（single pedicle or racquet flap）、双蒂结膜瓣（bipedicle or bucket-handle flap）和游离结膜瓣（free flap），以及多层结膜瓣等（图 6-2-2）。

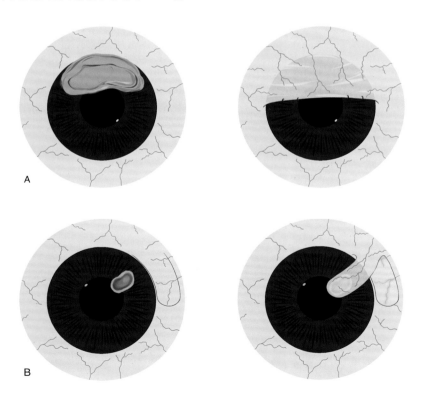

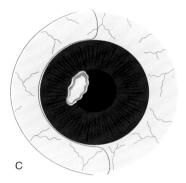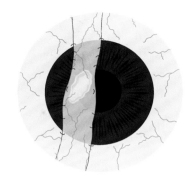

图 6-2-2　部分结膜瓣遮盖
A. 袋状结膜瓣;B. 单蒂结膜瓣;C. 双蒂结膜瓣。

2. 全结膜瓣遮盖　适用于大面积的角膜溃疡或全角膜溃疡,且这些角膜溃疡不适合角膜移植手术,如伴有干燥综合征等全身疾病。

四、手术技术

结膜瓣遮盖的手术技巧主要包括:彻底切除病变角膜,然后根据病灶的位置大小等设计适合的结膜瓣,然后将结膜瓣缝合在病变角膜处。现以单蒂结膜瓣为例介绍。

1. 切除病变角膜　切除病变角膜的边界可以有 2 种方法:对于类似圆形的病灶,可以参照板层角膜移植植床的制备,采用环钻在病灶周围进行环切(图 6-2-3);对于不规则的感染病灶,可以根据病灶形状,在病灶边缘外 0.5mm 直接采用角膜刀剖切。无论何种方法剖切病灶边缘完成后,再采用一次性角膜刀直接逐层剖切。一手采用有齿镊夹住角膜板层并在角膜表面进行垂直牵拉,另一手持刀水平剖切。剖切完成后应用 1∶1 000 的伏立康唑或氟康唑溶液冲洗植床,观察病变角膜是否切除干净。如果仍然有感染病灶则植床呈现混浊和浸润状态,此时应对植床再次行剖切直至病灶彻底剖切干净。彻底切除感染病灶是预防真菌性角膜炎术后复发的最关键的手术步骤。

2. 制作结膜瓣　根据结膜组织的丰富程度,以及病灶的大小和位置选择合适类型的结膜瓣,如单蒂或双蒂结膜瓣。FK 患者尽量不选用游离结膜瓣。可以采用 2% 利多卡因在溃疡对应处进行结膜下注射,起到分离结膜的作用。然后沿溃疡处的角膜缘和穹窿侧剪开球结膜,制作双蒂或单蒂结膜瓣,结膜瓣的宽度与溃疡直径相当或略大(图 6-2-4)。结膜瓣长度适中,以充分覆盖溃疡面并无明显张力为准。如溃疡未达 1/2 角膜深度,结膜瓣厚度应当薄,少含 Tenon 囊组织;如溃疡深度超过 1/2 角膜深度,结膜瓣厚度应当增厚,多含 Tenon 囊组织。

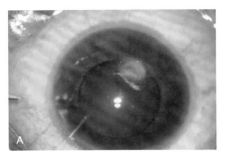
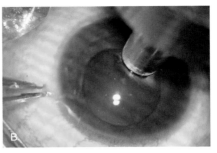
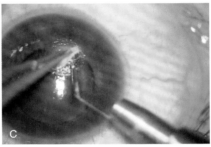

图 6-2-3　真菌性角膜溃疡患者术中切除病变角膜手术步骤
A. 真菌性角膜炎患者,瞳孔下缘 2.5mm×2.5mm 圆形溃疡,溃疡周围角膜有浸润;
B. 采用 3.0mm 普通环钻钻切病变角膜;C. 采用宝石刀板层彻底切除病变角膜组织。

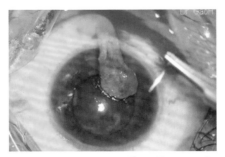

**图 6-2-4　制作单蒂结膜瓣,转位覆盖在
角膜病灶缺损处,准备缝合**

3. 缝合结膜瓣　采用 10-0 尼龙线对结膜瓣进行间断缝合,将结膜瓣边缘缝合固定于病灶边缘,病灶全周均需要缝合(图 6-2-5)。缝合注意使结膜瓣与病灶缺损处贴附紧密,勿使缺损的病灶面暴露。松解结膜瓣,将结膜瓣的体部缝合固定于角膜缘,以免结膜瓣对溃疡面拉力过大,引起结膜瓣的回退或缺血。可以将下方的结膜分离牵拉至角膜缘,10-0 尼龙线缝合固定,覆盖巩膜裸露区域。

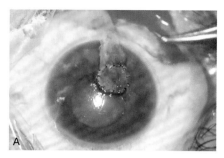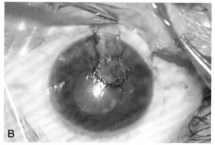

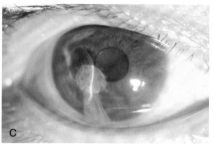

图 6-2-5　缝合结膜瓣手术步骤

A. 采用 10-0 尼龙线间断缝合,使结膜瓣与角膜创面贴附良好;B. 将下方结膜松解并向角膜缘牵拉,覆盖巩膜创面,采用 10-0 尼龙线缝合固定;C. 同一患者,病灶切除联合单蒂结膜瓣遮盖术后半年,瞳孔区角膜透明,UCVA=0.8,BSCVA=1.0。

五、术后处理

术后应继续抗真菌药物治疗,用药频率可以减少。可以采用 1% 那他霉素滴眼液,一天 4 次,联合 1% 氟康唑滴眼液,一天 4 次;为了防止手术切口细菌感染,可以应用广谱抗生素滴眼液,一天 4 次;睡前涂广谱抗生素眼膏。使用非甾体抗炎滴眼液控制炎症。全身和局部禁用糖皮质激素。

6-2-1

结膜瓣遮盖术治疗真菌性角膜炎
术者:高华

六、术后并发症及处理

1. 结膜瓣坏死或脱落　结膜瓣坏死或脱落的原因主要有以下两方面:①结膜瓣下真菌复发,导致结膜瓣感染坏死;②结膜瓣张力过紧或角膜瓣取材的蒂过窄,结膜瓣在牵拉下缺血。

2. 术后 FK 复发　尽管结膜瓣能通过血管和淋巴管带来大量抗体和补体等抗炎因子,增强抗感染和修复功能,但结膜瓣遮盖术后仍然有复发的风险。与病灶切除手术原则不同,病灶切除只需要将 80% 以上的主要感染病灶切除,由于术后病灶暴露,继续点药,如果有残留的菌丝和坏死物质可能随泪液都被带走。

而结膜瓣手术如果切除不彻底,残留的真菌和坏死组织覆盖在结膜瓣下方,则会向角膜深层坏死发展,容易引起穿孔(图 6-2-6 和图 6-2-7)。因此,结膜瓣治疗真菌性角膜炎病灶切除的原则类似于板层角膜移植,要彻底切除感染组织才能最大程度地避免复发风险,这一点在临床实际应用中要特别注意。

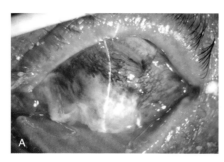
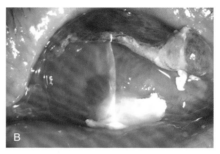
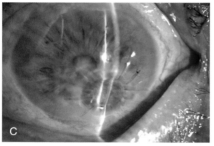

图 6-2-6　结膜瓣遮盖术后真菌性角膜溃疡复发的病例 1

A. 患者因真菌性角膜溃疡在外院接受病灶切除联合结膜瓣遮盖术,由于术中病灶切除不彻底,术后 1 周真菌复发,表现为结膜瓣下灰白色脓肿;B. 拆除结膜瓣后,发现真菌感染由于结膜瓣的覆盖向深层发展,出现角膜穿孔;C. 对该复发的患者进行穿透性角膜移植术手术后 3 个月,感染得到控制,角膜植片透明。

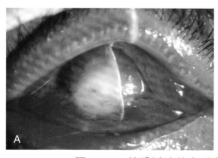
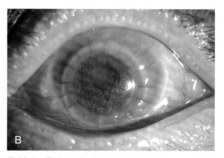

图 6-2-7　结膜瓣遮盖术后真菌性角膜溃疡复发的病例 2

A. 患者因真菌性角膜溃疡于外院行角膜病灶切除术联合结膜瓣遮盖术,术后 1 周真菌复发,结膜瓣下深层基质溃疡,并出现角膜穿孔;B. 穿透性角膜移植术后 2 周,真菌感染控制,角膜植片透明。

七、心得体会

1. 带蒂的结膜瓣含有丰富的血管和淋巴管，可通过与病变角膜的密切接触将结膜固有营养物质，包括细胞和生长因子运到角膜表面，提高了局部抗感染能力，以利于炎症消退和角膜溃疡愈合。所以如果治疗 FK 手术适应证选择适当，手术操作细致，临床非常实用。

2. 结膜瓣遮盖手术不受材料的限制，比角膜移植更易施行，经济，操作简便。对于位于视轴区域影响视力和美容的患者，炎症消退后如果患者对再行角膜移植术治疗，可提高角膜移植的成功率。

3. 制作带蒂结膜瓣过程中，尽量松解结膜瓣，使结膜瓣缝合固定之后蒂对缝线的结膜瓣没有太大张力，否则术后容易出现结膜瓣缺血或脱落。

4. 预防结膜瓣遮盖术后复发的关键仍然是彻底切除感染的角膜组织。如不能彻底切除感染组织，术后真菌可以在结膜瓣下复发，由于分泌物和坏死组织不能排出，结膜瓣下复发更容易向角膜深层发展，引起角膜穿孔。

（高 华）

参 考 文 献

1. 高华，孙秀丽，贾艳妮，等．联合或不联合板层角膜移植的结膜瓣移植治疗巩膜坏死．中华眼视光学与视觉科学杂志．2012, 14 (8): 467-470.
2. 李素霞，史伟云，刘明娜，等．结膜瓣遮盖术治疗难治性角膜溃疡．眼科新进展．2007, 27 (3): 204-207.
3. 刘卫卫，翟华蕾，程钧，等．角膜溃疡清创联合结膜瓣遮盖术治疗感染性角膜溃疡的临床疗效．中华眼视光学与视觉科学杂志．2016, 18 (2): 115-120.
4. 史伟云，李素霞．论结膜瓣遮盖术在难治性角膜溃疡治疗中的价值．中华眼科杂志，2007, 43 (4): 293-296.
5. 谢立信．眼科手术学．北京：人民卫生出版社，2004: 118-120.
6. 谢立信．真菌性角膜炎．中华眼科杂志．2003, 39 (10): 638-640.
7. KHODADOUST A, QUINTER AP. Microsurgical approach to the conjunctival flap. Arch Ophthalmol, 2003, 121 (8): 1189-1193.
8. NICHOLS BD. Conjunctiva flaps.//KRACHMER JH, MANNIS MJ, HOLLAND EJ, et al. Cornea: Surgery of the cornea and conjunctiva. 2nd ed. St Louis: John Wiley & Sons Inc, 2005: 1763-1771.
9. OGANESIAN OG, GUNDOROVA RA, MAICHUK IUF, et al. New modification of autoconjunctival plastic surgery in urgent corneal surgery. Vestn Oftalmol, 2002, 118 (1): 18-21.
10. SUN GH, LI SX, GAO H, et al. Clinical observation of removal of the necrotic corneal tissue

combined with conjunctival flap covering surgery under the guidance of the AS-OCT in treatment of fungal keratitis. Int J Ophthalmol, 2012, 5 (1): 88-91.

第三节　板层角膜移植术

一、概述

板层角膜移植术（lamellar keratoplasty, LKP）在临床上是常见的角膜手术，在新中国成立初期也有开展，与穿透性角膜移植所不同的是，很少有为单纯增视目的而进行者，主要手术目的是治疗性角膜板层移植。早期的板层角膜移植主要适应证是角膜基质浅层混浊，但由于新中国成立初期缺乏显微手术设备和器械且受到手术技术的限制，板层角膜移植手术后层间一般会出现一层瘢痕混浊，这使得术后视力一般不超过 0.2，所以没有广泛开展。到 20 世纪 80 年代后，技术的进步和提高使 LKP 的视力明显提高，经验娴熟的医生 LKP 术后的视力可能接近 PKP，板层角膜移植的开展逐渐增多，但对于真菌性角膜炎，板层角膜移植却一直是手术禁忌。

传统观念认为真菌菌丝在角膜内垂直生长，而我们的角膜厚度不超过 1mm，因此菌丝很容易穿透后弹力层进入前房。这种传统观念阻碍了 LKP 在治疗真菌性角膜炎中的发展。以往对药物不能控制的真菌性角膜炎，经典的手术方式是 PKP，但 PKP 治疗真菌性角膜炎存在术后免疫排斥反应的发生率高达 28%，远期的效果不理想。板层角膜移植是否有可能在真菌性角膜炎患者中得到应用需要基础医学的研究和支持。谢立信团队在临床病理组织切片检查中发现，不同的真菌菌丝在角膜内存在不同的生长方式，这种不同的生长方式可以在兔和小鼠真菌性角膜炎模型中得到验证。进一步的研究还发现，占我国真菌感染 60% 以上的镰刀菌在角膜内为水平生长，10% 左右的曲霉菌为垂直生长。根据这一发现谢立信团队提出了"板层角膜移植是治疗真菌性角膜炎的主要手术方式"的创新理论。临床实践也证明真菌性角膜炎行板层角膜移植手术后复发的风险与传统穿透性角膜移植手术相当，而术后免疫排斥反应发生率却显著降低。这使得 LKP 治疗 FK 的占比不断增加。根据山东省眼科研究所 1996—2005 年间角膜移植统计结果，十年间真菌性角膜炎接受角膜移植的患者中，LKP 的占比由 7.5% 上升到 36.9%。目前山东省眼科研究所真菌性角膜炎板层角膜移植的比例已经超过了 50%。

二、手术适应证

对真菌性角膜炎患者,除非合并穿孔或有穿孔趋势者,都应首先联合多种抗真菌药物进行治疗,然后根据治疗的转归,病灶的大小、部位、深度及视力等因素决定是否需行角膜移植手术,选择 LKP 的适应证为:

1. 药物治疗一周以上无效的中浅层角膜溃疡,治疗过程中溃疡面积或深度增加,或病情迁延;

2. 药物治疗有效但病情迁延不愈。可以选择治疗后前房积脓消失,病灶位于角膜基质中浅层,视力严重低于 0.1 的患者,尤其适宜于溃疡直径较大或偏中心的中浅层角膜溃疡。

三、手术技术

板层角膜移植可分为部分板层角膜移植术和全板层角膜移植术,其中部分LKP 是常用的治疗 FK 的手术类型,下面做简要介绍(图 6-3-1)。

1. 麻醉同穿透性角膜移植术。

2. 眼球固定 开睑器开睑后,为了保持眼位正中方便术中牵拉和切削时眼球不随意转动,常规采用 6-0 丝线缝上、下直肌牵引固定。

3. 制备植床 环钻直径大小应根据角膜溃疡的大小决定,环钻大小和类型选择的原则同穿透性角膜移植手术,一般 FK 环切的边缘要比溃疡感染的边缘至少大 0.5mm。

采用环钻钻切角膜大约 250~300μm,然后显微镜下用角膜板层刀剖切病变角膜,制备植床。剖切的深度要超过术前裂隙灯或前节 OCT 检查时病变的深度,深度一般大于 4/5 角膜厚度。板层角膜剖切有不同的方法,直接逐层剖切是比较常用的方法。一手用有齿镊牵拉住角膜板层片并垂直与角膜表面向上提拉,这时可以见到角膜板层间形成一层白色胶原纤维丝,这时术者另一手持刀用刀刃水平在白色板层纤维间滑动或剖切,即可以很容易得到一个很光滑的植床剖切平面,且基本没有发生植床穿孔的危险。剖切完成后应用 1mg/ml 的伏立康唑或氟康唑溶液冲洗植床,观察病变角膜是否切除干净。如果已经切除干净,植床冲水后比较清亮。如仍然有感染病灶则植床水肿污浊。此时应对植床行再次剖切。每次剖切时植床一定要干燥,以避免植床反光,植床反光易在剖切时导致穿孔,必要时可多次剖切,直至植床冲水后清亮透明后结束剖切。LKP 要求术者具有较娴熟的手术技巧和耐心。

4. 制备植片 板层角膜移植植片可以采用新鲜供体角膜,亦可以采用甘油或无水硅胶干燥保存的供体角膜。如果采用干燥保存角膜,应首先将干燥角膜放入 1:4 000 妥布霉素生理盐水复水 1~2min,使干燥角膜柔软,厚度接近正常角膜。然后新鲜供体角膜片或复水的角膜放置在切割枕上,使内皮面向上,用拇指把环钻进行快速冲压,切下植片。再将冲切好的供体角膜采用0.12的显微平镊撕除后弹力层和内皮层备用。供体角膜直径一般比受体植床直径大0.25mm。

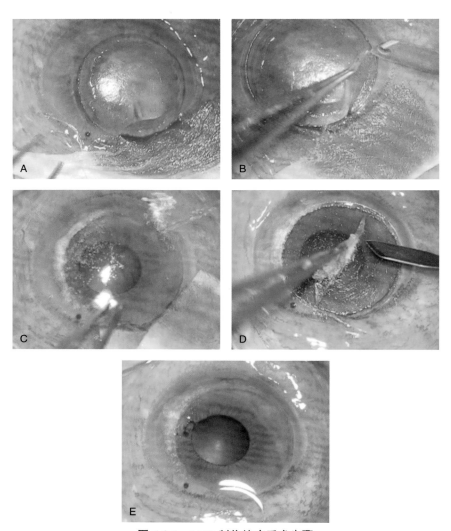

图 6-3-1　LKP 制作植床手术步骤

A. 真菌性角膜炎,角膜中央 7mm×7mm 范围感染,色灰白干燥,采用环钻钻切角膜;B. 采用 0.3mm 有齿镊提拉病变角膜边缘,右手采用一次性 45° 角膜刀剖切角膜;C. 剖切病变角膜一层后,采用 1mg/ml 伏立康唑溶液冲洗植床,发现角膜中央瞳孔区域植床仍然有轻度浸润和混浊,提示中央病灶未完全清除彻底;D. 采用吸血海绵蘸干植床的水分后,再采用角膜刀进行第二层剖切;E. 剖切病变角膜两层后,采用 1mg/ml 伏立康唑溶液冲洗植床,发现植床清亮,提示中央病灶清除彻底。

5. 缝合植片　将撕除了后弹力层和内皮层的供体角膜上皮面向上放置在植床上,采用 10-0 尼龙线进行间断缝合。缝合的顺序和跨度同穿透性角膜移植。缝合的深度植片达到 4/5 植片厚度或以上,缝针穿过植床时可以从植床最底端进针(图 6-3-2)。缝线的松紧应根据患者的眼轴调节,如果眼轴长于 24mm,缝线稍紧,反之稍松。

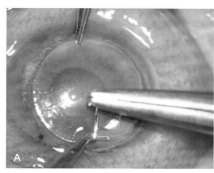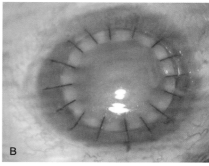

图 6-3-2　缝合植片手术步骤

A. 将制作好的供体角膜放于植床,采用 10-0 的尼龙线间断缝合,供体可以采用人角膜组织或生物工程角膜,本例患者供体采用的是生物工程供体角膜;B. 10-0 尼龙线间断缝合 16 针,植片与植床贴附良好。

6. 观察散光　手术结束后在显微镜下采用散光盘观察角膜散光,根据角膜映光环的情况调整缝线松紧,减少术源性角膜散光。

板层角膜移植治
疗真菌性角膜炎
术者:史伟云

全板层角膜移植术

如果真菌感染全角膜且边界无法判断则需要进行全板层角膜移植。全 LKP 首先从角膜缘环形切开球结膜,用剪刀分离松解结膜组织并使其后退,从结膜下牵引上、下直肌缝线固定眼球。如果角膜暴露欠佳,可以从 3 点和 9 点钟位水平切开结膜组织约 5mm。尽可能压迫止血,如出血点明显可用大头针烧灼止血或双极电凝止血,但电凝范围不宜过大,否则术后容易造成粘连或房水静脉外引流破坏致眼压升高。

全 LKP 制作植床时,在显微镜下用角膜板层刀剖切病变角膜,可以从角膜缘后 1mm 开始剖切。剖切时首先找准要剖切的深度,然后一手用有齿镊牵拉住角膜板层组织,一手持刀用刀刃水平在板层纤维间滑动,即可以很容易得到一个很光滑的植床剖切平面。如果一次剖切不能完全切除病灶,应行再次剖切,直至感染病灶彻底清除。

全 LKP 供体也需要撕除后弹力层和内皮层。供体一般保留 1mm 巩膜,但巩膜以及角巩膜缘处的基质部分需要切除 1/3 至 1/2,这样才能保证供体与植床良好的贴附。在采用 10-0 尼龙线间断缝合 16 针后,还要将切开的结膜组织采用间断或连续缝合的方法对位缝合到角巩膜缘,以利于切口的快速修复和上皮的快速愈合。

四、术中并发症及处理

1. 植床穿孔　植床穿孔的主要危害是板层角膜移植术后形成双前房,致使植片长期水肿,上皮不容易愈合,最终致植片混浊或植片自融。预防因穿孔引起的双前房关键是对术中植床穿孔进行合理的处理,术中一旦形成植床穿孔,如果是穿孔小于 2mm,可以不处理穿孔,待板层植片缝合完毕后,向前房内注入无菌空气气密前房即可使植床与植片紧密贴附。如果穿孔大于 2mm,植床仍有一定厚度时仍可以缝合者,用 10-0 尼龙线间断缝合一针或采用 8 字形缝合一针。如果穿孔不能缝合,可在植床稍厚处再剖切一个板层,翻转缝合在穿孔部位。如果无任何准备,也可以用自身的虹膜组织去堵塞穿孔,缺点是术后一定会形成小的虹膜前粘连。如果穿孔口很大无法进行缝合或修补,且如果眼库备有新鲜供体角膜则可以改行穿透性角膜移植手术。

2. 植床皱褶　板层角膜移植植片过小或者缝合过紧,可能出现植床皱褶。如果皱褶位于瞳孔区域则会严重影响患者术后的视力恢复。如果供体角膜质量好,缝合结束后可以刮除供体角膜的上皮,观察植床是否有皱褶。如果缝合不是过紧,可以采用虹膜恢复器从植片和植床交接的切口处沿着皱褶长轴垂直的位置向下按压植床,使皱褶打开。如果确实缝合过紧,也可拆除部分缝合过紧的缝线,再采用上述方法缓解皱褶。

板层角膜移植术中发生植床穿孔的手术处理
术者:高华

五、术后处理

1. 术后用药　可以采用 1% 那他霉素滴眼液,一天 4 次,联合 1% 氟康唑滴眼液,一天 4 次;为了防止手术切口细菌感染,可以采用广谱抗生素滴眼液,一天 4 次;睡前涂广谱抗生素眼膏。局部用抗真菌药物和抗生素,一般术后连用 2~3 周后无复发和感染即可停用。可以使用非甾体抗炎滴眼液控制炎症。

LKP 如果术中植床剖切不彻底有发生植床复发的风险,加上 LKP 术后发生免疫排斥反应的风险相对较低,所以 LKP 术后一般 3 周内禁用糖皮质激素,3 周后如果没有发现真菌复发迹象,可局部逐渐加用低浓度糖皮质激素滴眼液,观察一周后仍无复发,增加局部糖皮质激素的频次。

2. 术后随访　一般要求患者术后每 1~2 周随诊,一个月后改为每月复诊 1 次,复诊时注意记录视力及矫正视力、眼压、植片透明性、层间愈合情况等。术后拆线时间一般在 12 个月后开始。应根据患者的屈光状态进行拆线。如果患者等效球镜处于远视状态,可以提前拆线,如果处于近视状态应延迟拆线。此外要根据角膜地形图或散光盘下的散光状态选择拆线,尽量拆线后散光减少。对于裸眼视力好的患者可以延迟拆线。

六、心得体会

1. 术前要通过裂隙灯显微镜、AS-OCT 等观察感染病灶的深度和测量角膜厚度,术者在综合这些信息评判后行手术,以防在剖切植床时心中无数,因植床剖切的深度不够致病灶清除不净或剖切过深导致植床穿孔。

2. 术前尽量不用阿托品等长效散瞳剂,如果术中瞳孔仍然是散大状态,植床发生穿孔或改行穿透性角膜移植时瞳孔不能缩小,会增加眼内容脱出的风险。

3. 在进行 LKP 手术前与患者和家属进行术前谈话时,要沟通如果术中发现全层感染或出现较大穿孔不能行 LKP 手术时改行穿透性角膜移植。对术前病灶较深无确切把握能完成板层角膜移植术者,应同时备有新鲜供体角膜。

4. 如果板层角膜移植使用干燥保存的供体角膜,则植片无上皮细胞层,术后要特别关注植片上皮修复问题。上皮持续不愈合超过 2 周很容易导致植片融解。部分 LKP 术后一般 3~5 天内上皮愈合,如果超过 5 天上皮未愈合,也无 FK 复发迹象,可以考虑用抗生素眼膏包眼,促进上皮愈合。

5. 板层角膜移植因存在一个植床和植片间的界面,术后增视效果总体不如增视性穿透角膜移植术,如有层间混浊严重影响术后视力,可以考虑在此基础上进行增视性穿透角膜移植。

（高 华）

———————————— 参 考 文 献 ————————————

1. 高华.前部深板层角膜移植术值得关注和存在争议的问题.中华眼科杂志, 2017, 53 (03): 164-166.

2. 胡建章,谢立信.真菌性角膜炎板层角膜移植术后复发的临床研究.中华眼科杂志, 2008, 44 (02): 111-115.

3. 刘敬,谢立信,史伟云.主要致病真菌在角膜内生长方式的研究.眼科研究, 2008, 26 (1): 26-29.

4. 宋鹏,隋文婕,丁刚,等.新鲜与甘油冷冻保存角膜供体应用于深板层角膜移植治疗化脓性角膜炎.中华眼视光学与视觉科学杂志, 2013, 15 (10): 612-615.

5. 史伟云,李绍伟,谢立信.板层角膜移植术治疗真菌性角膜炎的临床疗效分析.中华眼科杂志, 2002, 38 (06): 347-350.

6. GAO H, HUANG T, PAN Z, et al. Survey report on keratoplasty in China: a 5-year review from

2014 to 2018. PLoS One, 2020, 15 (10): e0239939.

7. XIE L, HU J, SHI W. Treatment failure after lamellar keratoplasty for fungal keratitis. Ophthalmology, 2008, 115 (1): 33-36.

8. XIE L, QI F, GAO H, et al. Major shift in corneal transplantation procedures in North China: 5316 eyes over 12 years. Br J Ophthalmol, 2009, 93 (10): 1291-1295.

9. XIE L, SHI W, LIU Z, et al. Lamellar keratoplasty for the treatment of fungal keratitis. Cornea, 2002, 21 (1): 33-37.

10. XIE L, ZHAI H, SHI W, et al. Hyphal growth patterns and recurrence of fungal keratitis after lamellar keratoplasty. Ophthalmology, 2008, 115 (6): 983-987.

第四节　前部深板层角膜移植

一、概述

前一章已经讲到了板层角膜移植是治疗真菌性角膜炎的安全有效方法,主要用于感染尚未累及深基质层的真菌性角膜炎。虽然 LKP 术后真菌复发的危险因素低于 10%,但是如果真菌菌丝已经累及深基质层,尤其是接近后弹力层时,由于常规板层角膜移植手术残留 100μm 左右的深层基质,则 LKP 治疗增加了复发的风险,如果能将常规板层角膜移植残留的深层基质植床更深层次或完全切除,则会减少深层真菌感染因切除不彻底造成的复发问题。

常规板层角膜移植手术一般采用手工剖切进行,带来的另一个问题是由于手工剖切植床造成的不规则使得手术后板层间形成轻度的瘢痕,这些瘢痕会直接影响视力的恢复。角膜基质组织前部紧密而后部疏松,如果进行更深层次的剖切则可以减少因为层间界面粗糙引起的瘢痕化的问题。临床更深层次的切除需要进行前部深板层角膜移植(deep anterior lamellar keratoplasty,DALK)手术。

二、手术适应证

对所有真菌性角膜溃疡,如果没有穿孔或穿孔趋势,首先应先联合多种抗真菌药物进行治疗,然后根据治疗的转归,病灶的大小、部位、深度及视力等因素决定是否需要进行角膜移植手术。选择 DALK 手术的适应证主要包括:

1. 药物治疗一周或以上无效或迁延不愈;
2. 深层溃疡,角膜溃疡或浸润深度累及前 4/5 角膜基质,常规板层角膜移植可能残留感染组织;
3. 视力严重下降至 0.1 或以下。

三、手术原理

角膜从前向后分为五层,分别是上皮层、前弹力层、基质层、后弹力层和内皮层(图 6-4-1)。角膜基质层约占角膜厚度的 90%,其生理特点是前部基质层胶原结合紧密而后部及基层胶原结合疏松。这个生理特点会使得手术剖切得越深,剖切界面越光滑和平整,手术后层间界面所形成的瘢痕越少,患者术后的视力越好。

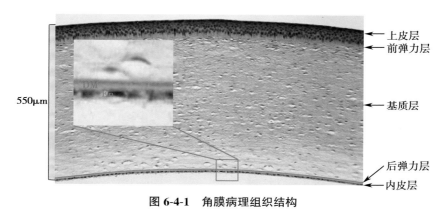

图 6-4-1　角膜病理组织结构
(DM,Descemet's membrane,后弹力层;En,Endothelium,内皮层)

DALK 是将去除后弹力层(Descemet's membrane,DM)和内皮层的供体角膜移植到去除全部基质的植床上。DM 很薄,成人只有 10~20μm,要想手工剖切或借助各种技术手段剖切暴露后弹力层挑战性很大。因此,要成功地完成暴露后弹力层的关键步骤,就要求我们对角膜后弹力层的解剖结构、生理病理有充分的认识和了解,这也是作为一个出色的外科手术医生所必备的最基本的条件。

首先我们要了解后弹力层在胚胎发育过程中是如何形成的。后弹力层是由角膜内皮细胞分泌的胶原组织,出生时后弹力层仅有 3μm,之后大约每 10 年增长 3μm,不断增厚。按此推算成年人至老年人角膜后弹力层也仅仅 10~20μm,这相当于标准 A4 打印纸厚度的 1/4~1/3 厚度。因此要完成如此高难度的分离难度可想而知。但如此薄的后弹力层却有 2 个生理特点允许我们有可能将其完整分离并暴露。

角膜后弹力层的第一个生理特点是其弹性强。后弹力层之所以称为弹力层,其中一个重要的特点就是其弹性强。临床上角膜烧伤或感染性角膜炎的患者发展到晚期因为角膜融解会出现"后弹力膨出"这种临床体征,虽然角膜融解已经达到了后弹力层,薄薄的后弹力层耐受了眼压的作用但角膜却没有发生穿孔(图 6-4-2)。从临床的这个体征我们可以了解到,角膜后弹力层弹性强,有一定的抵抗性。这个特点使得我们在暴露后弹力层的过程中,一般不会因为眼压的作用导致后弹力层自发破裂。

角膜后弹力层的第二个生理特点是其与角膜基质层结合非常疏松,这与前弹力层和角膜基质层的结合完全不同,前弹力层与角膜基质结合紧密。很多眼科医生从事白内障手术,可能会遇到"后弹力层脱离(又称作获氏膜脱离)"的并发症(图6-4-3和图6-4-4)。这种并发症的主要发生原因是在进行前房穿刺或超声乳化和灌吸头进入前房的过程中,将后弹力层顶压或牵拉,从而致使其脱离。从这种并发症我们可以看出生理状态下后弹力层与角膜基质层结合很疏松。

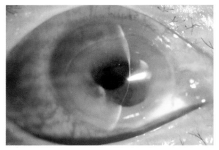

图 6-4-2 碱烧伤 4 周患者

中央 6mm 范围内角膜后弹力层完全暴露,但角膜并没有发生穿孔,笔者团队对该患者进行了球周阻滞麻醉并成功完成板层角膜移植手术。

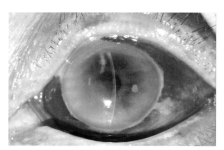

图 6-4-3 白内障手术后后弹力层脱离患者的眼前节照片表现

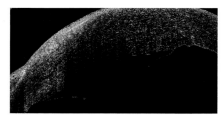

图 6-4-4 白内障手术后后弹力层脱离患者的眼前节 OCT 图

角膜后弹力层由于有以上两个解剖和生理特点,使得我们有可能完成手术过程中暴露后弹力层这种高难度的操作。但这里要提醒手术医生的是尽管后弹力层有较强的弹性,但由于其非常菲薄,手术中仍然有发生自发破裂或因为手术器械接触而发生破裂的风险,尤其是在感染性角膜炎或角膜烧伤发生基质溶解的患者,角膜后弹力层可能也因为胶原酶的活性发生了部分溶解,导致其弹性降低,发生自发破裂的风险更高。

四、手术技术

DALK 手术一般采用球周阻滞麻醉,麻醉后充分压迫眼球降低眼球和眼眶周围的压力,以减少暴露后弹力层后眼压过高引起的穿孔。DALK 手术关键在于完全暴露 DM 而不引起角膜穿孔,下面介绍几种常用的手术方法,不同手术方式各有其优缺点。

（一）直接分离法（direct open dissection）

Anwar 在 1974 年首次描述采用直接分离法暴露 DM 的过程：①环钻钻去角膜全厚的 60%~80%；②周边穿刺；③刀片逐层分离至暴露 DM。Anwar 强调分离时刀片移动幅度要大，以避免不同部位分离深度不一。但即便如此，分离得到的板层界面往往不规则，术中很容易发生角膜穿孔，因此限制了其广泛应用。

（二）基质无菌空气辅助分离法（intrastromal air injection dissection）

基质无菌空气辅助分离法是由 Archila 在 1984 年首先提出。具体过程为：①向角膜基质内注入少量无菌空气；②钻取表浅角膜，在显微镜下逐渐加深切口；③继续分离直至暴露 DM。之后 Chau 等人也采用了这种方法，但没能成功，可能是因为对全层角膜注气，不利于气体向深层基质弥散。此外角膜基质在气体弥散过程中会迅速增厚，基质过厚不利于术中判断 DM 是否已经分离。

（三）水分离法（hydrode lamination dissection）

1997 年，Sugita 向角膜基质内注入平衡盐溶液以辅助分离深层基质纤维。过程如下：①环钻钻去角膜全厚的 75%，并去除一小部分深层基质，使残留基质表面形成一凹陷；②向凹陷处注入平衡盐溶液；③在残存基质上做切口，从切口伸入钝性分离铲行扇形往复分离，直至暴露 DM。该方法的原理是：平衡盐溶液与角膜组织渗透压差较大，更容易使角膜基质纤维水肿。基质纤维肿胀后便于器械抓取，可保证足够的厚度进行深层分离。并且应用的是钝性手术器械，可减少锐器直接切割导致的 DM 穿孔。国内陈蔚等也采用类似的方法治疗角膜基质混浊的患者，并取得较好的临床效果。但此方法仍需器械与 DM 多次接触分离，有增加发生器械相关的 DM 破裂的风险。并且注入平衡盐溶液后会有一些液体进入分离界面，需不断用海绵擦拭才可保持清晰的手术视野。

（四）黏弹剂法（viscoelastic dissection）

Manche 在 1999 年借助向基质注入黏弹剂的方法来暴露 DM。主要步骤为：①钻取 80%~90% 的角膜厚度；②用刀片切割、分离角膜，使之形成一 1~2mm 的囊袋；③向囊袋缓慢注入黏弹剂，黏弹剂在向角膜中央移动过程中会使 DM 与基质层分离；④剪去分离的基质以暴露 DM，并用平衡盐溶液冲掉界面的黏弹剂。国内姚玉峰等也报道了使用黏弹剂分离 DM 的技术。该技术的优点是不通过逐层切削而实现分离，使手术时间大大缩短。缺点是黏弹剂与房水的折射率相似，与大泡技术分离相比术者不容易判断后弹力层是否已经分离。此外采用有齿镊的牙尖逐层分离至 DM，对手术技术要求较高，发生 DM 破裂的风险较大。

（五）大泡技术辅助法（big bubble technique）

大泡技术辅助的暴露 DM 方法于 2002 年由 Anwar 首次描述，其成功形成大泡的概率是 80%~90%。他向角膜基质快速注入气体,一部分气体会在基质内弥散,使基质增厚,有利于对基质的切削。还有一部分积聚的气体会将 DM 与基质层分离并形成大泡。然后用尖刀片在残存基质偏中心位做切口,当大泡消失后,从切口伸入钝性分离铲继续分离,直至暴露 DM。该技术钻取角膜在注入气体之前,弥补了基质无菌空气辅助分离法的不足,便于医生在术中控制分离的深度,使 DM 暴露更加容易,缩短了手术时间。

大泡技术辅助法对操作技术要求较高,操作过程中会有器械与后弹力层接触,如果操作不当也会造成 DM 破裂及穿孔。本团队优化改良了大泡技术辅助的深板层角膜移植手术。手术的主要要点是减少手术器械与角膜组织的接触。从而最大程度地减少因器械带来的植床穿孔问题,作为重点介绍和推荐,具体的方法如下:

1. 植床准备

1) 切除前部病变角膜:缝合固定上下直肌后,采用真空负压环钻钻切角膜深度约 250~300μm,一次性 45° 角膜刀将前部感染的角膜基质切除。

2) 无菌空气分离后弹力层:采用 30 号穿刺针头穿刺进入后部角膜基质,在穿刺过程中使针尖尽量水平进入角膜基质(图 6-4-5),避免出现穿透角膜植床引起注气失败。30 号穿刺针进入角膜基质后,向后部角膜基质快速注入无菌空气约 1ml,此时可以见无菌空气迅速弥散到角膜基质,角膜基质迅速变白,利用无菌空气弥散的力量将后弹力层与基质层分离(图 6-4-6)。

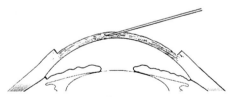

图 6-4-5　切除角膜前部基质后,采用 30 号针头穿刺进入后部角膜基质

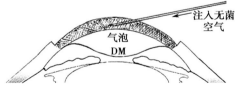

图 6-4-6　向角膜基质内快速注入无菌空气约 1ml,利用快速弥散的空气将后弹力层与基质层分离

3) 暴露后弹力层:然后在 0.12 显微有齿镊的辅助下,采用一次性 45° 角膜刀逐渐向下切除变白的角膜基质。在此过程中小心谨慎,避免穿透后弹力层。当角膜刀切除接近角膜基质与后弹力层之间的气泡时,发白的角膜基质逐渐透见深色的层间气泡和其后的后弹力层。采用角膜刀将角膜基质轻轻切穿放出气体,0.12 显微齿镊提拉角膜基质,用一次性 45° 角膜刀将后弹力层前的角膜基质完全切除干净,暴露角膜后弹力层。在暴露后弹力层的过程中,如果观察到后弹力层在眼压的作用下前突明显并有破裂风险的时候,可以采用一次性 15° 角膜

刀于角膜缘作侧切口进行前房穿刺,放出房水约 0.05ml,降低眼压,减少后弹力层因为眼压的作用发生自发破裂(图 6-4-7)。切除全部后部基质时于植床切口边缘保留厚度约 50μm 的环状薄角膜基质(图 6-4-8)。

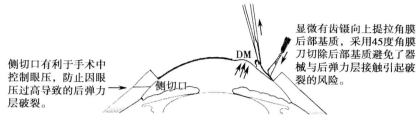

图 6-4-7 切开全部基质层之后,如眼压过高引起后弹力层明显前膨,可以于角膜缘做侧切口并放出房水少许降低眼压

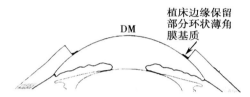

图 6-4-8 切除全部后部基质时于植床切口边缘保留厚度约 50μm 的环状薄角膜基质。

2. 供体准备 供体采用 D-X 液保存或甘油冷冻保存的供体角膜充分复水,钻切(较钻切植床直径大 0.25mm)自内皮面冲切供体角膜后,采用 0.12 显微平镊将供体角膜后弹力层完整撕除后备用。

3. 缝合植片 将制备好的撕除了后弹力层的供体角膜植片覆盖于植床,采用 10-0 的尼龙线间断缝合 16 针。缝合过程中缝针可以在保留的薄基质上方进针,有利于缝合深度的控制,同时避免了手术过程中因缝针穿过角膜植床和旋转线结时引发的角膜后弹力层破裂的风险(图 6-4-9)。散光盘下观察角膜映光环,并根据角膜映光环形状对缝线松紧进行调整缝合,直至角膜映光环呈现相对规则的圆形。然后用 0.12 显微平镊将线结旋转入角膜植床侧的层间减少手术后的刺激症状。

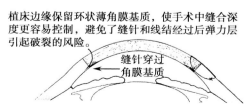

图 6-4-9 缝合过程中缝针可以在保留的薄基质上方进针

改良的大泡技术辅助的 DALK 手术的主要改良要点在于尽量减少任何手术器械与 DM 接触的机会,从而最大程度地降低 DM 破裂的风险:①在切除周边后部基质时,将角膜基质向上提拉,使角膜基质与后弹力层形成空隙,这样刀片始终不与 DM 接触;②在角膜环钻标记的最外缘,保留了约 50μm 厚、0.5mm 宽的环形薄层基质,这样有利于控制缝合深度,同时避免缝针穿过和旋转线结时导致的 DM 破裂。具体手术过程见图 6-4-10。

深板层角膜移植术治疗真菌性角膜炎 1
术者:高华

深板层角膜移植术治疗真菌性角膜炎 2
术者:高华

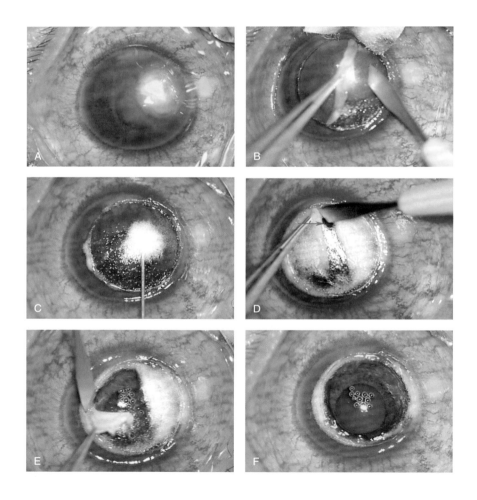

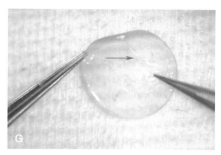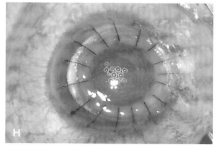

图 6-4-10　真菌性角膜炎患者行大泡技术辅助的 DALK 手术过程

A. 示角膜深层感染的真菌性角膜炎患者,术前裂隙灯显微镜检查病灶深度超过 4/5 角膜厚度,前房积脓约 0.5mm;B. 示采用 45° 角膜刀切削部分角膜板层后,角膜基质床仍然呈灰白色浸润;C. 示 30 号针头刺入后部角膜基质,向角膜基质内注入无菌空气约 1ml,利用空气弥散将后部角膜基质与后弹力层分离;D. 采用一次性 45° 角膜刀继续向深层切削,轻柔地穿透后部角膜基质,使角膜基质层与后弹力层之间的气泡排出,暴露出后透亮的弹力层(箭头所示);E. 在 0.12 显微有齿镊的辅助下,采用 45° 角膜刀切除后部角膜基质;F. 完全暴露出后弹力层,可见到后弹力层清亮,前房内少量小气泡;G. 采用 0.12 显微平镊将供体角膜后弹力层和内皮层(箭头所示)完整撕除备用;H 覆盖角膜供体后采用 10-0 的尼龙线间断缝合 16 针,线结旋转入角膜植床侧的层间。

钝性针头大泡技术辅助的 DALK

在大泡技术辅助的 DALK 手术过程中,穿刺针头距离后弹力层的位置越近,越容易形成大气泡。但是如果锐性注射针头距离后弹力层过近,则发生后弹力层穿孔的概率就越高。使用特制的钝性针头(图 6-4-11),可以帮助医生们尽量到达深部基质,从而减少后弹力层穿孔的风险和增加注气过程中在基质层与后弹力层之间形成大气泡的成功率。

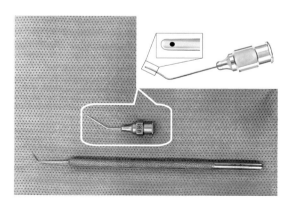

图 6-4-11　DALK 手术专用手术器械

下方为半锐性穿刺针,为钝性针头进入角膜基质制作入口;上方为钝性大气泡针头,前端扁平钝圆,出气孔位于针头顶端的下方,这样既减少针头引起的穿孔,同时又提高手术过程中大气泡形成的成功率。

Sarnicola 和 Toro 首次描述了钝性针头辅助的大气泡技术,手术方法与大气泡技术相似,此外有两处重要的改进。其一,环形钻切之后,取一板层铲沿钻痕插入角膜基质,并尽量到达后弹力层前基质。如果板层铲在下行过程中阻力变小,或看到后弹力层皱褶,则表明已经到达后弹力层前基质。其二,板层铲拔出后角膜基质内留有一条隧道,将装有 5mL 空气的注射器连接在 27 号钝性针头上,管口方向朝下,沿隧道插入角膜基质,然后注入空气形成大气泡。

五、术中特殊情况的判断及处理

尽管深板层角膜移植手术可以最大程度地切除病变的角膜组织,但是在治疗真菌性角膜溃疡的时候,术中遇到前房积脓或者出现角膜内皮斑的时候,手术医生往往会有一种骑虎难下的感觉。因为手术医生不能确定前房积脓或者角膜内皮斑的出现是否是真菌菌丝穿刺进入前房。此时如果给患者进行板层角膜移植手术,术后可能会因为因真菌病灶切除不干净致原发病复发,导致术后再次需要穿透性角膜移植手术。给患者带来经济负担,同时也容易引发医疗纠纷。但是如果是手术过程中直接改成穿透性角膜移植手术,手术后原发病复发的风险降低。但是穿透性角膜移植手术术后发生免疫排斥反应以及角膜植片慢性失功的风险都比较高。

如何应对这种情况呢,有没有一种相对简单的方法,给临床医生在手术过程中以指导,最大程度地减少原发病复发的风险。我们针对这个科学的问题,假设角膜内皮斑的出现是真菌菌丝穿透进入前房的标志。在手术的过程中,如果发现有内皮斑,就改行穿透性角膜移植手术。手术中取下的后弹力层和内皮斑送到化验室进行检查。实验的结果发现 65 例患者,只要术中出现内皮斑,术后 100% 在后弹力层中发现了菌丝,从而验证了假说。因此,术中出现内皮斑,建议改行穿透性角膜移植手术以减少术后的复发(图 6-4-12、图 6-4-13)。

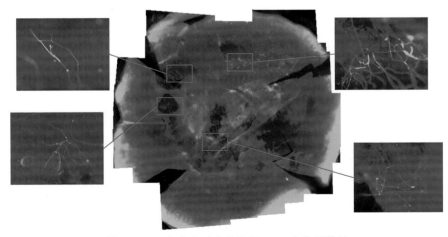

图 6-4-12　内皮斑对应的位置,DM 中发现菌丝

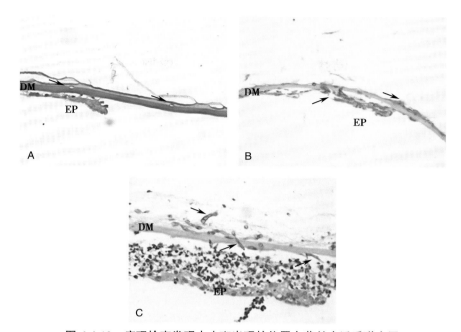

图 6-4-13　病理检查发现内皮斑出现的位置有菌丝穿透后弹力层
免疫组化检查证实内皮斑的组成主要是中性粒细胞和巨噬细胞,分析内皮斑形成的
机制是真菌菌丝穿透后弹力层后,引起机体的非特异性免疫反应,机体内的中性粒
细胞和巨噬细胞从周围迁移包围菌丝,形成机体内的防御反应。(DM,Descemet's
membrane,后弹力层;EP,endothelial plaques,内皮斑)

六、术后处理

1. 术后处理　术后 3 天内每日结膜下注射氟康唑 1mg,每晚用抗真菌眼膏
及抗生素眼膏包眼,包双眼至植片上皮修复后开始点抗真菌眼水,继续每日口服
伊曲康唑,疗程为包括术前治疗在内不超过 3 周。术后 2 周无复发则可停用局
部抗真菌药物,单纯滴抗生素眼药水。

2. 术后随访　要求患者于术后每周随诊,一个月后改为每月复诊 1 次,复
诊时注意记录视力及矫正视力、眼压、植片透明性、层间愈合情况等,3 个月后可
根据角膜曲率及验光结果选择性拆线以调整散光。对大植片及偏中心移植,植
床有新生血管伸入者,予局部拆线,滴糖皮质激素滴眼液和 1% 环孢素 A 滴眼液
等处理。1 例真菌性角膜溃疡伴有严重前房积脓患者接受深板层角膜移植手术
前后情况见图 6-4-14。

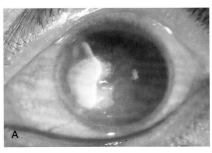
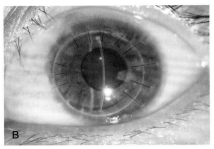
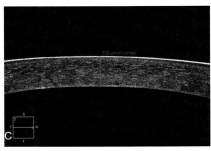

图 6-4-14　1 例真菌性角膜溃疡伴有严重前房积脓患者接受深板层角膜移植手术前后情况

A. 示真菌性角膜溃疡患者手术前,显示角膜溃疡约 5mm×6mm,伪足明显,溃疡和浸润深度超过 4/5 角膜厚度;B. 示行深板层角膜移植手术后 6 个月,BSCVA 为 0.8,显示植片透明,角膜层间愈合好,难以见到层间界面;C. 角膜 OCT 检查发现后弹力层与角膜基质层贴合紧密,植床厚度为 24μm。

七、心得体会

1. 暴露后弹力层的 DALK 术能完全切除角膜基质层,最大程度地避免因病灶切除不彻底引起复发的风险。

2. DALK 手术层间界面光滑,减少了手术后因炎症反应导致角膜基质活化、纤维增生,为手术后获得良好的光学界面提供了基础。可以达到与穿透性角膜移植相似的光学效果。

3. DALK 需要娴熟的手术技巧,建议初学者不要急于求成,首先熟练掌握板层角膜移植手术和穿透性角膜移植手术,再逐渐向 DALK 手术过渡。

4. DALK 手术在切削过程中可能会出现后弹力层破裂,如果破裂口小于 2mm,经妥善处理,仍然可以在向前房注入少量无菌空气后继续完成深板层角膜移植。如破裂口超过 2mm 难以气密前房,一般需要改行穿透性角膜移植手术。

参 考 文 献

1. 高华.前部深板层角膜移植术值得关注和存在争议的问题.中华眼科杂志,2017,53
(03): 164-166.
2. 高华,贾艳妮,丁刚,等.暴露后弹力层的深板层角膜移植治疗深层化脓性角膜炎的初步
临床观察.中华眼科杂志,2013,49 (10): 884-889.
3. 马慧香,陈蔚,邓姿峰,等.低渗水肿钝性分离法在深板层角膜移植中的应用.中华移植
杂志(电子版),2011,5 (1): 32-35.
4. 宋鹏,隋文婕,丁刚,等.新鲜与甘油冷冻保存角膜供体应用于深板层角膜移植治疗化脓
性角膜炎.中华眼视光学与视觉科学杂志,2013,15 (10): 612-615.
5. 谢立信,王富华,史伟云.1997 至 2002 年山东省眼科研究所穿透性角膜移植术的原因分析.
中华眼科杂志,2006,42 (8): 704-708.
6. BOURNE WM. Biology of the corneal endothelium in health and disease. Eye (Lond), 2003,
17 (8): 912-918.
7. GAO H, SONG P, ECHEGARAY JJ, et al. Big bubble deep anterior lamellar keratoplasty for
management of deep fungal keratitis. J Ophthalmol, 2014, 2014: 209759.
8. LECCISOTTI A. Descemet′s membrane perforation during deep anterior lamellar keratoplasty:
prognosis. J Cataract Refract Surg, 2007, 33 (5): 825-829.
9. QI X, LIU T, DU M, et al. Endothelial plaques as sign of hyphae infiltration of descemet′s
membrane in fungal keratitis. J Ophthalmol, 2020, 2020: 6083854.
10. SHI W, WANG T, XIE L, et al. Risk factors, clinical features, and outcomes of recurrent
fungal keratitis after corneal transplantation. Ophthalmology, 2010, 117 (5): 890-896.
11. TI SE, SCOTT JA, JANARDHANAN P, et al. Therapeutic keratoplasty for advanced suppura-
tive keratitis. Am J Ophthalmol, 2007, 143 (5): 755-762.
12. XIE L, HU J, SHI W. Treatment failure after lamellar keratoplasty for fungal keratitis.
Ophthalmology, 2008, 115 (1): 33-36.

第五节　穿透性角膜移植术

一、概述

真菌感染角膜后如果治疗不及时会向深层发展,由于临床上缺乏非常有效的抗真菌药物,因此,一些患者即使经过常规的抗真菌治疗,感染仍有可能迁延或加重,引起全层感染或穿孔。对于全层感染的患者,如果药物治疗效果不佳,

穿透性角膜移植（penetrating keratoplasty，PKP）是保存眼球并获得一定视力的最后一道防线。常规 PKP 术后一般需要使用糖皮质激素预防炎症和免疫排斥反应，但糖皮质激素是真菌性角膜炎的禁忌证，如果切除不彻底，过早应用糖皮质激素可能引起真菌复发。因此，手术后合理的抗真菌治疗和掌握糖皮质激素的应用时机，对于控制感染同时有效预防术后复发和免疫排斥反应很有帮助。

二、手术适应证

真菌性角膜炎的 PKP 手术时机尚没有统一而明确的标准，一般行 PKP 术基本掌握以下原则。

1. 局部和 / 或全身联合应用抗真菌药物治疗一周无明显疗效或病情加重；前房积脓不断增加或溃疡面有扩大趋势者；

2. 角膜溃疡病变（浸润）深度到达全层角膜，伴有较多前房积脓；

3. 角膜溃疡到达后弹力层或穿孔者；

4. 最佳矫正视力一般低于 0.1。

三、手术技术

（一）全身麻醉或局部麻醉

儿童、不能配合局部麻醉的患者接受 PKP 应选择全身麻醉，全身麻醉后可点表面麻醉药物进行辅助麻醉。由于 PKP 术中需要取下角膜"开天窗"，有发生晶状体脱出或暴发性脉络膜出血眼内容脱出的风险，全身麻醉又可以较好地控制眶压和血压，所以有条件的医疗机构对可以配合局部麻醉的成年人也可以选择全身麻醉。

可以配合手术的成年人也可以选择局部麻醉。眼科局部麻醉主要包括面神经阻滞麻醉、结膜下浸润麻醉、球周阻滞麻醉和球后阻滞麻醉等，PKP 手术一般选择球周阻滞麻醉。麻醉是关系到 PKP 手术成败的关键因素之一，麻醉不充分，术中眼球转动和眼轮匝肌会导致手术损伤眼内组织或眼内容脱出。麻醉致眶内出血或组织严重水肿，增高的眶压会使眼内压增高，钻切角膜后晶状体前突，使虹膜组织容易嵌顿在缝合切口处，不利于术中的缝合操作，有时也会形成术后的虹膜前粘连导致继发性青光眼发生，此外还会加重术后的前房反应，增加免疫排斥等并发症的风险。

眼球外加压是充分的球周阻滞麻醉必不可少的一步。局麻出针后，可以采用纱布垫放在眼睑上，用手掌的鱼际肌部位对眼球方向均匀施加压力，压力控制在 40~50mmHg 左右，2~3min 放松加压 5~10s，加压时间总控制在 15~20min，可使眶周压力降低、眼球充分软化。加压的过程中切记不能为了提高眼球软化的速度而盲目提高加压的力度。如果对眼球的压力长时间超过 60mmHg，可能超过眼球内动脉分压而造成视网膜血运中断,造成视功能不可逆性损伤。对角膜穿孔或后弹力层膨出患者,加压应更加轻微或不加压。

(二) PKP 手术

1. 固定眼球　开睑器开睑后,为了保持眼位正中方便术中操作,常规可以采用 6-0 丝线缝上、下直肌牵引固定。对于儿童和无晶状体眼的患者,或者缺乏手术经验者建议缝合 Flieringa 环固定眼位。

2. 制备植床　植床直径大小应根据角膜溃疡的大小决定,一般 FK 环切的边缘要比溃疡感染的边缘至少大 0.5mm,以减少术后真菌复发的风险。FK 感染病灶周围出现的伪足和卫星灶一般存在菌丝和孢子,因此确定环钻大小时要充分注意,在术中应彻底切除(图 6-5-1)。

钻切病变角膜可以选择普通手动环钻或负压真空环钻,普通手动环钻难以精确控制环切的深度,钻切时对角膜植床必须施加均匀的压力,对于手术者经验的要求比较高。对经验少的手术医生,一开始应轻轻施压,旋转环钻进行钻切的速度要慢,每次转动环钻幅度在 1/4 圆周为宜,然后再倒转环钻切 1/4 圆周,这样往复环切 2~3 次。负压真空环钻可以有效控制切削的深度,对于初学者安全性更高(图 6-5-2)。

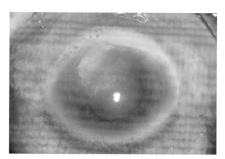

图 6-5-1　真菌性角膜炎患者,角膜中央偏 6 点位 5mm × 5mm 溃疡,伴有前房积脓 2mm

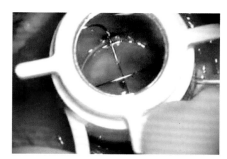

图 6-5-2　负压环钻吸引并钻切角膜
Hessburg-Barron 负压环钻每旋转 360°,
大约切削角膜深度 250μm。

环钻钻切角膜深度达 3/4 以上角膜厚度时,停止钻切,用锋利的刀尖在颞下或鼻下穿透进入前房。当钻穿或尖刀切穿进入前房后,房水溢出,眼压降低,此时应向前房内注入 0.01% 卡巴胆碱缩瞳,瞳孔会在数秒钟内缩成 1~2mm 大小。如果患者存在前房积脓,此时可以采用平衡盐溶液(或 0.02% 氟康唑或伏立康唑溶液)在半开放的状态下冲洗前房积脓,减少"开天窗"后长时间的操作引起眼内容脱出的风险。前房积脓冲洗干净后,再经穿透处向前房内注入黏弹剂,常用的是透明质酸钠(Healon),当前房重新恢复后,从穿刺孔处进入角膜剪,沿逆时针方向剪下 1/2 圆周病变角膜(图 6-5-3),然后换不同方向的角膜剪,顺时针方向再剪下另外 1/2 圆周病变角膜组织,使植孔形成完整的圆形孔,植床的制备即算完成。剪切的关键是剪刀与角膜面垂直,使其切刃和钻切的植孔缘完全一致,这样容易水密前房,同时可以减少缝合后引起的手术源性散光。另外,每次插入剪刀头向前剪切时,一定看清是否虹膜组织被嵌入剪

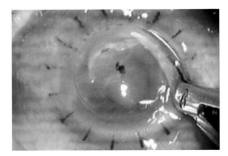

图 6-5-3 角膜剪逆时针方向剪切病变角膜
在剪切的过程中注意不要损伤虹膜和晶状体。

刀头与角膜之间,以防在剪除病变角膜时损伤虹膜组织。

3. 制备植片 当制备植床时,助手就应同时做供体植片的制备,这样可以将"开天窗"的时间减少到最少,避免眼内容脱出的风险。常用的制备植片的方法是取出眼库提供的全角膜片放置在切割枕上,使内皮面向上,位置一定使角膜中心和切割枕的中心重合,然后用拇指把环钻进行快速冲压,切下植片。重新提起环钻,植片完整地留在切割枕上,如果切割不完全,可以采用角巩膜剪沿冲切边缘剪下供体角膜备用。受体植床直径 8.0mm 或以下时,供体角膜直径一般比受体植床直径大 0.25mm;受体植床直径 8.0mm 以上或眼轴小于 23mm 时,供体角膜直径一般比受体植床直径大 0.5mm。

4. 缝合植片 采用平衡盐溶液(balanced salt solution,BSS)轻轻冲洗植孔中的黏弹剂和残存的缩瞳剂,然后重新把黏弹剂滴到植孔上。手术助手采用角膜托托起供体角膜,内皮面向下将植片放置在植孔上。术者采用带侧翼铲针的 10-0 尼龙线进行间断缝合。缝合第一针一般在12 点钟位,助手可以采用 0.3 的显微有齿镊将 6 点钟位的植片固定,有助于术者对12 点钟位进行缝合(图 6-5-4)。然后依次固定 6、3、9 点钟位。4 针间断缝完之后,要用吸水海绵吸去角膜植片表面液体,使在显微镜下可以看到角膜植片上清楚的正

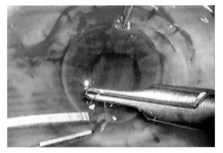

图 6-5-4 采用 10-0 尼龙线进行间断缝合
助手采用显微有齿镊将 6 点钟位的植片固定,有助于术者进行缝合。

方形。如果不成正方形,应调整缝线位置进行重缝,使其一定成正方形。然后再4 针中间分别进行 8 针和 16 针缝合。

缝合深度控制在角膜厚度的 4/5 以上,接近后弹力层(图 6-5-5),均匀的缝合深度不仅有利于创口愈合,而且可以减少手术性散光,植床和植片每针的缝合宽

度或称为跨度,应当在 3mm 左右,太短或太长均不宜控制均匀的拉力。

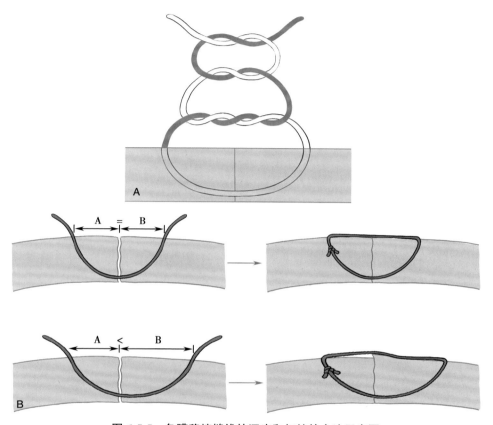

图 6-5-5　角膜移植缝线的深度和打结的方法示意图

5. **重建前房**　当缝合 8 针完成后,如果虹膜与角膜切口有广泛粘连,可以将黏弹剂钝性针头从切口深入前房,采用黏弹剂钝性针头从角膜缘房角处向中心位置划过前房,同时注入少许黏弹剂,即可将粘连的虹膜与切口分离,有利于后续的缝合(图 6-5-6)。16 针缝合完成后,从缝线间插入 23 号钝性针头,注入BSS 约 0.2ml,使之形成正常深度的水密前房。此时应观察是否有虹膜前粘连,如果发现存在虹膜前粘连,瞳孔不圆,这时应把钝性针头重新插入虹膜前粘连的缝线间注入 BSS,解除粘连,瞳孔成为圆形。如果眼压高,可以适当放出部分液体,使眼压保持正常。然后采用显微平镊旋转缝线,将线结旋转至植床侧的角膜基质内(图 6-5-7),以避免线头在眼表带来刺激症状。

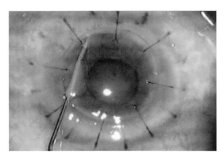

图 6-5-6 黏弹剂钝性针头分离前粘连的虹膜与切口

将黏弹剂钝性针头从切口深入前房,从角膜边缘向中心位置划过前房,同时注入少许黏弹剂,将前粘连的虹膜与切口分离。

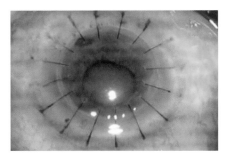

图 6-5-7 将线结旋转至植床侧的角膜基质内,重建前房

6. 观察散光 缝合结束重建前房后,应在显微镜下观察角膜散光。可以采用的简易方法是在手术显微镜下放置角膜散光盘,手术助手冲水保持角膜表面湿润光滑,观察角膜植片上的映光环是否为圆形(图 6-5-8),如果是椭圆形,应在长径子午线上重新加紧缝合,或在短径的子午线上重新放松缝合以减小散光。在实际临床工作中,也可以依靠术者的经验,显微镜观察植片的平与凸状态,结合患者的眼轴长度综合判断缝线的松紧,理想的状态是尽量减小手术源性角膜散光,同时注意眼球整体的屈光状态。

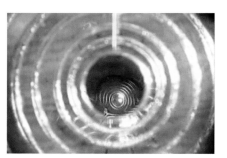

图 6-5-8 散光盘下观察角膜映光环基本呈现圆形

穿透性角膜移植术治疗真菌性角膜炎
术者:高华

术毕涂抗生素眼膏和阿托品眼膏,预防术后感染,同时散瞳以减少瞳孔阻滞引起继发性青光眼等严重并发症的发生。

严重前房积脓的 PKP 术

伴有大量前房积脓严重真菌性角膜炎行 PKP 治疗非常棘手。如果不进行手术治疗,感染容易向玻璃体腔扩散引起眼内炎,眼球可能不能保存。如果进行手术治疗,大量前房积脓和角膜内皮斑的存在经常影响手术者对病灶边界的观察。为减少手术后复发的风险,手术医师经常扩大切除的范围,但这样

穿透性角膜移植术中冲洗前房积脓手术处理
术者:史伟云、高华

会增加手术后免疫排斥反应发生的风险,而如果病灶的切除范围不充分就会增加原发病复发的风险。同时大量的前房积脓使得剪开角膜片"开天窗"后处理前房积脓的时间延长,增加了术中眼内容脱出的风险。为了解决这些手术难题,对于这部分患者,我们在角膜移植手术前进行前房穿刺冲洗积脓,在充分暴露了角膜溃疡病灶后再进行PKP,降低了手术过程中的风险,提高了手术的安全性,临床工作中可以参考(图6-5-9)。

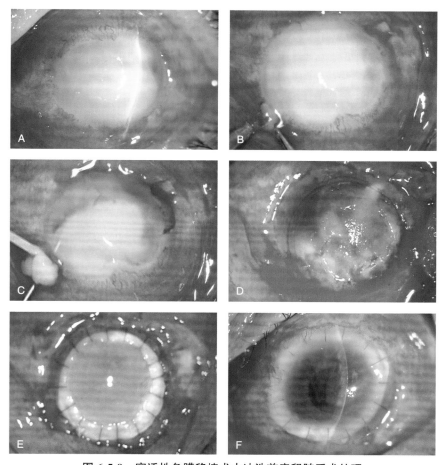

图6-5-9　穿透性角膜移植术中冲洗前房积脓手术处理

A. FK患者前房全部积脓,病灶边界不能判断;B.采用1mm宝石刀在角膜缘做侧切口,有少量积脓从侧切口溢出;C.采用钝性针头将前房内大量黏稠的积脓冲出;D.前房积脓被冲出后,感染的边缘比较清晰,选择合适的环钻钻切角膜;E.由于眼库无新鲜角膜,采用甘油冷冻保存的供体角膜用于移植,甘油冷冻保存的角膜水肿混浊明显;F.同一患者术后2周,角膜水肿减轻,可见前房深度适中,未见原发病复发。

手工梭形 PKP

正常角膜水平直径一般比垂直直径大 1mm,因此部分 FK 患者近全角膜感染形态则类似于椭圆形。此时如果采用传统圆形环钻钻切角膜,则上方和下方容易累及角膜缘,钻切过程中出血量大,增加手术操作难度。由于角膜缘组织有丰富的血管网和淋巴管,因此供体角膜组织越靠近角膜缘,术后发生免疫排斥反应的概率越高。此外,过度的角膜缘组织剪切和缝合,可能影响房角结构,增加术后继发青光眼的风险。

手工梭形穿透性
角膜移植术治疗
真菌性角膜炎
术者:高华

对于全角膜椭圆形感染的患者,可以考虑采用圆形环钻辅助的梭形(或椭圆形)移植。手术的方法是将圆形环钻根据病变的形态叠加压痕,使切除的范围根据病灶的大小呈现梭形。然后采用角膜刀沿着标记的痕迹手工切割,采用角膜剪剪除梭形(椭圆形)的病变角膜。由于没有梭形环钻,因此参照传统方法制作梭形的植片有一定的难度,可以采用人工前房,采用与植床相同的方法制作梭形植片。标记的过程中可以采用卡尺测量梭形植床的长轴和短轴,使得植片长轴和短轴与植床相一致。

进行梭形 PKP 另外一个需要注意的是,在穿透受体角膜植床进入前房之前,应该把供体角膜制作完成,以免在开放状态下长时间等待供体角膜的制作,增加眼内容脱出的风险。缝合过程与传统 PKP 相似,值得注意的是建议首先缝合长轴 2 个固定点,然后再缝合短轴 2 个固定点,之后按传统 PKP 缝合规律进行缝合(图 6-5-10)。

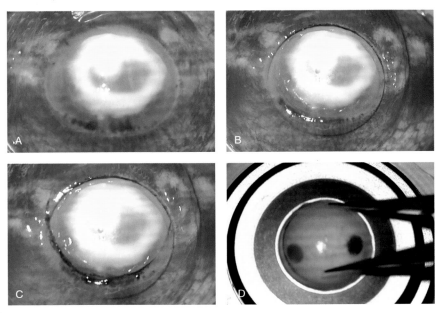

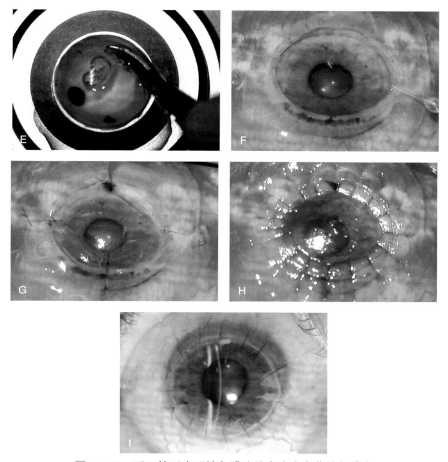

图 6-5-10　手工梭形穿透性角膜移植术治疗真菌性角膜炎

A. 真菌性角膜感染,感染病灶水平轴长于垂直轴;B. 采用 11.0mm 环钻压痕,发现 12
点位环钻边缘明显超过角膜缘;C. 同样采用 11.0mm 环钻沿 12 点位角膜缘压痕,2 次
压痕的交集部分呈现梭形,正好将病灶区域涵盖;D. 将供体角膜放置在人工前房上,
注入角膜保存液,使压力 Tn,采用同样大小的环钻压痕再使用卡尺确定 2 次环钻压痕
交集的外缘点;E. 采用角膜剪沿着梭形供体边缘剪下梭形供体角膜备用;F. 沿着压痕
切口剪下病变角膜,植孔呈现规则梭形;G. 将梭形供体角膜放置在植孔上,采用 10-0
的尼龙线间断缝合 4 针;H. 间断缝合 16 针,重建前房;I. 同一患者,接受梭形 PKP 术
后 10 个月,角膜植片透明,UCVA=0.4,BSCVA=0.8,内皮细胞计数 2 056 个 /mm²。

四、术中并发症及处理

1. 眶内压过高　如因麻醉注入眼内的药液过多或眶内出血会导致眶内压
过高,使眼内压相对过高,这种情况应较长时间的间歇加压,使眶周压力下降,眼
压高也自然缓解。如果眶内出血较多压迫不能缓解,最佳的解决方案是终止当

日手术,不应强行手术。

如果已经剪下病变角膜发现眶压或玻璃体压力高,晶状体向前突出有脱位的风险。这种情况已如离弦之箭是无法停止手术的,最佳的解决方案是快速间断缝合头4针。此时术者要做到沉稳,手术助手在术者缝合第一针结束后应仍然采用有齿镊固定第一针对侧的植片,术者自己剪线,以防止松开固定而出现晶状体脱出。缝合4针或缝合8针之后眼内容脱出的风险已经很低,但是由于玻璃体压力高,虹膜此时可能已经广泛粘连,这时可以采用黏弹剂分离形成周边前房,避免术后发生继发性青光眼。

2. 前房积血 PKP前房积血一般有两种情况,一种情况是由于严重的前房炎症,虹膜表面的血管扩张或有新生血管形成,在冲洗或揭除虹膜表面的积脓时出现虹膜表面渗血属常见现象。因为肾上腺素能使瞳孔散大,故不宜应用肾上腺素类药物压迫止血,也不宜灼烙止血。比较稳妥的处理方法是快速把前房积脓冲洗干净,向植孔注入透明质酸钠,快速将植片放置在植孔上并缝合。凝血功能正常的患者在植片缝合的过程中虹膜表面的渗血很快有停止。另一种情况是植片较大虹膜前粘连,分离房角的过程中出现房角出血。此时亦不要慌张,只需要将黏弹剂注入前房使眼压稍微高于正常自然血止。然后继续缝合,所有缝合结束之后,再将前房内的黏弹剂置换成平衡盐溶液,一般不会继续出血。已经在前房内少量的出血一般一周内可以吸收。

3. 虹膜损伤 常见的虹膜损伤是术者剪切病变角膜时剪刀头把嵌入虹膜组织剪破,在虹膜上形成一个破洞。此时如果眶压平稳可以用11-0尼龙线缝合,处理得当仍然可以保持圆瞳孔而不影响手术结果。此时如果眶压较高,为了防止眼内容脱出,比较稳妥的方法是暂不处理虹膜损伤,快速盖上植片并缝合。植片缝合完毕无眼内容脱出风险之后,可在虹膜切断对应的角膜缘后1mm处切开巩膜,向前房内注入少量黏弹剂,然后采用膝状镊将剪断的虹膜根部轻轻拉到切口边缘,采用10-0尼龙线2~3针缝合固定在虹膜根部,然后将切口剪断缝合,水密前房(图6-5-11)。

穿透性角膜移植术中虹膜根部离断手术处理
术者:高华

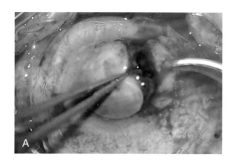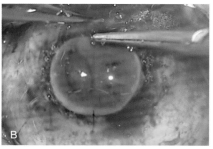

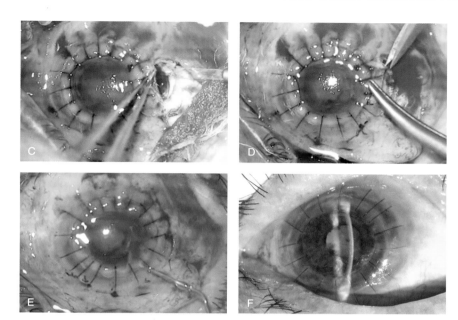

图 6-5-11 穿透性角膜移植术中虹膜根部离断手术处理

A. 由于角膜穿孔,虹膜与角膜粘连,角膜剪剪断 7~9 点位虹膜;B. 患者玻璃体压力高,虹膜和晶状体前突,为避免晶状体脱出,暂不处理虹膜根部离断,迅速盖上角膜植片进行缝合,术中瞳孔呈现椭圆形,远离离断区域偏位明显;C. 植片缝合完毕后,在虹膜切断对应的角膜缘后切开巩膜切口大约 3mm,向前房内注入少量黏弹剂;D. 然后采用膝状镊将剪断的虹膜根部轻轻拉到切口边缘,采用 10-0 尼龙线 2~3 针缝合固定在虹膜根部,瞳孔基本恢复圆形,位置基本居中;E. 结膜切口对位缝合后,水密前房,结束手术;F. 同一患者,PKP 联合虹膜根部离断修补术后 3 个月,角膜植片透明,前房深适中,瞳孔居中,晶状体混浊。

4. 眼内出血 因为突然穿透角膜后房水溢出,眼压快速降低,有发生眼内出血的风险。视网膜片状出血现象会有发生,如不在黄斑区,术后不容易发现,也不影响视力。比较严重的并发症是暴发性脉络膜出血。当穿透角膜组织,房水溢出后,发现虹膜逐渐贴紧角膜组织,在穿透处有虹膜脱出,此时会感到眼内压不仅不消失而且在升高,此时应立即间断缝合,关闭切口,终止手术,回病房应用降压和脱水药物,这种情况恢复

穿透性角膜移植术中暴发性脉络膜出血及手术处理
术者:李素霞

视力和二次手术机会是很多的,但如果没有经验或未发现,或在剪切植床后发生,后果就非常险恶,但不要立即决定行眼内容摘除术,应当力争重新关闭原植片切口(图 6-5-12)。暴发性脉络膜出血可以在术后 1 周左右积血液化时通过巩膜口放液重建眼球结构,但术后的视功能不理想(图 6-5-13)。

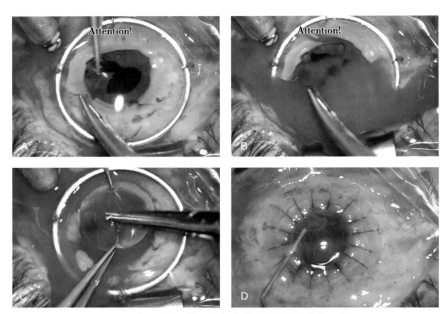

图 6-5-12　穿透性角膜移植术中暴发性脉络膜出血的处理

A.真菌性角膜植片感染患者,无晶状体眼,无玻璃体眼,剪除感染角膜植片后,准备覆盖角膜植片;B.瞬间大量新鲜血液从玻璃体涌出,发生严重眼内暴发性出血;C.快速覆盖角膜植片,进行缝合,手术助手在术者缝合第一针结束后应仍然采用有齿镊固定第一针对侧的植片,术者自己剪线,以防止松开固定出现出血加剧;D.缝合结束后,注入黏弹剂形成前房,此时可以保持眼压高于正常,维持在 T+1 左右,以减少因眼压过低加剧出血。

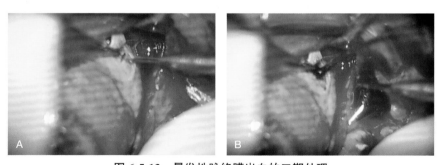

图 6-5-13　暴发性脉络膜出血的二期处理

A.暴发性脉络膜出血二期放液,宝石刀即将穿破巩膜;B.暴发性脉络膜出血二期放液,宝石刀穿破巩膜瞬间,紫色的淤血在眼内压的推注下涌出。

126

穿透性角膜移植术
治疗角膜巨大穿孔
（术中发生脉络膜
出血）的手术处理
术者：高华

同一患者二期暴发
性脉络膜出血二期
手术放液处理
术者：原公强

五、术后处理

1. 预防复发和感染　由于手术已经切除了主要的病变角膜,因此手术后的抗真菌药物不宜过于频繁,以免影响术后的上皮愈合。一般可以采用 1% 那他霉素滴眼液,每天 4 次,联合 1% 氟康唑滴眼液,每天 4 次;为了防止手术切口细菌感染,可以采用广谱抗生素滴眼液,每天 4 次;睡前涂广谱抗生素眼膏。局部用抗真菌药物和抗生素,一般术后连用 2~3 周后无复发和感染即可停用。

2. 预防免疫排斥反应　糖皮质激素会加重真菌的感染或增加术后复发的风险,因此一般术后 2 周内禁用糖皮质激素,2 周后如果没有发现真菌复发迹象,可局部逐渐使用糖皮质激素。可以从中、低浓度糖皮质激素每天少量开始,观察一周后仍无复发,增加局部糖皮质激素的频次。

真菌性角膜炎行 PKP 术后炎症重,早期又不能使用糖皮质激素,增加了术后免疫排斥反应的风险。新型免疫抑制剂的应用可以降低免疫排斥反应的发生,使真菌性角膜炎 PKP 术后的高危排斥期得以过渡。目前临床常用的局部用免疫抑制剂包括环孢素滴眼液和他克莫司滴眼液,两种药物均可以有效抑制免疫排斥反应发生,他克莫司抑制 T 细胞活化的能力更强。根据笔者的统计,真菌性角膜炎大直径 PKP 术后使用环孢素滴眼液组免疫排斥反应发生率达到 47.8%,使用他克莫司组为 15.3%。局部用免疫抑制剂可以从术后第一天开始使用,一天 4 次。一个月之后可以在增加了局部糖皮质激素之后减量。

3. 防治继发性青光眼　术后早期继发性青光眼主要有两种情况。第一种常见的情况是由于手术中残留的黏弹剂过多,加上手术后炎症细胞阻塞房角,炎症反应使小梁网水肿等与水肿有关。此时如果裂隙灯显微镜检查前房深度正常,无瞳孔阻滞,眼压高于 30mmHg,可以在显微镜下采用显微平镊轻柔地撑开植片和植床的切口,放出少许前房液体和黏弹剂。如果眼压低于 30mmHg,可以仅局部应用 1~2 种降眼压药物观察,一般 1~2 周后眼压会逐渐恢复正常。待术后 3~4 周前房炎症消退后,逐步停用降眼压药物观察。

另外一种情况是房角广泛关闭。可能的原因包括术者手术过程中没有完全分离前粘连的虹膜组织,或者术中虽然已经分离的前粘连的虹膜组织,但由于术后炎症反应重,造成瞳孔闭锁和阻滞,睫状体产生的房水将虹膜向前撑起,造成周边房角广泛关闭。出现这种情况不急于立即手术处理,可以频繁点用快速散瞳药物 6~8 次,如果仍然不能散开瞳孔,可以考虑注射散瞳合剂。如果能将瞳孔膜闭拉开一个小孔,即可以解除瞳孔阻滞。如果充分散瞳仍然不能解除瞳孔阻滞,眼压持续升高则需要在球周阻滞麻醉下重新进行前、后房沟通解除瞳孔阻滞,重建前房。如果患者感染面积大,行大植片 PKP 手术,术后周边房角粘连在裂隙灯显微镜以及房角镜下不容易判断,可以采用眼前节扫频 OCT 进行房角 360° 全景检查,有助于发现不同程度的房角粘连,对于扫频 OCT 观察房角粘连范围 > 180°、药物无效宜及早手术分离房角(图 6-5-14)。

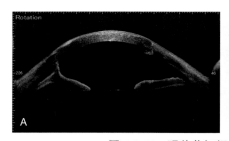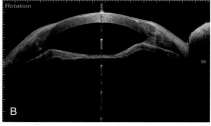

图 6-5-14 眼前节扫频 OCT 检查的全景图像
A. 虹膜与角膜植片植床交界处粘连,前房角未关闭;B. 瞳孔阻滞型,前房浅、房角窄、虹膜后表面前屈膨隆。

六、心得体会

1. 成功的球周阻滞麻醉是 PKP 手术成功的关键。麻醉后充分压迫眼球以降低眶周压力和眼压,千万不要在麻醉上节约时间,以免出现不可预料的严重并发症。

2. 环钻直径的选择要大于溃疡边缘至少 0.5mm,这是防止手术后真菌复发的重要手术技巧。伪足和卫星灶一般存在菌丝,因此手术中要彻底切除。

3. 为避免术后真菌复发,术后 2 周内一般不使用糖皮质激素,但这样会增加发生免疫排斥反应的风险。为了防止术后早期发生免疫排斥反应,推荐术后第一天即开始使用局部免疫抑制剂,如他克莫司滴眼液,这能有效预防免疫排斥反应发生。

4.真菌性角膜炎 PKP 术后仍有 6% 左右的复发风险,复发一般发生在 2 周内。如果出现复发,沉着冷静积极处理,经过合理的治疗,仍然可以获得较好的临床效果。关于真菌性角膜炎复发后的综合治疗原则和方案见第七章第一节。

(高 华)

参 考 文 献

1. 陈敏,罗琳,史伟云,等.穿透性角膜移植术治疗真菌性角膜溃疡手术适应证选择.临床眼科杂志, 2008, 16 (5): 399-401.
2. 董晓光,谢立信,史伟云,等.穿透性角膜移植治疗真菌性角膜溃疡的评价.中华眼科杂志, 1999, 35 (5): 386-387.
3. 高华,王婷,张菊,等.前房冲洗在严重前房积脓性角膜溃疡的角膜移植术中应用.中华眼科杂志, 2010, 46 (5): 400-404.
4. 向德猛,王月新,贾艳妮,等.他克莫司滴眼液对真菌性角膜炎 PKP 术后早期免疫排斥预防作用的观察.中华眼科杂志, 2017, 53 (4): 305-310.
5. 王黛,王月新,贾艳妮,等.行大植片角膜移植的真菌性角膜炎患者病原学及临床特征分析.中华眼视光学与视觉科学杂志, 2016, 18 (03): 174-177.
6. 王月新,王黛,张阳阳,等.大直径穿透性角膜移植治疗真菌性角膜炎术后复发和免疫排斥反应规律.中华眼视光学与视觉科学杂志, 2015, 17 (11): 685-689.
7. 张赛,王昕,李婷,等.眼前节扫频 OCT 对大直径穿透性角膜移植术后早期高眼压治疗的指导意义.中华眼视光学与视觉科学杂志, 2019, 21 (8): 591-596.
8. GAO H, HUANG T, PAN Z, et al. Survey report on keratoplasty in China: a 5-year review from 2014 to 2018. PLoS One, 2020, 15 (10): e0239939.
9. SHI W, WANG T, XIE L, et al. Risk factors, clinical features, and outcomes of recurrent fungal keratitis after corneal transplantation. Ophthalmology, 2010, 117 (5): 890-896.
10. XIE L, DONG X, SHI W. Treatment of fungal keratitis by penetrating keratoplasty. Br J Ophthalmol, 2001, 85 (9): 1070-1074.
11. XIE L, QI F, GAO H, et al. Major shift in corneal transplantation procedures in North China: 5316 eyes over 12 years. Br J Ophthalmol, 2009, 93 (10): 1291-1295.
12. XIE L, ZHAI H, SHI W. Penetrating keratoplasty for corneal perforations in fungal keratitis. Cornea, 2007, 26 (2): 158-162.
13. XIE L, ZHONG W, SHI W, et al. Spectrum of fungal keratitis in North China. Ophthalmology, 2006, 113 (11): 1943-1948.

第六节　眼前节重建术

一、概述

如前所述,对于常规的抗真菌药物治疗无效、感染加重引起的角膜全层感染或穿孔,需行穿透性角膜移植术。但当病程晚期,全角膜感染并累及角膜缘或波及巩膜,伴有大量前房积脓,导致治疗十分棘手,对于此类严重病例,常规的大植片穿透性角膜移植无法彻底切除感染的角膜缘及巩膜,且角膜为椭圆结构,完全切除病灶对角膜短直径的破坏性增大,角膜移植手术后真菌复发和继发青光眼的发病率较高。针对这一类复杂的患者,为保存眼球,挽救一定的视力,可以考虑行眼前节重建术(即带巩膜环的全角膜移植术)以彻底切除病灶。

眼前节重建术采用的角膜植片为约 2mm 巩膜和角膜缘的全角膜,角膜植片直径的增大与患者预后直接相关,因为大植片更接近于角膜缘血管系统,并且包含更多的抗原物质,超大直径角膜植片是移植失败的高危因素;严重的角膜真菌感染通过产生炎症因子,增加黏附分子表达,促进淋巴细胞迁移,促使免疫反应发生,侵及角膜缘的真菌感染是移植失败的高危因素;糖皮质激素会加重真菌的感染,增加术后复发的风险,术后早期不能局部应用糖皮质激素,亦是移植失败的高危因素。所以关键在于如果手术成功,术后如何有效预防复发和排斥。笔者的经验是术后第一天起开始局部使用他克莫司滴眼液,3 周后配合使用糖皮质激素。

另外,为彻底切除感染病灶,此手术方式创伤较大,术中破坏了全周房角结构,术后眼压的控制情况值得关注。为尽可能降低术后继发性青光眼的发生,手术关键为将植片巩膜环板层切除一定厚度,与植床巩膜处进行叠加缝合,并且术中不必追求水密前房,而是使用黏弹剂封闭前房,这样可形成全周潜在滤过通道,术后眼压维持良好。

二、手术适应证

真菌性角膜炎患者行眼前节重建术的手术时机尚没有一个统一而明确的标准,一般行眼前节重建术的手术适应证包括:

1. 角膜溃疡或感染深度到达全层角膜;

2. 角膜溃疡病变范围累及全角膜及角膜缘或巩膜,伴有大量前房积脓,常伴有继发性青光眼,常规穿透性角膜移植用的环钻预计不能完全切除病灶;

3. 最佳矫正视力低于0.05,局部和/或全身联合应用抗真菌药物治疗一周无明显疗效或病情加重。

三、手术技术

(一)麻醉方法

根据患者的年龄、合作程度及术眼状况,眼前节重建术可在局部麻醉或全麻下进行。局部麻醉主要采用球周阻滞麻醉,麻醉后用纱布垫放在眼睑上,用手掌的鱼际肌部位对眼球方向均匀施加压力,总时间控制在10~15min,使眶周压力降低、眼球充分软化,术前还应行眼轮匝肌麻醉。全身麻醉适用于儿童、不合作的成年人,以及局部麻醉效果不理想或角膜穿孔患者。术前应用高渗剂及良好的球周麻醉,充分压迫、按摩眼球,结合结膜囊表面麻醉以充分镇痛,有利于维持手术全过程的眼压稳定。

(二)眼前节重建术(图6-6-1)

1. 制备植片 与普通角膜移植不同,眼前节重建术不涉及不同大小的植片,且为最大程度减少开天窗时间,制备植片是手术的第一步。

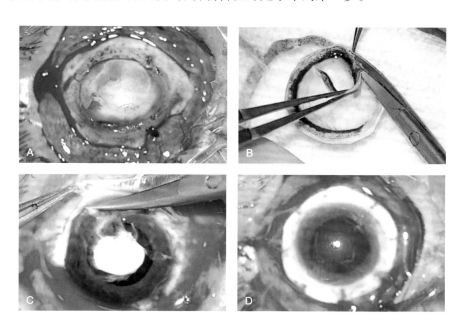

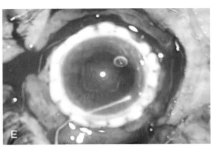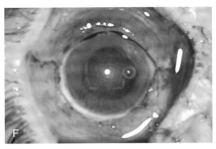

图 6-6-1　眼前节重建术手术步骤

A. 沿角膜缘 360° 剪开球结膜，必要时电凝止血；B. 将带 2mm 宽巩膜环的新鲜角膜植片预先自内皮面板层剪除 50% 厚度的巩膜组织；C. 角膜剪剪除病变角膜，用角巩膜剪彻底剪除周边感染的巩膜组织，至手术显微镜下确认已没有明显感染的组织，平衡盐溶液冲洗前房角及虹膜晶状体表面积脓；D. 将供体角巩膜片叠加缝合于受体巩膜表面；E. 黏弹剂分离房角，并形成前房；F. 球结膜对位缝合固定于角膜缘。

　　手术要求角膜供体为新鲜供体角膜，将角膜植片内皮面朝上置于无菌纱布上，于内皮面滴加足量黏弹剂保护角膜内皮，在手术显微镜下剪除多余的巩膜，留取 2mm 宽度巩膜环，再使用角巩膜剪自内皮面板层剪除约 50% 厚度的巩膜组织，目的是使植片与植床能够更加紧密贴合，注意此过程不要损伤角膜内皮，植片制作完成后，用足量黏弹剂滴在植片内皮面备用，避免干燥损伤。

　　2. 制作植床　首先沿角膜缘 360° 剪开球结膜，因角膜严重感染时，球结膜通常炎症较重，充血水肿显著，角膜缘处伴有新生血管长入，为保证手术视野清晰，可以采用压迫止血。如果压迫止血效果不佳，可以考虑电凝止血或烧灼止血，但不可过度损伤巩膜血管，以免引起眼前段缺血综合征影响术后恢复。打开球结膜充分止血后，常规可以采用 6-0 丝线缝上、下直肌牵引固定。

　　严重的全角膜真菌感染，通常伴有较多量前房积脓，影响对虹膜、晶状体的观察，所以在切除病变角膜前，可以先于角膜缘做侧切口，使用平衡盐溶液冲洗前房积脓，进一步明确溃疡的浸润边缘。前房内注入缩瞳药及黏弹剂，使用板层刀先于 10 点位角膜缘进行全层剖切，然后使用角巩膜剪剪除整个病变角膜，以及出现浸润或感染的巩膜组织。在移除感染的角膜组织时，应剪除与之粘连的坏死组织，平衡盐溶液冲洗前房角积脓，注意勿损伤周边虹膜，彻底清除虹膜晶体表面积脓后，使用 1mg/ml 伏立康唑溶液冲洗前房角，至手术显微镜下确认已没有明显感染的组织。

　　此过程开天窗后操作时间较长，有眼内容脱出，发生暴发性脉络膜上腔出血的可能,对于手术者的熟练操作要求较高,且能够迅速镜下辨认所有存在感染的部位。

3. 植片与植床的缝合 植床表面滴加足量黏弹剂,将供体角巩膜片叠加缝合于受体巩膜表面,10-0 尼龙线 16 针缝合于巩膜之上,植床植片缝合跨度各为 2mm,缝合完毕后需将线结转于巩膜基质内。用黏弹剂分离房角,不必追求水密前房,而是使用黏弹剂封闭前房。最后将球结膜对位缝合固定于角膜缘。也有研究报道植床与植片采取边对边的缝合方式,由于眼前节重建术将房角结构破坏,这种缝合方式使术后继发性青光眼发生的比例高达 50%。而采取植床与植片叠加缝合的方式,并用 360° 黏弹剂形成潜在滤过通道,降低了术后发生继发性青光眼的风险。应注意使用黏弹剂形成前房,眼压正常时不能有黏弹剂渗漏,以免形成浅前房。

四、术中特殊情况的判断及处理

真菌性角膜炎的病灶应彻底切除,并包含少量的健康组织,但应尽量保持晶状体 - 虹膜隔完整,避免病原体扩散至眼后节,同时可以避免玻璃体前移后与角膜接触导致角膜内皮功能失代偿。当然,如果虹膜出现脓肿,应彻底切除,小的虹膜缺

眼前节重建术治疗真菌性角膜炎术者:高华

损应缝合形成瞳孔,缺损太大无法修复则做节段切除;如果晶状体和玻璃体已经脱出,也应做晶状体摘除和前段玻璃体切除;若患者术前因感染严重,发生角膜穿孔较长时间,合并脉络膜脱离的患者,术中缝合角膜植片后可能难以形成前房,需术中使用 23G 穿刺套管行睫状体脉络膜上腔放液处理。若术中剪除病变角膜后,发现虹膜后晶状体、睫状体甚至玻璃体腔均为感染状态,在患者有健康眼的状态下,则保留患眼的意义不大,改行眼内容摘除术;若为独眼患者,术前与患者及家属充分讲明病情严重性,则试行眼前节重建术,术后复发风险高,可能需要二期玻璃体切除术,联合多次玻璃体腔药物注射术,仍有感染不能控制的可能性。

1. 晶状体溶解或脱出(图 6-6-2) 一种是剪除病变角膜过程中失误而导致晶状体破裂,另一种是因为术前药物或其他原因瞳孔散大,药物在术中缩瞳无效,在制备植孔时误伤晶状体,这种情况只能做囊外摘除,二期再植入人工晶状体。还有一种情况是严重的感染已经将晶状体前囊膜融解,晶状体皮质溢出,需将晶状体摘除;或感染使悬韧带部分融解,加之玻璃体压力大,晶状体和虹膜前突,并最终导致晶状体完全脱位,亦需摘除晶状体。此时如果无玻璃体脱出,盖上植片快速缝合结束后水密前房。如果有玻璃体脱出,在玻切仪开启的情况下可以进行前部玻璃体切除。但角膜移植一般不会同时备有玻切仪开启,此时为了争取时间,可以采用角巩膜剪在瞳孔的位置将溢出的玻璃体剪除,然后在植孔

注入黏弹剂盖上植片,快速缝合。晶状体损伤和脱出是角膜移植比较严重的并发症,术者应该冷静沉稳,在最短的时间内密闭眼球,重建前房,以避免因操作时间过长引起更严重的并发症——暴发性脉络膜出血的发生。

2. 睫状体脉络膜上腔放液 严重的真菌性角膜溃疡并穿孔的患者,若穿孔时间较长,可能合并脉络膜脱离。术中将病变角膜及周围可能感染的组织完全切除后,将已预处理好的角膜植片间断缝合于植床 8 针后,此时因后房压力过

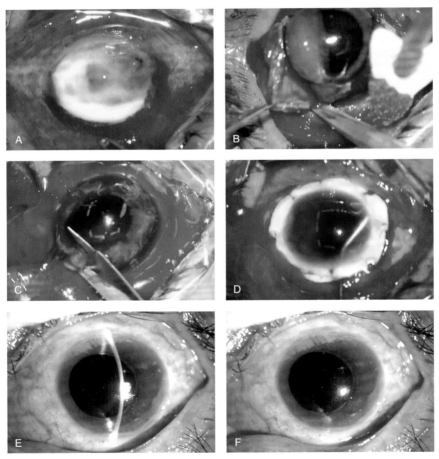

图 6-6-2 眼前节重建术中晶状体脱出的处理

A. FK 患者全角膜感染,同时伴有角膜穿孔;B. 将病变角膜剪开后,虹膜和晶状体向前膨起明显,棕黄色混浊的晶状体脱位;C. 采用角巩膜剪将嵌顿在瞳孔区的玻璃体剪断,避免牵拉玻璃体,以免引起更严重的眼内容脱出;D. 快速覆盖供体角膜缝合 8 针,采用钝性针头分离房角,同时注入少量黏弹剂重建前房;E、F. 同一患者,眼前节重建术联合晶状体囊内摘除术后 6 个月,角膜植片透明,前房深度可,瞳孔 6mm,晶状体缺如,UCVA=0.05,BSCVA=0.5。

高,使用黏弹剂无法形成前房。处理方法:根据术前患者 B 超报告的脉络膜脱离的方位,于颞侧距角膜缘 3.5~4mm 处使用23G 穿刺套管穿刺进入睫状体脉络膜上腔,方向与角膜缘平行,拔出穿刺针后,可见较多淡黄色液体自穿刺套管内流出(图6-6-3),此时向前房内注入黏弹剂,前房形成良好。将角膜植片缝合完毕后,需使用 10-0 缝线将巩膜穿刺口缝合密闭,最后将球结膜对位缝合于角膜缘。患者术前与术后的眼前段照相及眼部 B 超图像见图 6-6-4。

眼前节重建术中晶状体脱出的手术处理

术者:高华

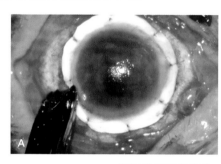
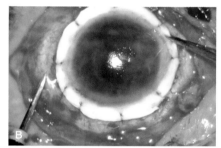
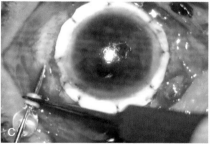

图 6-6-3 眼前节重建术中睫状体脉络膜上腔放液操作步骤

A. 穿刺方位的确定:该患者术前眼部 B 超提示,脉络膜脱离位于颞侧,因此于颞侧距角膜缘 3.5~4mm 进行标记;B. 使用 23G 穿刺套管穿刺进入睫状体脉络膜上腔,方向平行于角膜缘;C. 拔出穿刺针后,可见较多淡黄色液体自穿刺套管内流出。

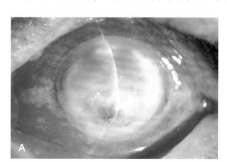
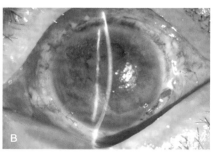

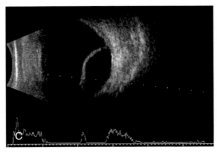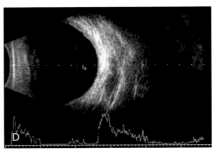

图 6-6-4 眼前节重建患者术前与术后的眼前段照相及眼部 B 超图像

A. 术前患者全角膜溃疡灶,周边浸润达角膜缘,下方可见直径约 3mm 角膜融解并穿孔,可见虹膜色素;B. 眼前节重建术后 1 周的眼前段照相,角膜植片透明,未见原发病复发,前房深可;C. 术前患者眼部 B 超图像,显示颞侧脉络膜脱离;D. 术后 1 周患者眼部 B 超提示轻度玻璃体混浊,未见脉络膜脱离。

3. 眼内容摘除 对于感染已侵及角膜缘或巩膜的真菌性角膜炎患者而言,眼前节重建术是保存眼球的最后手段。术前应做好充分的准备工作:①医生方面,术前眼部 B 超提示玻璃体混浊显著的患者,术前应该完善重大手术审批程序,完善医疗流程。②医患沟通方面,术前谈话时与患者详细解释病情,如果术中发现虹膜或玻璃体呈化脓性病变(图 6-6-5),则保存眼球意义不大,可能改行眼内容摘除术,患者及家属需在手术同意书中相应内容处再次签字确认。

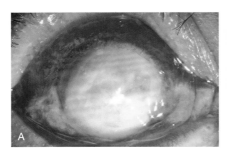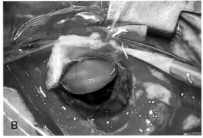

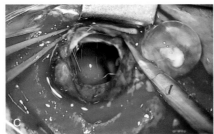

图 6-6-5 真菌性角膜溃疡患者术前及术中眼部情况

A. 全角膜溃疡,累及角膜缘;B. 剪除病变角膜后,见脓性分泌物与晶状体粘连,晶状体脱出;C. 虹膜后呈脓性改变。

五、术后处理

1. 术后用药　术后第一天开始局部使用免疫抑制剂他克莫司滴眼液,每日4次,那他霉素滴眼液每日4次,术后1~5天常规使用短效散瞳药物散大、活动瞳孔,减轻前房炎症,防止瞳孔阻滞的发生。他克莫司滴眼液建议终身使用,一年内可以每天3~4次,一年之后每天1~2次。那他霉素滴眼液需抗感染治疗维持1个月,无复发则可逐渐停用。

糖皮质激素的使用:术后2周内局部不使用激素,2~3周后局部加用0.1%氟米龙滴眼液,每日3~4次,联合妥布霉素地塞米松眼膏,晚睡前1次。患者术后2个月病情稳定后,局部免疫抑制剂联合低浓度激素需长期使用。有研究表明,全角膜免疫排斥发生3天以内就诊治疗的患者植片恢复透明的可能性大,7天以上治疗的患者常发生角膜植片内皮细胞功能失代偿。因此,免疫排斥反应一旦发生,应尽早行抗排斥治疗。眼前节重建术后1个月为全角膜排斥反应的高发期,需密切观察这段时间内患者的眼部病情变化。

2. 术后前房积血的处理　由于手术切除的范围大,前房炎症较重,通常出血较多,植床与植片完全缝合后,不能完全灌洗出前房积血。如果术后第一天前房积血较多,超过2mm,应嘱患者减少活动,采取半坐位,避免剧烈咳嗽、便秘等动作,滴用复方托吡卡胺滴眼液活动瞳孔,同时口服促进积血吸收的药物,如和血明目片等。为避免血细胞堵塞房角引起眼压升高,前房积血未完全吸收期间需密切监测患者眼压,若眼压高于21mmHg,可临时应用降眼压药物治疗。如果积血2周不吸收,可以考虑前房冲洗。

3. 术后高眼压问题的处理　笔者回顾性分析了2016—2018年全角膜感染的18例化脓性角膜炎患者(其中13例患者为真菌性角膜炎),为保存眼球行眼前节重建术,研究发现术前7例患者有继发性青光眼,但术后患者眼压均在正常范围之内:9~21mmHg,平均(15.3 ± 3.6)mmHg。眼前节重建术手术创面较大,剪除了患者的全角膜和部分感染的巩膜组织,且术中破坏了房角结构,术后良好眼压的维持有赖于术中植床与植片处巩膜的叠加缝合,并且使用黏弹剂形成前房,这样就形成了全周的滤过通道,能够较好地引流房水,有效控制眼压,患者术后的UBM检查结果可以印证这一点,在供体与受体巩膜连接处见滤过道(图6-6-6)。

部分患者发生继发性青光眼与术后早期前房炎症反应较重有关,虹膜后粘连造成瞳孔闭锁和阻滞。因此术后1~5天可以频繁点用快速散瞳药物6~8次,如果仍不能散开瞳孔,可以考虑注射散瞳合剂。根据眼压升高情况,可酌情加用1~3种降眼压药物控制眼压。通常随着前房炎症的消除和瞳孔阻滞的解除,眼压可逐渐恢复正常,再逐渐停用降眼压药物,可能遗留不规则形瞳孔的体征。

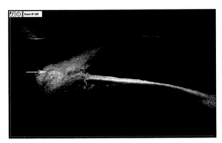

图 6-6-6　眼前节重建术后患者 UBM 检查
示房角关闭,虹膜前粘连,角膜缘后 2mm 处
供体与受体巩膜连接处见滤过道(箭头所示)。

4. 复发病例的处理　患者,男,48 岁,因"左眼红痛伴视力下降 20 天"就诊,无明显外伤史,无角膜接触镜配戴史,无感冒发烧史,询问病史,局部曾使用 0.1% 氟米龙滴眼液治疗。眼部检查及诊疗过程:视力右眼 1.0,左眼 HM/BE,左眼混合充血,全角膜溃疡、灰白色浸润,基质水肿,可见内皮斑,上方角膜缘处浸润及睫状充血显著,前房积脓约 2mm,余细节窥不清(图 6-6-7A),右眼眼科检查未见明显异常。行病原学检查:角膜病灶刮片细胞学检查示大量真菌菌丝;角膜激光共聚焦显微镜检查示左眼角膜病灶区多量真菌菌丝结构,近内皮层仍可窥见;真菌培养结果示烟曲霉。

局部给予伏立康唑滴眼液和那他霉素滴眼液,各每 1 小时 1 次;左氧氟沙星滴眼液,每日 4 次;普拉洛芬滴眼液,每日 4 次;氧氟沙星眼膏,每晚 1 次。全身应用氟康唑氯化钠注射液,每日 1 次,静脉滴注。治疗 1 周后,患者刺激症状严重,溃疡未见明显局限,仍可见约 2mm 前房积脓,考虑药物治疗效果欠佳,且患者溃疡已累及角膜缘,遂行左眼眼前节重建术。

术后继续抗感染、促修复治疗,抗真菌药物减量至每日 4 次,未加用糖皮质激素。术后 1 个月眼部检查:左眼视力 FC/20cm,左眼结膜充血,角膜植片在位,轻度水肿混浊,前房未见积脓,12~2 点位虹膜及晶状体表面出现团状白色渗出,瞳孔欠圆,晶状体轻度混浊(图 6-6-7B)。治疗:局部给予伏立康唑滴眼液、那他霉素滴眼液,每 1 小时 1 次,结膜下注射伏立康唑 0.2ml,每日 1 次,前房内注射 1mg/ml 伏立康唑,隔日 1 次。

连续抗真菌治疗 1 个月后,真菌复发病灶已明显控制,药物减量至那他霉素滴眼液每日 4 次,停用结膜下注射和前房注射抗真菌药物,3 个月后前房内复发病灶近消失(图 6-6-7C),角膜内皮数由术后 2 375 个 /mm² 变为 2 208 个 /

mm²。虽然复发的真菌病灶得到了控制,但虹膜纹理明显萎缩,晶状体呈白色混浊。

　　患者术后 6 个月感染完全控制后,行左眼白内障超声乳化摘除术 + 人工晶状体植入术,角膜植片透明(图 6-6-7D),测量角膜内皮数为 2 198 个 /mm²,最佳矫正视力为 0.7。

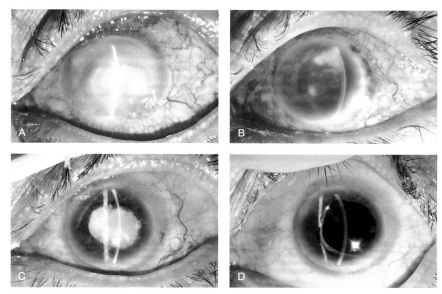

图 6-6-7　眼前节重建术后前房真菌复发患者外眼像
A. 患者术前外眼像,全角膜化脓性溃疡,表面苔被,前房积脓约 2mm;
B. 术后 1 个月,混合充血,角膜水肿轻混,12~2 点位虹膜及晶状体表面见团状白色渗出;
C. 治疗 3 个月后,前房内复发病灶近消失,但虹膜纹理明显萎缩,晶状体呈白色混浊;
D. 术后 6 个月,行白内障超声乳化摘除术 + 人工晶状体植入术后,可见角膜植片透明,前房内复发病灶完全消失。

　　5. 术后随访　要求患者术后每 2 周随诊,一个月后改为每月复诊 1 次,复诊时注意记录视力及矫正视力、眼压、植片透明性、植片上皮是否完整、角膜内皮数等。对于发生角膜植片免疫排斥反应的患者,需及时给予全身及局部激素、免疫抑制剂的治疗。3 例全角膜真菌感染患者眼前节重建术前及术后 1 年外眼像见图 6-6-8。

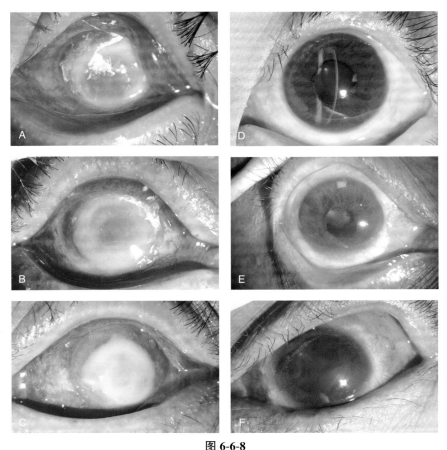

图 6-6-8

A、C、E. 3 例全角膜溃疡患者术前外眼像；

B、D、F. 该 3 例患者行眼前节重建术后 1 年外眼像，可见角膜植片透明。

六、心得体会

1. 尽管眼前节重建手术创伤大，但是保存严重真菌性角膜炎患者眼球和一定视力的最后一道防线。手术风险高，术后免疫排斥反应发生风险高，术前与患者充分沟通，提高患者和家属的理解和依从性。

2. 带巩膜环的眼前节重建术采用新鲜角膜植片，术中应将可疑感染的角巩膜组织彻底剪除。

3. 制作植片时切除 50% 厚度的巩膜板层，并将植床与植片叠加缝合，形成潜在的滤过通道，尽可能降低继发性青光眼的发生风险。

4. 眼前节重建术后发生植片免疫排斥的风险高于常规穿透性角膜移植，免疫排斥反应一旦发生,应尽早行抗排斥治疗。他克莫司滴眼液需长期维持治疗。

(张晓玉　高　华)

参 考 文 献

1. 王黛,王月新,贾艳妮,等.行大植片角膜移植的真菌性角膜炎患者病原学及临床特征分析.中华眼视光学与视觉科学杂志,2016,18 (03): 174-177.
2. 王月新,王黛,张阳阳,等.大直径穿透性角膜移植治疗真菌性角膜炎术后复发和免疫排斥反应规律.中华眼视光学与视觉科学杂志,2015,17 (11): 685-689.
3. 向德猛,王月新,贾艳妮,等.他克莫司滴眼液对真菌性角膜炎 PKP 术后早期免疫排斥预防作用的观察.中华眼科杂志,2017,4 (53): 305-310.
4. ABUDOU M, WU T, EVANS JR, et al. Immunosuppressants for the prophylaxis of corneal graft rejection after penetrating keratoplasty. The Cochrane Database of Systematic Reviews, 2015 (8): CD007603.
5. MALTA PIO G, MALTA PF, PEREIRA RL, et al. Sclerokeratoplasty for the early management of acquired anterior staphyloma. Romanian Journal of Ophthalmology, 2019, 63 (4): 379-382.
6. MUNDRA J, DHAKAL R, MOHAMED A, et al. Outcomes of therapeutic penetrating keratoplasty in 198 eyes with fungal keratitis. Indian J Ophthalmol, 2019, 67 (10): 1599-1605.
7. SHI W, WANG T, XIE L, et al. Risk factors, clinical features, and outcomes of recurrent fungal keratitis after corneal transplantation. Ophthalmology, 2010, 117 (5): 890-896.
8. WANG T, LI S, GAO H, et al. Therapeutic dilemma in fungal keratitis: administration of steroids for immune rejection early after keratoplasty. Graefes Arch Clin Exp Ophthalmol, 2016, 254 (8): 1585-1589.
9. XIE L, ZHAI H, SHI W. Penetrating keratoplasty for corneal perforations in fungal keratitis. Cornea, 2007, 26 (2): 158-162.

第七节　角膜移植联合玻璃体切除和晶状体摘除术

一、概述

角膜混浊、瘢痕或感染的患者,如果同时伴有眼底疾病,如眼后段感染、玻璃体积血、视网膜脱离等病变,则需要在角膜移植手术的同时联合玻璃体切除术。真菌性角膜溃疡的患者,因真菌易向角膜全层生长,并穿透入前房,导致眼内感染,所以合并发生真菌性眼内炎的比例较高,部分患者需行角膜移植联合玻璃体切除术。

联合手术有多种手术方式可以选择,以往的传统方式是采用开放式玻璃体切除术,由于无法控制眼压,危险性大,并发症多,成功率低,目前已经基本弃用。目前比较认可的手术方式是临时人工角膜下行玻璃体视网膜手术,以及穿透性角膜移植后在移植角膜植片下行玻璃体手术。两者都是在眼球闭合状态下的眼后段手术操作,但各有优缺点。临时人工角膜下手术野清晰,易于看清细节,立体感较强,但是此类手术需要高质量的临时人工角膜,以保持术中眼内的可视性,而且临时人工角膜的直径固定为某一个数值,并非适合于所有的角膜病变;而后者适合于所有直径的角膜病变,尤其是对于全角膜感染的患者,钻取下全部病变角膜后对位缝合供体角膜,然后行玻璃体视网膜手术,但是此类手术对移植供体的要求很高,供体角膜在术中要保持基本透明状态,以利于眼底手术的操作。

二、手术适应证

真菌性角膜炎患者进行角膜移植手术联合玻璃体和晶状体切除手术的主要适应证包括:

1. 真菌性角膜炎,同时伴有真菌性眼内炎,光感尚存。

2. 全层真菌性角膜溃疡,可疑眼内感染,同时伴有外伤性或原发性病变,如视网膜脱离、玻璃体积血等。

三、手术技术

(一) 全身麻醉或局部球周阻滞麻醉

儿童、不能配合局部麻醉的患者可选择全身麻醉。由于穿透性角膜移植术中需要取下角膜"开天窗",有发生暴发性脉络膜出血眼内容脱出的风险,全身麻醉可以较好地控制眶压和血压,所以有条件的医疗机构对成年人也可以选择全身麻醉。可以配合局部麻醉的成年人可选择局部球周阻滞麻醉,麻醉后充分按压 10~20min,以降低眶压和眼压。

(二) 临时人工角膜下玻璃体视网膜手术联合角膜移植手术

1. 完成扁平部三通道 开睑器开睑后,BSS 冲洗结膜囊,鼻上、颞上、颞下方距离角缘 3.5mm 至 4mm 处分别使用 23G 或 25G 穿刺套管针完成扁平部三通道切口,使用内照明观察并确定灌注管口位于玻璃体腔内,插入巩膜塞封闭。

2. 制备植床 因为临床常用的 Landers 临时人工角膜的光学区域直径为 7.2mm 和 8.2mm 两种规格(图 6-7-1),所以根据角膜病变或混浊的区域选择 7mm 或 8mm 直径的环钻,如果病变区域超过直径 8mm 的范围,就不宜使用 Landers 临时人工角膜了。

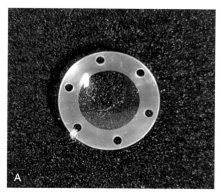
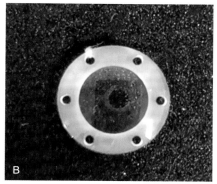

图 6-7-1　临时人工角膜
A. 临时人工角膜反面；B. 临时人工角膜正面。

钻切病变角膜可以选择普通手动环钻或负压真空环钻(图 6-7-2A)，钻切深度达 3/4 以上角膜厚度时(图 6-7-2B)，停止钻切，用锋利的刀尖在颞下或鼻下穿透进入前房。如果存在前房积脓，可以在此时采用平衡盐溶液在半开放的状态下冲洗前房积脓，再经穿透处向前房内注入黏弹剂，从穿透处进入角膜剪，沿逆时针方向剪下1/2 圆周(图 6-7-2C)，然后换不同方向的角膜剪，顺时针方向再剪下另外 1/2 圆周病变角膜组织(图 6-7-2D)，使其形成完整的圆形孔，植床的制备即算完成。

3. 固定临时人工角膜　完成植床后，应立即将 Landers 临时人工角膜盖于植孔(图 6-7-3A)，减少"开天窗"的时间，避免由于开放时间过长导致的暴发性脉络膜上腔出血等严重的手术并发症。Landers 临时人工角膜中央是直径 7.2mm 或8.2mm 的光学区，略厚，其周围是帽檐状的固定区，较薄，形成一个剖面为前表面平而后表面中央凸起的结构，凸起的光学区可以嵌入植孔保持术中的水密状态。固定区全周均匀分布着 6 个小孔，使用 8-0 缝线将其固定于植床(图 6-7-3B)，以免在玻璃体切除术中脱落。固定时，一般选择从固定孔进针，向植床方向缝合。

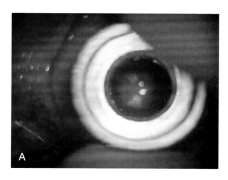
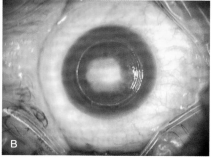

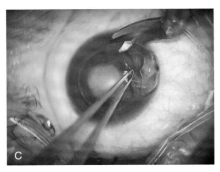
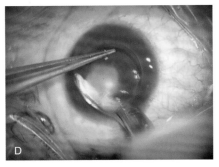

图 6-7-2 植床的制备过程
A. 普通环钻钻切病变角膜;B. 环钻在病变角膜的圆形切痕,深度达 3/4 以上;
C. 角膜剪,沿逆时针方向剪下下方 1/2 圆周角膜;D. 角膜剪,沿顺时针方向剪下上方
1/2 圆周角膜。

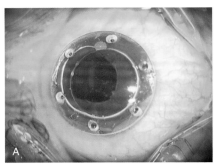
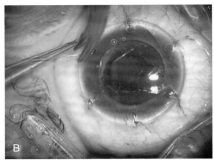

图 6-7-3 固定临时性人工角膜
A. 临时人工角膜盖于植孔;B. 8-0 缝线将临时人工角膜固定于植床。

4. 完成玻璃体视网膜手术操作 在打开灌注管之前,通常先干切核心部玻璃体,以 5ml 注射器作为负压源抽取玻璃体标本,一般取样 0.3~0.5ml 送检验科进行细菌真菌的涂片和培养。然后打开灌注液管道开关,首先在直视下切除前部玻璃体,再使用非接触式全视网膜镜或在临时人工角膜表面涂以黏弹剂后放置接触式棱镜,在光导照明下切除核心部和后极部视网膜前玻璃体,然后观察全周并切除周边部玻璃体,如有必要,在顶压下彻底清除锯齿缘部的玻璃体,以及睫状突表面的囊膜和悬韧带残余物,以免增殖形成睫状膜而造成术后低眼压。气液交换后复位视网膜,使用眼内激光或冷凝封闭视网膜裂孔。

5. 制备和缝合角膜植片 取出眼库提供的全角膜片,放置在切割枕上,使内皮面向上,使角膜中心和切割枕的中心重合,然后用拇指把环钻进行快速冲压,切下植片。重新提起环钻,植片完整地被遗留在切割枕上,如果切割不完全,可以采用角膜剪沿冲切边缘剪下供体角膜备用。受体植床直径7.0mm时,供体角膜直径选择7.25mm,受体植床直径8.0mm时,供体角膜直径选择8.5mm。

6. 缝合植片 为避免水流对角膜内皮的冲击,而且方便控制眼内压,植片缝合一般需行气液交换后在气下进行。选择较临时人工角膜略大的Fleringer环,以8-0可吸收线4~6针固定于临时人工角膜和23G或25G穿刺套管之间(图6-7-4)。调整玻切机的气压参数,缓慢下降,至0mmHg切断固定临时人工角膜的缝线,取下临时人工角膜(图6-7-5)。房角注入黏弹剂分离,避免虹膜前粘连。手术助手采用角膜托托起供体角膜,内皮面向下将植片放置在植孔上(图6-7-6A)。术者采用带侧翼铲针的10-0尼龙线进行间断缝合。缝合第一针一般在12点钟位(图6-7-6B),助手可以采用0.3mm的显微有齿镊将6点钟位的植片固定,有助于术者对12点钟位进行缝合。然后依次固定6点(图6-7-6C)、3点和9点钟。4针间断缝完之后,眼压逐渐升至5mmHg(图6-7-6D),用吸血海绵吸去角膜植片表面液体,使在显微镜下可以看到角膜植片上清楚的正方形。然后在4针中间缝合4针,完成后灌注的气压升至10mmHg;在此8针之间再缝合8针,灌注的气压升至20mmHg(图6-7-6E)。

当缝合8针完成后,将黏弹剂钝性针头从切口深入前房,同时注入少许黏弹剂,将前粘连的虹膜与切口分离,有利于后续的缝合。此时应观察是否有虹膜前粘连,如果发现存在虹膜前粘连,应把钝性针头重新插入虹膜前粘连的缝线间注入黏弹剂,解除粘连,使瞳孔成为圆形。角膜植片一般固定16针,然后采用显微平镊旋转缝线,将线结旋转至植床侧的角膜基质内,以避免线头在眼表带来刺激症状(图6-7-6F)。

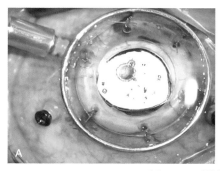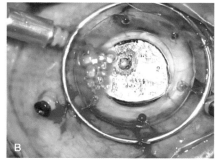

图 6-7-4 固定 Fleringer 环
A. Fleringer 环放入临时人工角膜和穿刺套管之间;B. 8-0 可吸收线固定 4~6 针。

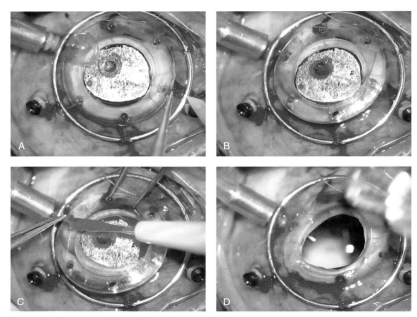

图 6-7-5 拆除人工角膜

A.拆除人工角膜缝线;B.拆除人工角膜一半缝线;C.拆除人工角膜的最后几根缝线时,助手用镊子固定拆除缝线侧的人工角膜,尽量维持眼压;D.眼压缓慢调整至0mmHg切断固定临时人工角膜的缝线,取下临时人工角膜。

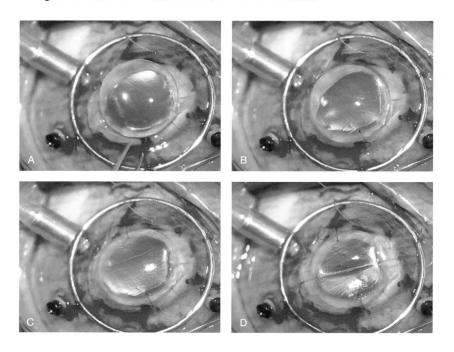

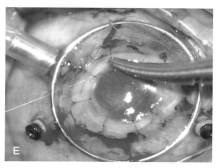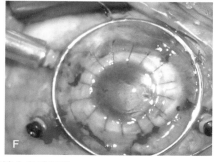

图 6-7-6 气下缝合角膜植片

A. 将角膜植片放置在植孔上;B. 尽快固定 1 根角膜缝线,将眼压调至 2mmHg;C. 固定 2 根角膜缝线,将眼压调至 3mmHg;D. 固定 4 根角膜缝线,将眼压调至 5mmHg;E. 固定 8 根角膜缝线将眼压调至 20mmHg;F. 固定 16 根角膜缝线,并调整角膜缝线。

7. 完成玻璃体切除手术　角膜移植完成后,在植片下通过内照明再次检查眼底。如玻璃体腔和视网膜没有明确感染,玻璃体腔填充硅油。如果眼内感染明确,不进行气体或硅油填充,拔除玻璃体穿刺套管,必要时以 8-0 可吸收线缝合 1 针,玻璃体腔注射伏立康唑 0.1mg/0.1mL。

8. 晶状体和虹膜的处理　对于眼内感染的患者,一般不保留晶状体及其囊膜,以防感染的组织残留造成眼内炎复发;如果虹膜有感染迹象,可予局部切除或全部切除。

(三)角膜移植联合玻璃体和晶状体切除术

对于全角膜或近全角膜感染的患者,角膜感染的直径超过临时人工角膜的 8mm 直径,已经无法使用 Landers 临时人工角膜。这种情况下,可以考虑采用新鲜的角膜供体,通过超大植片移植或全角膜移植完成 PKP 或眼前节重建术,然后再进行玻璃体视网膜手术(图 6-7-7、图 6-7-8)。供体材料尽可能选择离体时间短的年轻供体,以保证 PKP 手术完成后植片的透明度对玻璃体手术不产生太大的影响。具体超大植片或全角膜移植的技巧见本章第六节。非接触式全视网膜镜比常规的角膜接触式棱镜对角膜透明度的要求低一些,有利于在透明度稍差的角膜植片下完成玻璃体视网膜手术操作。

我们对山东第一医科大学附属眼科医院真菌性角膜炎伴前房积脓,以及真菌性眼内炎的患者进行了统计:近 3 年,我院伴前房积脓的真菌性角膜炎患者 254 例,发展为真菌性眼内炎患者 37 例,转化比例为 14.57%。真菌性角膜炎引起的真菌性眼内炎(37 例)占所有真菌性眼内炎(64 例)的比例为 57.81%。

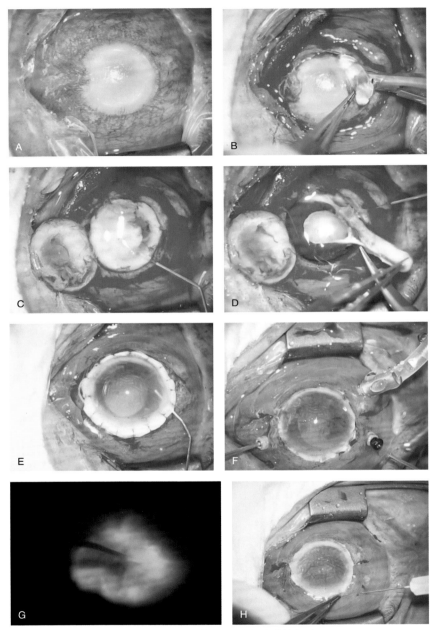

图 6-7-7 眼前节重建联合玻璃体切除

A.中央角膜溃疡,约 8mm,周边角膜环形浸润;B.切除病变角膜;C.分离前房积脓;
D.清除前房积脓;E.缝合带部分巩膜的角膜植片;F.用 23G 或 25G 穿刺套管做三
通道;G.在大植片角膜下行玻璃体切除术;H.术毕用 30G 针头行玻璃体腔药物注射
术,注射伏立康唑 0.1mg/0.1mL。

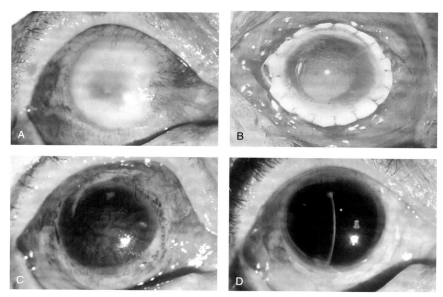

图 6-7-8　眼前节重建联合玻璃体切除的患者术前、术中及术后 2 周、术后 3 个月的眼前节照片

A. 中央角膜溃疡,约 8mm,周边角膜环形浸润;B. 带着部分巩膜的全角膜植片缝合于植孔;C. 术后半个月,结膜充血,角膜植片见后弹力层皱褶;D. 术后 3 个月角膜植片透明。

眼前节重建术联合玻璃体切除和晶状体摘除术治疗真菌性角膜炎合并真菌性眼内炎
术者:高华、原公强

角膜移植术联合玻璃体切除和晶状体摘除术治疗真菌性角膜炎合并真菌性眼内炎
术者:原公强

　　在病原学方面,真菌性角膜炎伴前房积脓的致病菌依次为:曲霉菌(28.12%),茄病镰刀菌(25.45%),链格孢霉(8.04%),藤仓镰刀菌复合群(6.25%),烟曲霉(4.02%)。在 FK 引起的真菌性眼内炎中,致病菌依次为:黄曲霉(18.37%),茄病镰刀菌(16.33%),链格孢霉(8.16%),藤仓镰刀菌复合群(8.16%),念珠菌(8.16%)。两者致病菌谱基本相似,在进展为真菌性眼内炎的进程中,各种属真菌比例相似,不存在某一种特殊优势菌。

　　在危险因素方面,真菌性角膜炎伴前房积脓中,角膜穿孔占 5.12%(13/254),

其中 9 个病例发展成为真菌性眼内炎,比例为 69.23%(9/13)。应用多因素分析,角膜穿孔(OR=11.54)和前房积脓(OR=6.43)对于 FK 进展为真菌性眼内炎均有强烈的相关性。

在转归方面,共有 15 例真菌性眼内炎行眼球摘除或者眼内容摘除术,其中 13 例均为 FK 引起的真菌性眼内炎。由 FK 发展而来的真菌性眼内炎病情更重,预后更为不良。

四、心得体会

1. 对于术前检查中 B 超提示为玻璃体明显的炎性混浊,拟诊为真菌性眼内炎的患者,术前需要和患者做好充分沟通:术中如果确诊为眼内感染,需行角膜移植联合玻璃体切除术;如果眼内组织感染严重,发生全周睫状体感染或视网膜广泛感染坏死等,提示视功能受到不可逆性严重损伤,若保存眼球,真菌复发的风险很高且预后很差,一般需改行眼内容摘除术。如果患者为独眼,需要尽量保存眼球和进行抢救性治疗。

2. 术中彻底切除感染角膜后,尽快重建眼球完整结构,在人工角膜或供体角膜缝合后闭合状态下行玻璃体切除术,尽量不要行开放式玻璃体切除术,以免发生暴发性脉络膜出血。

3. 如果眼内感染明确,一次手术难以控制感染,则不必修复视网膜,完成玻璃体切除和角膜移植后,再次行气水交换,眼内换成 BSS 后再用 30G 针头向玻璃体腔注射伏立康唑 0.1mg/0.1mL 控制感染。术后根据感染情况,可间隔48h 重复玻璃体腔注射伏立康唑 0.1mg/0.1mL 控制感染。待感染控制后,再次行视网膜脱离修复术。

4. 为减少真菌复发,术后早期不能使用糖皮质激素,一般术后第一天开始使用强效免疫抑制剂他克莫司滴眼液。术后 2~3 周如果没有出现复发,可以考虑局部添加中低浓度糖皮质激素滴眼液预防排斥。

(原公强　张静静　曾繁星　高 华)

参 考 文 献

1. 何键,程钧,董艳玲,等.真菌性角膜炎 1414 例临床分析.中华眼科杂志,2020, 56,(4): 286-293.
2. 谢立信.角膜移植学.北京:人民卫生出版社,2000.
3. 谢立信,史伟云.角膜手术学.北京:人民卫生出版社,2012.
4. WAN L, CHENG J, ZHANG J, et al. Risk factors, treatment strategies, and outcomes of endophthalmitis associated with severe fungal keratitis. Retina, 2019, 39 (6): 1076-1082.

第七章
术后并发症

第一节　真菌性角膜炎复发的表现和治疗

一、概述

真菌性角膜炎是全世界严重的致盲性眼病,尤其在发展中国家。由于抗真菌药物的疗效较差,PKP 或 LKP 仍然是重要的治疗手段。角膜移植术后,真菌复发是导致治疗失败的重要原因,以往报道复发率在 5%~14% 之间。因此,角膜移植术后的真菌复发仍然是眼科医生面临的巨大挑战。目前有很多因素阻碍了诊断真菌复发,这些因素包括不能正确诊断真菌复发,无法鉴别复发的临床特征,获得实验室检查确诊证据困难。另外,角膜移植术后真菌复发的患者在如何选择合适的治疗方法时也存在困难。

二、复发的诊断标准

术后怀疑真菌复发时,要定期地应用共聚焦显微镜去检查可疑的区域。角膜刮片查菌丝,然后应该再做真菌培养加真菌鉴定。二次角膜移植中取下的组织以及前节和后节取下的样本均应该做真菌培养加真菌鉴定。从上述任何组织中检到菌丝,均可确诊为真菌复发。

三、复发的相关危险因素

1. 术前为曲霉菌感染的患者;
2. 术前有糖皮质激素应用史;
3. 术前合并前房积脓或角膜穿孔;
4. 术前角膜炎累及角膜缘的患者;

5. 此外,晶状体感染实行 ECCE 手术患者的复发率也较高。

四、复发的表现

术后真菌复发主要有 3 个位置:植床、眼前房、眼后节。

1. 植床复发 复发浸润首先出现在植床(图 7-1-1A),一旦感染侵及植片,炎症发展迅速,会很快出现植片浸润及前房积脓和内皮斑(图 7-1-1B);LKP 术后植床中央复发者显示浸润及层间积脓(图 7-1-1C、D);

2. 前房复发 可以在虹膜根部的表面(图 7-1-2A)或前房角(图 7-1-2B、C)观察到白色的蘑菇状脓团;

3. 眼后节复发 后房积脓通过瞳孔进入前房,并形成膜状物覆盖在瞳孔的表面(图 7-1-1D),此时,通过眼部 B 超可以检测到玻璃体严重混浊。

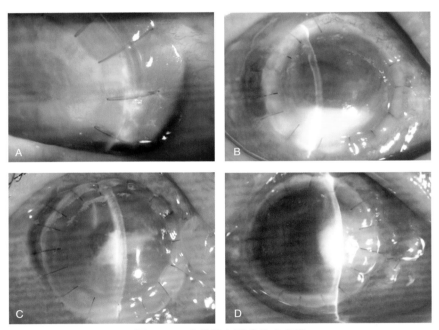

图 7-1-1 真菌性角膜炎植床复发
A. 穿透性角膜移植术后植床上有灰色浸润;B. 植床上有灰色浸润和炎性前房积脓;
C. 板层角膜移植术后中央植床复发;D. 板层角膜移植术后植片和植床层间积脓。

五、治疗

根据复发的部位不同选择合适的治疗方法。所有复发的患者局部应用 5% 氟康唑滴眼液 30min/ 次,联合 0.25% 两性霉素 B 滴眼液或 5% 那他霉素滴眼液

2h/ 次,同时全身静脉注射氟康唑(200mg)1 次 /d。如果患者植床复发,则在植床部位结膜下注射氟康唑(2mg)1 次 /d(图 7-1-3)。若前房真菌复发,则前房注射氟康唑注射液(0.1mg)1 次 /d,后节真菌复发的患者玻璃体腔注射氟康唑注射液(0.1mg)1 次 /d。

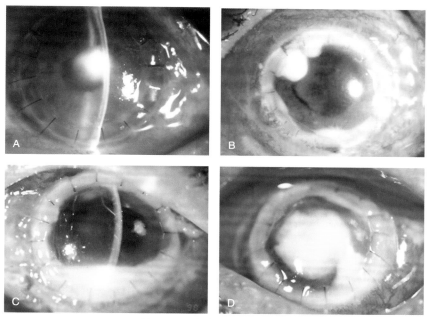

图 7-1-2　眼内组织真菌复发

A. 白色的蘑菇状脓团位于瞳孔区;B. 白色的蘑菇状脓团位于房角;C、D. 积脓由后房进入前房,并且有明显的玻璃体混浊提示眼后节真菌复发。

药物治疗 5~7d 后无效,则选择手术治疗。若复发的区域(直径 ≤2mm)在植床的表层,可选择病灶切除联合结膜瓣遮盖术(图 7-1-3)。当复发的区域(直径>2mm)累及植床的深层,要再次进行 PKP 手术,并且要切除比复发的范围更大的角膜。LKP 术后复发的区域若位于植床中央,则进行 PKP 手术,并应用和溃疡直径相当的环钻。真菌复发若位于眼后节,可以选择玻璃体腔注射氟康唑联合玻璃体切除术。

六、心得体会

1. 若真菌性角膜炎术前具有复发的高危因素,需提前评估,并在术中做好相应处理,根据真菌类型不同,如感染曲霉菌,则尽量选择穿透性角膜移植;术中根据感染情况,适当扩大切除范围,以保证彻底清除真菌感染灶。

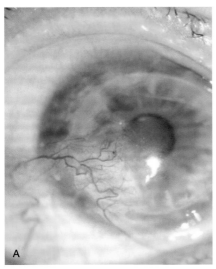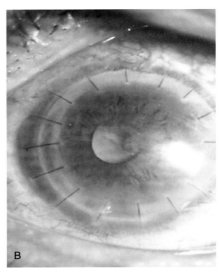

图 7-1-3　治疗结果

A. 植床复发后病灶切除联合结膜瓣遮盖术；B. 前房复发由前房注射氟康唑治愈。

2. 为减少真菌性角膜炎复发,角膜移植术后早期 1 周内避免使用糖皮质激素,术后 2 周若没有复发迹象,可酌情使用少量低浓度糖皮质激素。

3. 术后怀疑真菌复发时,需使用共聚焦显微镜检查可疑的区域,根据复发部位不同,选择合适的治疗方法,如浸润部位注射氟康唑；药物治疗 5~7 天后无效,则一般需要选择手术治疗。

（王　婷）

参 考 文 献

1. SHI WEIYUN, WANG TING, XIE LIXIN. Risk factors, clinical features, and outcomes of recurrent fungal keratitis after corneal transplantation. Ophthalmology, 2010, 117 (5): 890-896.

2. RAPOZA PA, WEST SK, KATALA SJ, et al. Prevalence and causes of vision loss in central Tanzania. Int Ophthalmol, 1991, 15 (2): 123-129.

3. XIE L, DONG X, SHI W. Treatment of fungal keratitis by penetrating keratoplasty. Br J Ophthalmol, 2001, 85 (9): 1070-1074.

4. CHOWDHARY A, SINGH K. Spectrum of fungal keratitis in North India. Cornea, 2005, 24 (1): 8-15.

5. GONZALES CA, SRINIVASAN M, WHITCHER JP, et al. Incidence of corneal ulceration in Madurai district, south India. Ophthalmic Epidemiol 1996, 3 (3): 159-166.

6. HAGAN M, WRIGHT E, NEWMAN M, et al. Causes of suppurative keratitis in Ghana. Br J

Ophthalmol, 1995, 79 (11): 1024-1028.

7. LALITHA P, PRAJNA NV, KABRA A, et al. Risk factors for treatment outcome in fungal keratitis. Ophthalmology, 2006, 113 (4): 526-530.

8. KALAVATHY CM, PARMAR P, KALIAMURTHY J, et al. Comparison of topical itraconazole 1% with topical natamycin 5% for the treatment of filamentous fungal keratitis. Cornea, 2005, 24 (4): 449-452.

9. FLORCRUZ NV, PECZON I JR. Medical interventions for fungal keratitis. Cochrane Database Syst Rev, 2008 (1): CD004241.

10. XIE L, ZHONG W, SHI W, et al. Spectrum of fungal keratitis in north China. Ophthalmology, 2006, 113 (11): 1943-1948.

11. XIE L, ZHAI H, SHI W. Penetrating keratoplasty for corneal perforations in fungal keratitis. Cornea, 2007, 26 (2): 158-162.

12. XIE L, SHI W, LIU Z, et al. Lamellar keratoplasty for the treatment of fungal keratitis. Cornea, 2002, 21 (1): 33-37.

13. TI SE, SCOTT JA, JANARDHANAN P, et al. Therapeutic keratoplasty for advanced suppurative keratitis. Am J Ophthalmol, 2007, 143 (5): 755-762.

14. SONY P, SHARMA N, VAJPAYEE RB, et al. Therapeutic keratoplasty for infectious keratitis: a review of the literature. CLAO J, 2002, 28 (3): 111-118.

15. XIE LX, WANG FH, SHI WY. Analysis of causes for penetrating keratoplasty at Shandong Eye Institute from 1997 to 2002. Zhonghua Yan Ke Za Zhi, 2006, 42 (8): 704-708.

16. ZHANG Y, DING X, WANG L, et al. Studies on the indications of lamellar keratoplasty for fungus corneal ulcer. Yan Ke Yan Jiu, 1995, 13: 107-109.

第二节 免疫排斥反应及防治策略

一、概述

目前我们临床上实施的角膜移植主要是同种异体移植,移植术后特别是高危角膜移植术后出现的免疫排斥反应可引起角膜植片混浊、功能丧失,甚至导致失明,是导致角膜移植术失败的主要原因。

生理情况下角膜不含有血管和淋巴管组织,属于"免疫赦免"区域,但由于是异体移植,移植的角膜具有抗原性,可引起移植体内抗原抗体反应,导致角膜基质混浊、新生血管生长、植片失透明,最终导致移植失败。角膜移植术后的免疫排斥反应主要由T淋巴细胞介导,炎症刺激可活化抗原递呈细胞,其细胞表面的组织相容性复合体进一步激活T淋巴细胞,发挥免疫反应。

免疫排斥反应的发生是多因素参与的复杂过程,与感染的程度、角膜炎性

155

反应、角膜新生血管的数量、植片大小、手术次数及手术的时机和方式密切相关。以下因素均为诱发免疫排斥反应的高危因素：①角膜植床新生血管超过两个象限的患者；②大直径或偏中心的移植；③眼部持续慢性炎症；④术前为角膜急性感染未控制或穿孔；⑤排斥而导致移植失败；⑥植片与植床对合不良；⑦低龄受体（小于 3 岁）；⑧虹膜前粘连于植片；⑨使用抗青光眼药物或有抗青光眼手术病史的患者；⑩人工晶状体眼或无晶状体眼。高危角膜移植的排斥率为40%~65%，谢立信教授等研究发现，不同高危因素造成的排斥发生率分别为：新生血管化植床 75%，大植片 34%，偏中心移植 28.6%，双侧或二次移植 25%，严重感染及穿孔 22.7%，接受皮肤或其他器官移植术后 100%。

真菌性角膜炎患者角膜移植术后免疫排斥反应发生早，高峰期为术后 1 个月，大多数发生在角膜移植术后 6 个月内，排斥发生率高（24%~57%），为高危角膜移植。这主要与以下因素有关：①目前抗真菌药物数量少，药物敏感性差，真菌性角膜炎容易迁延不愈或者造成全角膜感染，为了保存眼球和挽救视功能，需炎症急性期进行角膜移植手术，术后炎症反应较重；②术后早期不能应用糖皮质激素。

二、免疫排斥反应的临床特征

1. 上皮型排斥反应　发生率为 10% 左右，常见于行新鲜供体的全板层联合角膜缘移植术后的患者，通常发生于术后 3 个月左右。此型的特征为早期自觉症状不明显，不及时治疗会出现上皮排斥线，此线开始于植片边缘，逐渐向中央进展，用荧光素钠染色易发现，排斥区周围出现不规则的角膜浅基质水肿混浊。共聚焦显微镜观察可见：排斥线所经过的区域上皮层细胞边界模糊，胞核反光度降低，细胞间可见许多暗区，基底细胞的数目明显减少。上皮排斥线未经过的区域上皮表层细胞及基质细胞排列整齐，表层细胞排列疏松而基质细胞排列紧密，边界清楚，细胞数目正常。排斥线本身则是由体积较小反光明亮的炎症细胞与受损的体积较大、胞核模糊的异常上皮细胞共同构成。上皮排斥只要及时治疗，一般不影响视力及角膜透明度；若不及时处理，会诱发基质型或内皮型排斥的发生。

2. 上皮下浸润　也称为上皮下排斥，临床较少见。此型表现为前弹力层下方的白色沉着物，直径约 0.2~0.5mm，可发生在植片的任何象限，但边缘较多见，应用糖皮质激素滴眼液后很快消失，有时可留下轻微的上皮下混浊。共聚焦显微镜下可见：在前弹力层下浅层的基质细胞胞体增大，正常椭圆形胞核模糊，胞质反光度下降，其中可见散在的、胞体较小、胞核明亮的炎症细胞。

3. 基质型排斥　发生率约为 10%~15%，通常发生在术后 3~6 个月后，术前角膜植床深层血管比表层血管更易出现。此型常表现为植片水肿、混浊、增厚，并伴有新生血管长入，在不同的手术方式术后临床表现不同，板层角膜移植术后的基质型排斥表现为从周边基质开始出现水肿、混浊,较粗大的新生血管伸入基质;穿透性角膜移植术后的基质排斥也表现为从靠近角膜缘处的植片开始出现水肿、混浊,并有大量新生血管长入植片(图 7-2-1A)。共聚焦显微镜下可见:角膜基质细胞体积增大,胞体变形,胞核数量减少;在细胞形态模糊不清的基质细胞背景中出现数量不等、分布不均、胞体较小、胞核反光明亮的炎症细胞。这些炎症细胞较多地分布在移植片缝线及新生血管周围,而且这种改变往往早于基质细胞的改变(图 7-2-1C)。此型经糖皮质激素滴眼液治疗后效果明显,如不及时治疗,极可能发生内皮型排斥。

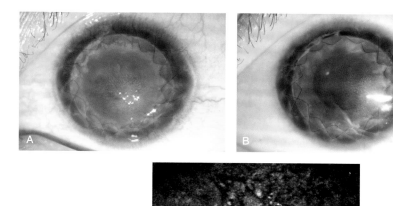

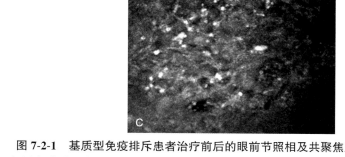

图 7-2-1 基质型免疫排斥患者治疗前后的眼前节照相及共聚焦显微镜图片
A. 板层角膜移植术后基质型排斥 2 周大体像:植片水肿、混浊、增厚,并伴有新生血管长入;B. 药物治疗 5 天后大体像:植片水肿明显减轻;C. 共聚焦显微镜表现:角膜基质细胞体积增大,胞体变形,胞核数量减少,可见数量不等、分布不均、胞体较小、胞核反光明亮的炎症细胞。

4. 内皮型排斥(图 7-2-2) 常发生在术后 6 个月左右,是角膜移植术后最常见的排斥类型。此型常表现为红、痛、视力下降的症状,检查时可发现睫状充血、植片水肿、房水闪辉、KP 等特征。KP 常为弥漫或线状排列,后者形成内皮排斥线,此线从边缘向中央延伸,植床附近常有粗大的新生血管,约 45% 的内皮型排斥患者可见内皮排斥线。共聚焦显微镜下内皮排斥线有典型的形态改变,它是由小的反光明亮的炎症细胞和胞体增大、六边形结构消失、边界不清、核固缩的异常内皮细胞构成。内皮排斥线经过的区域,角膜内皮细胞数目明显减少,边界不清,六边形形态消失,胞体增大呈伪足状。在内皮细胞改变之后,相应区域的基质细胞也呈肿胀改变、上皮细胞之间的间距拉大(图 7-2-3)。

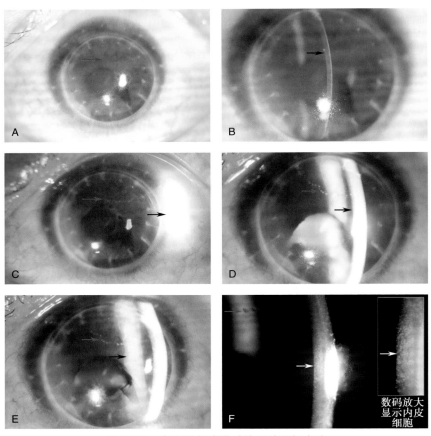

图 7-2-2　内皮型免疫排斥的 6 种照相方法
A. 弥散光照明(10×);B. 裂隙光照明(16×);C. 巩膜缘分光法照明(10×);
D. 间接照明(16×);E. 后部(虹膜)照明(16×);F. 镜面反光照明(40×)。

　　以上提到的内皮型免疫排斥反应过程中出现的排斥线是穿透性角膜移植经典的排斥类型,但临床中接受全角膜移植或眼前节重建的患者却很少观察到排斥线,排斥过程中所观察的现象有其自有的特点。史伟云教授等回顾性分析过真菌性角膜炎眼前节重建术后排斥的特点,发现这类接受全角膜移植的患者发生免疫排斥反应时的典型特点:①常有眼红、眼痛伴视力下降症状;②排斥时表

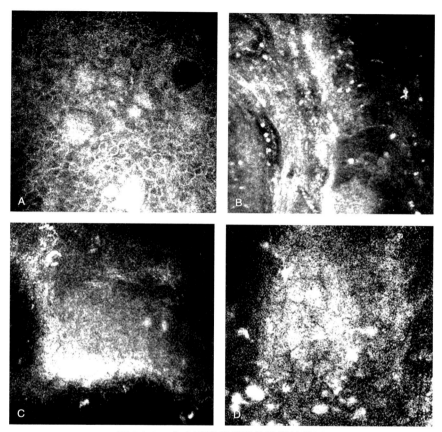

图 7-2-3 内皮型排斥共聚焦显微镜结果

A. 上皮细胞之间的间距拉大；B. 基质细胞肿胀，形态不清，散在炎症细胞；C. 内皮
排斥线由小的反光明亮的炎症细胞和胞体增大、六边形结构消失、边界不清、核固
缩的异常内皮细胞构成；D. 内皮细胞数目减少，边界不清，六边形形态消失。

现为全角膜水肿，但没有内皮排斥线；③大部分患者还表现为脉络膜水肿，眼压
降低，提示这部分患者发生免疫排斥反应时睫状体分泌房水的功能可能受到了
影响，是一种特殊类型的排斥反应，临床上需要特别注意（图 7-2-4）。

三、免疫排斥反应的预防和治疗

（一）糖皮质激素的应用

糖皮质激素是防治角膜移植手术后免疫排斥反应的一线用药，可通过减少
淋巴细胞产生细胞因子，影响 T 细胞激活及细胞间的黏附作用，从而达到免疫
抑制剂的效果。但对于 FK 患者，使用糖皮质激素会降低机体对真菌的防御能
力，加强真菌抵抗炎症细胞吞噬和消化作用的自我保护能力，会使真菌在角膜内

的侵袭能力及其生长速度增加,从而导致角膜移植术后真菌复发。为了避免真菌复发往往推迟术后糖皮质激素的使用时间。

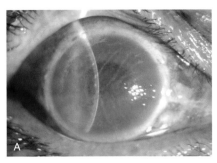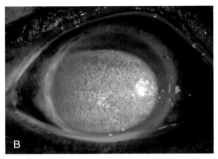
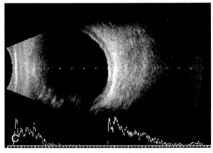

图 7-2-4 眼前节重建术后排斥 1 周
表现为全角膜弥漫性水肿,但没有内皮斑,B 超显示为脉络膜水肿。

另外,单纯应用糖皮质激素对于高危角膜移植术后免疫排斥反应的预防作用并不理想,术后 12 个月免疫排斥反应发生率为 60%~100%,且长期大剂量应用糖皮质激素可导致多种并发症,如白内障、青光眼等。因此,免疫抑制药物的应用对于预防角膜移植术后免疫排斥反应有重要意义。

(二)免疫抑制剂的应用

1. 环孢素 A(cyclosporin A,CsA) CsA 为 11 个氨基酸组成的环状多肽,是从真菌代谢物中提取而获得的,为选择性免疫抑制药,可抑制辅助性 T 淋巴细胞、B 淋巴细胞活性,并通过与细胞内免疫嗜素亲环蛋白结合抑制辅助性 T 淋巴细胞对白介素 -2 的反应性,对细胞免疫及体液免疫均有较好的抑制作用。CsA 全身用药不良反应发生率较高,可引起肝、肾和神经毒性,还能引起高血压等,局部用药可提高疗效,但长期用药可引起患者不耐受,且眼局部应用穿透力弱、眼内药物浓度低,对高危角膜移植术的预防作用不明显。前期我们研究显示,对于高危角膜移植患者,局部应用糖皮质激素联合环孢素 A 滴眼液,术后 12 个月免疫排斥反应发生率约为 40%。

2. 他克莫司（tacrolimus，FK506）　FK506 是一种新型高效的大环内酯类免疫抑制剂，是 1984 年从日本竹波土壤中分离得到的竹波链霉菌 No.9993 的发酵产物中提取出来的，与 CsA 相比，其分子量较小，但其免疫活性是 CsA 的 10~100 倍，可一线用于高危角膜移植手术免疫排斥反应的预防和治疗。术后半个月是受体抗原递呈细胞对供体抗原的识别及把信号传递给淋巴细胞的阶段，随后在 1 个月左右淋巴细胞完成增殖活化后开始接触供体抗原，进入免疫排斥的效应阶段，临床表现为一系列炎性反应。FK506 可有效地抑制机体的细胞与体液免疫，通过抑制 T 淋巴细胞的活化和增殖，从而抑制多种细胞因子的产生与表达，抑制免疫排斥反应的发生。并且，FK506 可以通过抑制真菌细胞内的钙调蛋白磷酸酶来增加抗真菌药物的敏感性，具有抗真菌的活性，应用于真菌性角膜炎角膜移植术后的安全性较糖皮质激素可能更好。

前期我们对真菌性角膜炎患者行 PKP 术后观察平均 7 个月的结果发现，术后局部应用糖皮质激素联合 FK506 滴眼液免疫排斥反应发生率仅仅为 15.3%，与低危角膜移植免疫排斥反应发生率 10%~20% 相当，而且即使发生了免疫排斥反应，强度也低于以往的研究，而且经过常规抗排斥治疗之后角膜植片容易恢复透明，而局部应用糖皮质激素联合 CsA 滴眼液免疫排斥反应发生率为 47.8%，经过常规抗排斥治疗后角膜植片恢复情况欠佳。这表明真菌性角膜炎患者早期局部应用 FK506 滴眼液，之后联合应用糖皮质激素滴眼液可以有效防治真菌性角膜炎患者 PKP 术后早期免疫排斥反应发生，安全性好。

3. 雷帕霉素（rapamycin，RAPA）　RAPA 是从吸水性链霉菌发酵液中提取出来的一种内脂类化合物，是与 FK506 结构相似的新型免疫抑制剂，但与 FK506 及 CsA 相比有其优势所在：① RAPA 可阻断 T 淋巴细胞和 B 淋巴细胞的钙依赖性和非钙依赖性的信号传导通路，其免疫抑制作用较 FK506 更强。且 RAPA 可以通过抑制 mTOR 能特异性地抑制组织缺氧引起的细胞增殖和血管新生，减少抗原递呈及活化的免疫细胞对移植物的攻击，对延长植片的存活时间更有意义。② CsA 和 FK506 的免疫作用机制相似，两者不能协同应用，但 RAPA 可以与 FK506 和 CsA 两者中的任何一种协同应用，使承担移植排斥反应的 T 淋巴细胞在细胞增殖的早期和晚期均被抑制，较单独用药效果好。

由于 RAPA 属于脂溶性药物，溶解性差、治疗窗口窄，故尚未在眼科广泛应用，但初步的细胞实验和动物实验显示，虽然 RAPA 普通制剂滴眼液在眼内通透性差，疗效不理想，但 RAPA 纳米胶束颗粒滴眼液、RAPA 缓释片可有效延长高危角膜移植免疫排斥反应发生时间，对防治高危角膜移植术后免疫排斥反应和角膜新生血管增殖均有效，将来可能有很大的应用前景。

（三）药物用法

1. 预防排斥的药物用法

（1）糖皮质激素：真菌性角膜炎患者角膜移植术后一般2周内禁用糖皮质激素，2周后若未出现真菌复发，可以局部试探性使用短效、低浓度的糖皮质激素，如0.02%或0.1%氟米龙滴眼液每天点眼2~4次，一般不直接使用地塞米松滴眼液，使用一周内观察是否有真菌复发，如未复发可适当增加糖皮质激素的使用浓度及次数。由于激素长期应用有升高眼压的风险，因此建议在糖皮质激素使用期间应定期监测眼压变化。术后2周内为减轻炎症反应，可局部使用非甾体消炎滴眼液，如普拉洛芬或溴芬酸钠滴眼液，每天2~4次。

（2）CsA：眼部使用的免疫抑制剂通常在术后第一天即给药。在角膜移植手术后的前3个月，1%CsA滴眼液每天点眼4次，以后逐渐减量，半年后可改为每天点眼2次，长期维持使用。对于高危角膜移植手术，1%CsA滴眼液局部给药效果并不理想，可选择CsA全身给药，给药时间为3~6个月，根据公斤体重计算用药量，并维持血液中有效的药物浓度。定期复查肝肾功能和血压，尤其高龄患者。

（3）FK506：FK506与CsA不能联合应用，因两者的作用机制相似，若联合应用，不但不会增加药效，还会增加不良反应的发生率。0.1%FK506滴眼液一般在术后第一天即开始使用，每天点眼4次，术后2周联合糖皮质激素应用，减药的方法与1%CsA滴眼液基本相同。

2. 治疗排斥的药物用法 角膜移植手术后一旦发生免疫排斥反应，无论出现上皮型、基质型和内皮型，原则上除局部糖皮质激素治疗外，全身也应该同时使用糖皮质激素。

（1）全身用药：首先静脉给药，通常短效糖皮质激素使用1~3d，如氢化可的松注射液100mg（成人）或每天2mg/kg；然后改为口服用药，如醋酸泼尼松片，每天0.5~1.0mg/kg体重，逐渐减量，原则上约1个月停药。

（2）局部用药：及时、快速使用高浓度糖皮质激素滴眼液，对拯救角膜移植片的内皮细胞非常重要。1%醋酸泼尼松龙滴眼液是糖皮质激素含量最高的滴眼液，故常作为角膜移植手术后免疫排斥反应的控制用药，早期每1~2h点眼1次，每天≥6次；睡前给予地塞米松眼膏，连续使用2周；0.1%FK506滴眼液每天点眼4次；必要时地塞米松3~5mg结膜下注射，隔天1次，连续1周。2周后糖皮质激素减为每天点眼4次。以后糖皮质激素和免疫抑制剂减量方法同穿透性角膜移植术。

四、心得体会

1. 真菌性角膜炎角膜移植术后糖皮质激素的应用时机非常重要。若应用时间太早可能引起真菌复发,若应用时间太晚可能难以控制炎症或导致免疫排斥反应的发生。一般术后 2 周开始局部加用低浓度糖皮质激素,但如果患者有真菌复发高危因素,比如角膜感染范围大,术中可能切除不彻底,或术后已有真菌复发迹象,则应延缓糖皮质激素的应用时间;若病灶在角膜中央,术中已切除干净,可将糖皮质激素的使用时间提前至术后 1 周,并在使用的过程中严密观察是否有复发。

2. 真菌性角膜炎角膜移植术后早期应及时使用强效免疫抑制剂。FK506 的抗排斥效果明显优于 CsA,建议首选 FK506。

3. 真菌性角膜炎患者角膜移植术后一旦出现免疫排斥反应,一定要及时足量地使用抗排斥药物挽救植片,必要时住院治疗。

（董沐晨）

参 考 文 献

1. 高华,史伟云,谢立信,等.雷帕霉素缓释片防治兔高危角膜移植免疫排斥反应和新生血管增殖的研究.中华眼科杂志,2006, 42 (1): 6-11.

2. 林跃生,孙明霞,陈家祺,等.角膜移植排斥反应的共焦显微镜研究.中国实用眼科杂志,2001, 19 (8): 592-595.

3. 史伟云,王旭,谢立信.穿透性角膜移植术后内皮型免疫排斥反应的临床研究.中华眼科杂志,2005, 41 (2): 145-149.

4. 王月新,王黛,张阳阳,等.大直径穿透性角膜移植治疗真菌性角膜炎术后复发和免疫排斥反应规律.中华眼视光学与视觉科学杂志,2015, 17 (11): 685-689.

5. 向德猛,王月新,贾艳妮,等.他克莫司滴眼液对真菌性角膜炎 PKP 术后早期免疫排斥预防作用的观察.中华眼科杂志,2017,53 (4): 305-310.

6. 谢立信.角膜移植学.北京:人民卫生出版社,2000: 175-176.

7. 谢立信,史伟云,董晓光,等.高危角膜移植术后免疫排斥反应规律的临床研究.中华实验眼科杂志,2000, 18 (5): 439-441.

8. 张鲁天,李素霞,张娜,等.他克莫司滴眼液预防高危角膜移植免疫排斥反应的研究.临床眼科杂志,2017, 25 (3): 193-196.

9. 中华医学会眼科学分会角膜病学组.我国角膜移植手术用药专家共识.中华眼科杂志,2016, 52 (10): 733-737.

10. GERBER DA, BONHAM CA, THOMSON AW. Immunosuppressive agents: recent developments in molecular action and clinical application. Transplant Proc, 1998, 30 (4): 1573-1579.

11. KAUSS HM, CHARLES WS, BRANDELY PIAT ML, et al. Cyclosporine eye drops: a 4-year retrospective study (2009-2013). Journal Francais Dophtalmologie, 2015, 38 (8): 700-708.

12. KHAROD-DHOLAKIA B, RANDLEMAN JB, BROMLEY JG, et al. Prevention and treatment of corneal graft rejection: current practice patterns of the Cornea Society (2011). Cornea,

2014, 34 (6): 609-614.

13. NIEDERKORN JY. Immunology and immunomodulation of corneal transplantation. International Reviews of Immunology, 2002, 21 (2-3): 173-176.

14. SHIMAZAKI J, DEN S, OMOTO M, et al. Prospective, randomized study of the efficacy of systemic cyclosporine in high-risk corneal transplantation. American Journal of Ophthalmology, 2011, 152 (1): 33-39.

15. SHI W, WANG T, ZHANG J, et al. Clinical features of immune rejection after corneoscleral transplantation. Am J Ophthalmol, 2008, 146 (5): 707-713.

16. WANG T, LI S, GAO H, et al. Therapeutic dilemma in fungal keratitis: administration of steroids for immune rejection early after keratoplasty. Graefes Arch Clin Exp Ophthalmol, 2016, 254 (8): 1585-1589.

17. YAMAZOE K, YAMAZOE K, YAMAGUCHI T, et al. Efficacy and safety of systemic tacrolimus in high-risk penetrating keratoplasty after graft failure with systemic cyclosporine. Cornea, 2014, 33 (11): 1157-1163.

第三节　其他并发症

一、角膜植片上皮愈合不良

角膜移植术后早期植片的重新上皮化及上皮功能的良好维持对植片的存活至关重要。对于眼表环境健康的角膜植片而言,植片的上皮化往往在数天内即可自行顺利完成,而在眼表环境异常的情况下,上皮则会出现不同程度的愈合延迟,甚至不能愈合。研究显示,角膜移植术后 7 天时检测泪膜破裂时间明显缩短,角膜上皮荧光素钠着色评分明显高于术前。导致角膜植片上皮愈合不良的因素多种多样,常见的相关因素包括:各种原因引起的干眼(包括睑板腺功能障碍、眼干燥综合征、Stevens-Johnson 综合征等)、各种原因引起的角膜缘干细胞功能失代偿、神经营养性角膜病变、糖尿病、眼睑异常(如睑裂闭合不全、睑缘炎等)、受体年龄大、供体角膜质量不佳、围手术期药物刺激等。

真菌性角膜溃疡患者除了在合并有上述因素时容易导致角膜植片上皮愈合不良,还因为其真菌感染的特殊性而存在一些特有的、易导致上皮愈合缓慢的原因,主要包括:

1. 术后早期无法使用糖皮质激素类药物抗炎治疗使炎症反应持续时间较长,而持续的炎性反应可能对角膜内皮产生毒性反应,进而导致角膜上皮细胞增殖修复速度下降,新生的角膜上皮细胞反复丢失。

2. 围手术期抗真菌药物的频繁应用对眼表造成一定的损伤,尤其是术后抗真菌药物如那他霉素滴眼液、两性霉素 B 滴眼液、伏立康唑滴眼液等在眼局部的高频次应用可能对角膜上皮产生较强的毒性作用,从而导致角膜上皮功能受损。

3. 角膜移植术后眼表结构发生改变,同时长期、频繁使用抗感染抗炎的滴眼液,可引起泪膜稳定性异常,导致泪膜对角膜上皮的保护作用受损,引起持续存在或反复出现的角膜上皮缺损。

4. 真菌性角膜溃疡往往好发于有单纯疱疹病毒性角膜炎(HSK)病史的人群、糖尿病人群或眼部和面部神经损伤的患者,末梢神经的退缩和手术对神经的损伤使角膜上皮失去神经的营养作用而难以愈合。

5. 已知角膜缘基底细胞层是角膜上皮干细胞存在的部位,若感染侵及角膜缘基底细胞层时,也会影响角膜移植术后上皮的愈合速度。

角膜植片上皮愈合不良应积极治疗,上皮缺损超过 1 周者,上皮愈合将更加缓慢,缺损超过 3 周者,角膜基质溶解和溃疡的发生率显著上升。针对真菌感染患者行角膜移植术后发生的上皮愈合不良,结合《我国角膜上皮损伤临床诊治专家共识》的建议,提供以下治疗方案:

1. 给予促角膜上皮修复的药物 在感染控制的情况下使用人工泪液有助于稳定泪膜,保护角膜上皮,如玻璃酸钠滴眼液、聚乙二醇滴眼液等;根据角膜上皮损伤程度可给予小牛血去蛋白提取物滴眼液或凝胶、生长因子类滴眼液、自体血清等促进上皮修复的药物治疗。

2. 给予抗炎类药物 术后可以适当添加非甾体抗炎药减轻炎症,术后积极观察病情变化,若无真菌感染复发迹象,术后 1 个月左右可酌情增加糖皮质激素类滴眼液控制眼部炎症,降低上皮愈合不良的风险。

3. 精简药物 术后应随病情变化积极调整用药,精简药物,减少药物物理冲刷、毒性作用对角膜上皮的影响,必要时使用凝胶、膏状等剂型点眼以促进角膜上皮修复。

4. 应用营养神经的药物 如肌注或口服的甲钴胺、维生素 B_1 等,或局部应用神经生长因子类滴眼液,促进神经修复以利于上皮修复。

5. 对于药物治疗无效的患者,在感染控制的基础上可配戴角膜绷带镜促进上皮修复,如仍愈合困难或反复上皮剥脱,应及时考虑手术治疗,如羊膜移植术、睑裂缝合术等;对于面神经损伤、面瘫、睑裂闭合不全、干燥综合征等患者在感染控制后及时进行睑裂缝合术以保护眼表。

典型病例:中年男性患者,平素体健,否认全身疾病史,从事果树种植行业。右眼真菌性角膜溃疡行 LKP 术后反复出现角膜上皮缺损,曾先后戴角膜绷带镜、行羊膜移植术和睑裂缝合术促进上皮修复,术后 8 个月因植片真菌感染行 PKP 术治疗,术后再次出现角膜植片上皮缺损,通过睑裂缝合术获得稳定的眼表。

　　该患者在 LKP 术后早期角膜上皮修复顺利,术后 4 个月开始反复出现角膜上皮缺损,查体时发现患者上下睑缘充血,睑板腺开口可见较多脂栓,眼表干燥(图 7-3-1)。患者经风湿免疫科检查未查见干燥综合征等免疫相关的眼表疾病,考虑角膜上皮的反复缺损与术后长期应用局部药物、睑板腺功能障碍、干眼、生活环境、点眼手法等方面有关。此时患者眼部真菌感染已得到控制,根据专家共识的治疗原则,我们在精简角膜移植术后抗炎抗排斥药物的基础上,给予小牛血去蛋白提取物凝胶、上皮生长因子等药物改善眼表微环境、促进角膜上皮修复,同时给予睑板腺物理治疗、规范点眼方法等对因治疗。药物治疗效果不佳时先后采用配戴角膜绷带镜和羊膜移植术等方法,上皮仍反复缺损,最后采取睑裂缝合术保护眼表,角膜上皮逐渐修复。

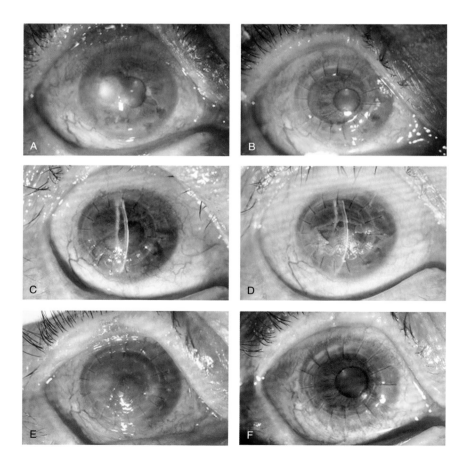

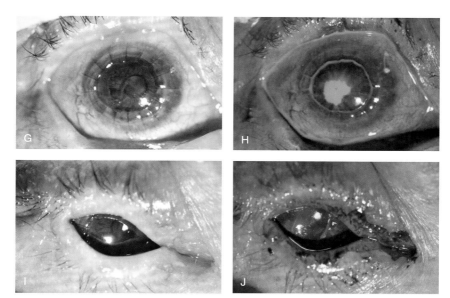

图 7-3-1　该病例患者眼前段照相图片

A. 真菌性角膜溃疡术前；B. 行 LKP 术后 10 天，角膜植片透明，上皮光滑；C. 行 LKP 术后 4 个月，角膜植片颞下方上皮缺损；D. 行 LKP 术后 5 个月，角膜植片中央大面积上皮缺损，眼表干燥，免疫学检查（−）；E. 行 LKP 术后 8 个月，角膜植片真菌感染；F. 植片真菌感染行 PKP 术后 10 天，角膜植片透明，上皮光滑；G、H. 真菌感染行 PKP 术后 1 个月，角膜植片透明，中央偏颞下方上皮缺损；I、J. 睑裂缝合术后 1 个月，角膜植片透明，上皮光滑。

在 LKP 术后 8 个月时，患者在果园中过夜后再次出现真菌感染，遂行 PKP 术治疗，术后上皮修复顺利，但在术后 1 个月时再次出现持续性上皮缺损，结合患者之前的治疗经历，给予睑裂缝合术保护眼表。患者角膜植片上皮于睑裂缝合术后 1 个月完全愈合，后期复查病情稳定。

该病例提醒我们角膜移植术前应全面评估患者的眼部和全身情况，对一切不利于手术的因素都制订详尽的应对方案。术后出现角膜上皮愈合不良应积极给予规范化处理，防微杜渐，以防发生继发感染、植片溶解等不良后果。

二、角膜植片溃疡

角膜移植术后上皮的完整性对于保持植片的存活至关重要，而一旦植片上皮延迟愈合或长期缺损，发生植片感染的概率就大大增加。我们对山东省眼科医院 2013 年至 2018 年行角膜移植术治疗的病例进行回顾性研究，发现术后一年内导致移植失败并进行二次角膜移植术的主要原发病是感染性角膜炎（67.9%），移植失败的直接原因是角膜植片溃疡（45.3%），而其中 50% 以上是再次真菌感染引起的植片溃疡。统计分析发现造成真菌性角膜炎术后再次真菌感染的原因与真菌菌种类型、术前应用糖皮质激素、合并前房积脓、角膜穿孔、病变累及角膜缘、工作生活的环境和未及时就诊有关。

角膜移植术后植片上皮修复缓慢或上皮长期缺损的患者,由于缺乏上皮防御屏障且植片神经缺失,往往更容易受到真菌、细菌、棘阿米巴等病原微生物的感染,从而导致角膜植片溃疡(图 7-3-2)。而原有疾病引起免疫防御系统发生改变,使原来的条件致病菌成为致病菌,使患者更容易在感冒、发热、劳累等全身抵抗力下降的情况下发生角膜植片感染,进一步发展为植片溃疡,亦或潜伏单纯疱疹病毒的活化,导致病毒性角膜炎、角膜溃疡,甚至合并有大面积球结膜和睑缘的溃疡。另外,角膜上皮的持续缺失、角膜缝线的松动、新生血管生长或者各种原因导致的眼表干燥也会引起角膜植片基质的无菌性溃疡,甚至发生后弹力层膨出或角膜穿孔。

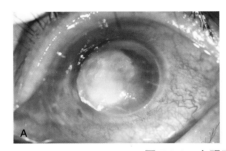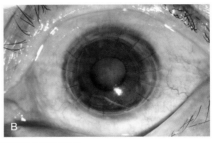

图 7-3-2　左眼真菌性角膜溃疡

行 PKP 术后 5 年,角膜移植免疫排斥 1 个月,抗排斥治疗过程中患者未正规复诊,再次感染真菌,真菌培养显示链格孢霉菌生长,病情进展快,药物治疗效果差,予行二次 PKP 术治疗,术后 6 个月视力 0.2;A. 植片真菌感染,术前;B. 二次 PKP 术后 6 个月。

由于角膜植片神经修复需要较长的时间,植片的防御能力远远不如正常角膜,此时发生的真菌感染往往进展迅速,除非在感染早期及时通过角膜溃疡清创、结膜瓣遮盖等手术干预,联合敏感药物治疗控制感染进展,否则往往需要更换角膜植片来控制感染。对于植片细菌感染,由于细菌对药物的敏感性高,药物治疗和/或联合一定的手术干预,比如羊膜移植、结膜瓣遮盖等,往往可以得到较好的控制。而病毒感染形成的植片溃疡,只要能迅速地明确诊断,同样可以通过药物和小的手术干预达到溃疡修复的目的。

在复诊过程中,角膜植片缝线松动、角膜缝线血管长入、角膜上皮延迟愈合、睑裂闭合情况、眼表泪膜情况等都是观察的主要内容,及时发现上述异常情况并给予恰当的处理是减少角膜植片溃疡发生的有效预防措施。

典型病例：角膜移植术后 HSK 发作

中年女性患者，平素体健，无 HSK 发作病史。左眼真菌性角膜溃疡行 PKP 术后 2 个月，感冒后出现左眼红、大量分泌物、视力下降(图 7-3-3)，同侧口唇和鼻翼部疱疹。经过临床鉴别诊断，确诊为 HSK 上皮型急性发作，通过抗病毒抗炎药物治疗后缓解。

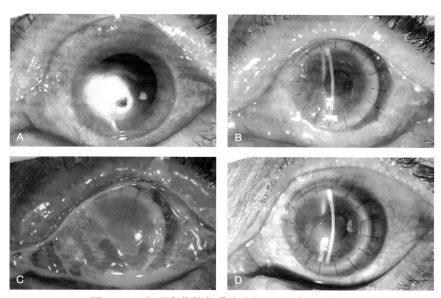

图 7-3-3 左眼真菌性角膜溃疡行 PKP 术后 2 个月

感冒后出现左眼 HSK 急性发作，通过抗病毒抗炎药物治疗后缓解；A. 左眼真菌性角膜溃疡，局部后弹力层膨出；B、C.PKP 术后 2 个月，睑缘多处溃疡，球结膜大面积糜烂，角膜植片中上方地图状浅溃疡；D. 抗病毒抗炎治疗后炎症消退，上皮修复。

无论角膜移植患者术前有没有单纯疱疹病毒感染的发作史，角膜移植术后都有可能发生单纯疱疹病毒性角膜炎(HSK)。我们团队对山东省眼科医院 2013—2017 年因各种原因(除 HSK)行角膜移植术治疗、而术前无 HSK 发作史的 1 443 例患者进行回顾性研究，发现术后新发 HSK 的发生率为 1.18%(17例)，发生于术后(11.7±9)个月(1~24 个月)；其中 10 例为上皮型(包括 6 例树枝状和 4 例地图状)，7 例为基质坏死型和内皮型。与其他感染引起的植片溃疡有所不同，术后新发型 HSK 常见部位在角膜植片与植床交界处。这类病例需和早期角膜移植物排斥反应相鉴别，新发的 HSK 可见典型的树枝状、地图状上皮病变，同时角膜共聚焦显微镜可见树突状细胞位于病变角膜与透明区交界处，而发生排斥反应时树突状细胞常位于病变部位。另外，角膜移植术后 HSK

上皮型的急性发作常会合并有大面积的球结膜和睑缘溃疡,也可作为鉴别诊断的要点。

对于真菌性角膜炎行角膜移植术后新发 HSK 的主要原因考虑是在全身和局部防御能力下降的情况下,原本潜伏在患者三叉神经节、角膜组织中的单纯疱疹病毒被激活,或者供体角膜组织中的单纯疱疹病毒被活化。当确诊角膜移植术后发生 HSK,应及时局部和全身应用抗病毒药物如阿昔洛韦、更昔洛韦等规律治疗,基质型和内皮型适当使用糖皮质激素如 0.1% 氟米龙滴眼液、妥布霉素地塞米松滴眼液 / 眼膏等,可获得较满意的疗效。上皮型 HSK 在上皮逐渐修复后也可根据炎症情况适当应用局部激素抗炎治疗。

三、角膜植片哆开

角膜植片哆开是指任何原因造成的角膜植片植床交界处沿切缘开裂,可发生于角膜移植术后各个阶段,既往对山东省眼科医院 2011—2016 年行角膜移植术的病例进行统计,发现穿透性角膜移植术后植片哆开的发生率约为 1.02%,板层角膜移植术后植片哆开的发生率约为 0.42%,男性占大多数(86.7%)。导致角膜植片哆开的原因主要包括以下几种:

(1)外伤导致缝线断裂、植片哆开。目前国内外报道与外伤相关的植片哆开发生率在 0.6%~5.8% 不等。角膜移植术后,患者角膜神经的修复需要较长时间,在术后 2 年甚至更长的时间内角膜知觉处于丧失或减退状态,对于外界环境、位置的感知受到影响,且患者术后的视力和双眼视觉不一而同,这些因素增加了患眼发生碰撞等外伤的概率。外伤导致植片哆开的严重程度与外力作用的力度、角度等多种因素有关,经常伴有晶状体和玻璃体的脱出(图 7-3-4,图 7-3-5)。

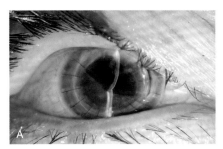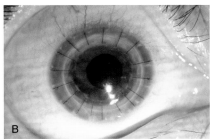

图 7-3-4 右眼真菌性角膜溃疡行 PKP 术后 3 个月

木头崩伤导致角膜植片哆开,晶状体、玻璃体脱出,予行角膜植片重缝联合前玻璃体切除;
A. 植片哆开术前;B. 角膜植片重缝术后 1 个月,角膜植片透明,内皮细胞 1 953 个 /mm²。

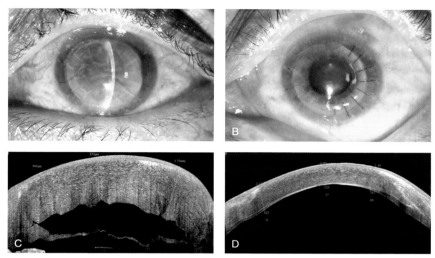

图 7-3-5　左眼真菌性角膜溃疡行 LKP 术后 2 年

外伤导致植片哆开、角膜穿孔,植片植床层间积液,予行角膜植片重缝联合前房注气术;A. 外伤致角膜植片哆开术前,裂隙灯照相显示层间积液;B. 角膜植片重缝术后 2 周,植片植床透明;C. 角膜 OCT 显示术前角膜植片植床层间积液;D. 角膜 OCT 显示术后角膜植片植床对合好,层间无积液。

　　(2)角膜植片植床愈合欠佳,拆线后发生植片哆开。多发生于糖尿病、角膜神经病变、全身营养状态差、高龄等影响角膜植片植床愈合的情况下。可以表现为拆线当时植片植床对合处开裂,也可表现为拆线后短期内角膜植片植床交界处在眼内压的作用下发生错位、哆开、上皮植入等(图 7-3-6)。另外,角膜移植手术中缝合的深度偏浅、植片植床对合不良、接触面积小也可能导致植片植床的愈合出现问题。

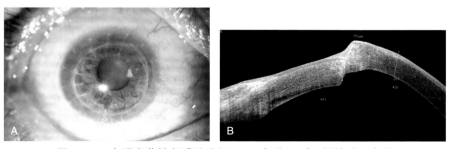

图 7-3-6　右眼真菌性角膜溃疡行 PKP 术后 1.5 年,拆线后 1 个月

A. 眼前段照相显示右眼角膜颞侧 8 :00 至 10 :00 位植片植床错位;B. 角膜 OCT 显示右眼颞侧植片植床错位,表面上皮完整。

（3）拆线手术操作不当导致植片植床哆开。角膜移植术后的拆线应遵循规范的原则，术中将线结转入植床侧基质内，拆线时从植床侧将缝线抽出，手法应轻柔。规范的操作可以防止线结拉拽造成的植片哆开。

（4）拆线时间过早，植片植床愈合程度不足。角膜移植术后一般在一年到一年半的时间内拆除缝线，可以采用分次拆线的方法，先间断拆除一半缝线，根据植片植床的愈合情况，在 1~2 个月后拆除剩余的缝线。

（5）角膜溃疡、溶解等原因造成角膜植片哆开。植片植床交界部位的角膜溃疡、基质融解等容易导致交界区基质变薄、植片哆开（图 7-3-7），且易因角膜基质变薄明显导致重新缝合困难。

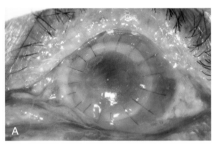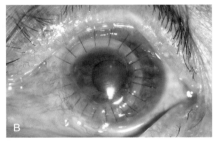

图 7-3-7　左眼真菌性角膜溃疡行 LKP 术后 2 个月

HSK 上皮型急性发作，植片植床交界处大面积糜烂、溃疡，植片植床哆开、对合不良，予行角膜植片重缝术联合羊膜移植术治疗后修复；

A.LKP 术后 HSK 急性发作，球结膜和睑缘大面积糜烂，角膜地图状溃疡，植片植床对合不佳；B. 角膜植片重缝术联合羊膜移植术后 3 个月，角膜上皮修复，植片植床对合良好。

角膜植片哆开后应及时进行裂伤部位的清创和缝合，关键点在于清除哆开部位的异物、分泌物、玻璃体和植入的上皮等，将植片植床对位行间断缝合，其余处理原则同眼球破裂伤的处理原则。在植片植床交界处溃疡、融解、变薄时，可以对位缝合后联合羊膜移植术促进角膜溃疡的修复。

四、术后高眼压

真菌性角膜溃疡行角膜移植术后的高眼压可以发生于术后短期内，也可以发生于术后远期。既往国外报道术后短期高眼压发生率约 5.5%~31%，远期发生率约 17%~35%。高眼压在术后不同阶段发生的原因也不尽相同，术后早期的高眼压多与以下几个方面有关：

（1）术后前房黏弹剂残留。在真菌性角膜溃疡行 PKP 手术过程中，经常会用黏弹剂分离房角的粘连，同时也可以保护角膜植片的内皮、维持前房稳定。手术结束前会冲洗前房的黏弹剂,如果黏弹剂残留较多或者为了防止严重炎症导致的房角粘连在房角处保留一定的黏弹剂用来分离,那么在术后第一天可能发生黏弹剂造成的高眼压。这种情况下的高眼压可以通过侧切口进行缓慢的前房放液来处理,另外黏弹剂的水化代谢也可以帮助控制眼压。

(2)严重炎症导致的房角粘连和/或瞳孔阻滞。严重的真菌性角膜溃疡往往前房内炎症较重,在手术中即可不断形成渗出物,甚至形成渗出膜。这种严重炎症可以导致房角粘连、小梁网炎症水肿、瞳孔缘后粘连引起瞳孔阻滞等等,从而导致术后高眼压。角膜移植术后应及时使用硫酸阿托品眼用凝胶等散瞳药物,尤其行穿透性角膜移植术的患者,术后应充分散瞳,避免瞳孔阻滞;若效果欠佳可联合使用复方托吡卡胺滴眼液,连续多次使用后达到散瞳的效果;对于虹膜严重后粘难以散瞳的患者,可考虑结膜下注射散瞳合剂(硫酸阿托品 0.05mg、肾上腺素 0.1mg、利多卡因 2mg);对于药物治疗无效、眼压持续升高、瞳孔阻滞的患者,需要及时采取虹膜周切和前房成形术治疗。

(3)LKP 术后的角膜层间积液。LKP 术后的角膜植片植床层间积液可能会因为双前房的形成导致房角狭窄或者关闭、房水外流受阻,从而形成术后高眼压。这种情况应及时进行层间放液或者修补植床的穿孔,使植片植床尽快达到良好对位。

(4)LKP 术中缝合过紧导致的房角关闭、房角粘连。LKP 术中由于植片水肿严重、植片缝合过紧等原因可能会挤压前房,严重者可以导致前房容积严重变小、房角狭窄甚至关闭。必要时需重新调整角膜缝线;术后植片水分脱出、厚度变薄也可以使高眼压得以缓解。

(5)合并有病毒性角膜炎等其他疾病,导致小梁网炎症水肿。HSK 患者长时间应用激素或上皮持续缺损的情况下容易合并真菌感染,且往往发展迅速。这类患者行角膜移植术后可能会因为病毒性小梁网炎症导致术后高眼压。但真菌性角膜溃疡术后短时间内不能应用激素抗炎,所以应适当应用非甾体抗炎药物和抗病毒药物辅助治疗,大多数情况下可以通过降眼压药物控制住眼压。

术后相对远期的高眼压主要与角膜移植免疫排斥、长期使用糖皮质激素滴眼、严重炎症导致的房角永久粘连关闭、合并 HSK 内皮型的发作等有关。在术后远期角膜移植状态稳定的情况下,术后青光眼的处理可以参照常规青光眼的处理原则进行处理,但在抗青光眼手术中应更加注意角膜植片内皮的保护。另外,在术后长期使用免疫抑制剂(如他克莫司、环孢素等)滴眼而减少局部激素制剂的应用也可以在一定程度上减少激素性青光眼的发生。

五、角膜层间积液

板层角膜移植术后液体积聚于角膜植片和植床之间的空隙里,形成角膜层间积液,也称为双前房。我们对山东省眼科医院 2007—2011 年行板层角膜移植术的病例进行回顾性分析,发现真菌性角膜炎患者 LKP 术后角膜层间积液的发生率约 7.1%。

角膜层间积液发生的原因主要有以下几个方面:

(1)术前或术中有植床穿孔而术中没有进行有效处理,前房液体通过穿孔处进入植片植床层间,将植床向前房内压陷,形成双前房的状态。这种情况可以通过前房注气、穿孔处以 Tenon 囊、翻转板层或小的内板层角膜片修补等方式进行植床的复位。

(2)术中角膜供体使用甘油冷冻保存材料,复水时间过长或复水后角膜供体水肿显著,术后短期内植片的水分脱入植片与植床之间,导致角膜层间积液、眼压升高(图 7-3-8)。如复水不充分,角膜植片中残留的甘油可增加渗透压,引起水分在角膜层间不断聚集。此时应以冲洗针头或虹膜恢复器通过植片植床缝合处放出层间积存的液体,使植片植床重新贴合。

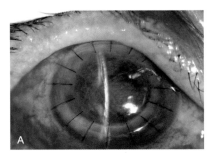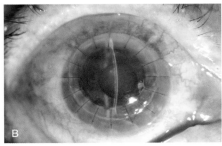

图 7-3-8　右眼真菌性角膜溃疡行 LKP 术后眼前段照相图片

A. 右眼真菌性角膜溃疡行 LKP 术后第 1 天,角膜上方和鼻下方层间积液,予以从植片边缘排出;B. LKP 术后 20 天,裸眼视力 0.2,植片植床对合好,层间清洁。

(3)LKP 术中进行植片植床缝合后没有调整引流出层间的液体,切口密闭后液体遗留于层间形成层间积液;或者缝线松紧不当导致植床皱褶,液体存留于皱褶间,植片植床难以贴合。这种情况就需要术者在术中严格规范操作,注意对植片植床对合情况的检查。

以往对板层角膜移植术后层间积液缺乏认识,往往在术后第 1 天查房才发现,积液量大且发现不及时者可能引发前房消失、瞳孔阻滞等严重并发症。我们通过观察大量临床病例发现,层间积液在术后 2 小时即可出现,此时及时发现并积极处理可迅速缓解,避免发生严重并发症。层间放液法是一种简便且有效的治疗方法,该操作可在表面麻醉下完成,用平镊轻压角膜植床促使积液流出,操作简单且安全有效。

(董燕玲　亓晓琳)

参 考 文 献

1. 郭雨欣，洪晶．角膜移植手术后病毒感染的研究进展．中华眼科杂志，2019，55 (9)：713-716.

2. 胡建章，谢立信．真菌性角膜炎板层角膜移植术后复发的临床研究．中华眼科杂志，2008，44 (2)：111-115.

3. 孔倩倩，翟华蕾，程钧，等．角膜移植术后植片继发真菌感染的临床特征．中华眼视光学与视觉科学杂志，2016，18 (12)：751-756.

4. 李素霞，王秀先，贾艳妮，等．部分板层角膜移植术后层间积液的发病特征及处理．中华眼视光学与视觉科学杂志，2013，15 (9)：543-546.

5. 王昕，张赛，亓晓琳，等．角膜移植术后植片哆开的临床特征分析．临床眼科杂志，2018，26 (3)：207-211.

6. 中华医学会眼科学分会角膜病学组．我国角膜上皮损伤临床诊治专家共识 (2016 年)．中华眼科杂志，2016，52 (9)：644-648.

7. CHEN X, LI T, QI X, et al. Clinical characteristics and outcomes of short-term repeat corneal transplantation. Ocul Immunol Inflamm, 2022, 30 (4): 855-863.

8. FOROUTAN A, TABATABAEI SA, BEHROUZ MJ, et al. Spontaneous wound dehiscence after penetrating keratoplasty. Int J Ophthalmol, 2014, 7 (5): 905-908.

9. HUANG WR, CHEN QL, CAI JH, et al. Clinical analysis of tear film after lamellar keratoplasty. Int J Ophthalmol, 2012, 5 (1): 74-75.

10. KORNMANN HL, GEDDE SJ. Glaucoma management after corneal transplantation surgeries. Curr Opin Ophthalmol, 2016, 27 (2): 132-139.

11. QI X, WANG M, LI X, et al. Characteristics of new onset herpes simplex keratitis after keratoplasty. J Ophthalmol, 2018, 2018: 4351460.

12. SHI W, WANG T, XIE L, et al. Risk factors, clinical features, and outcomes of recurrent fungal keratitis after corneal transplantation. Ophthalmology, 2010, 117 (5): 890-896.

13. WANG T, LI S, GAO H, et al. Therapeutic dilemma in fungal keratitis: administration of steroids for immune rejection early after keratoplasty. Graefes Arch Clin Exp Ophthalmol, 2016, 254 (8): 1585-1589.

第八章
术后视力矫正

第一节　光学视力矫正

一、概述

真菌性角膜炎行药物治愈或角膜移植手术治愈后,尽管感染得到控制,但视力不一定能恢复到完美水平。影响视力恢复的主要原因:①患者行药物或病灶切除等治疗方式治疗后形成的瘢痕直接影响视力或其所导致的规则及不规则散光;②患者行角膜移植手术治愈,角膜移植由于供体植片的屈光状况,植片的切割方法,环钻的口径、锋利程度和角膜剪的剪切技巧,缝线的松紧,眼球壁的变形等都会引起规则或不规则散光。角膜移植术后 62.9%~77.7% 的患者存在不规则散光或者大于 5D 的角膜散光,高度及不规则散光会引起远近视力下降、视疲劳,甚至出现视物变形、头痛等,严重影响患者的视觉质量和生活质量。所以,真菌性角膜炎的患者进行药物或各种手术治愈后,部分患者仍需要通过光学或手术矫正方式来得到最佳视力。本节将从真菌性角膜炎治愈后光学矫正散光的方面来介绍,主要方法有以下几种:

1. 框架眼镜矫正　主要用于真菌性角膜炎治愈后存在规则散光和中低度散光的患者。

2. 角膜接触镜矫正　直接接触配戴到角膜前表面而达到屈光矫正的目的,根据材料不同分为软性和硬性。对于框架眼镜矫正有限的角膜高度散光和不规则散光,角膜接触镜成为光学矫正的首选。角膜接触镜是通过接触镜重塑角膜的光学表面,从而矫正不规则散光,提高矫正视力;通过接触镜建立较为理想的光学表面,从而提高视觉质量。角膜接触镜包括:硬性透气性角膜接触镜(rigid gas-permeable contact lenses,RGP)、软性接触镜(soft contact lenses)、巩膜接触镜

（scleral contact lenses，SCL）、Piggy-back 镜（Piggy-back contact lenses）等，目前应用较广泛的镜片为 RGP。

二、框架眼镜矫正

框架眼镜矫正原理为通过适当度数的眼镜镜片放在眼前，改变进入眼内光束的聚散度，使无限远处的物体正好成像在视网膜上。真菌性角膜炎药物治疗后，角膜瘢痕范围小，位于角膜周边，患者角膜散光较小，可考虑框架眼镜矫正（图 8-1-1）。

角膜移植术缝线完全拆除后，光学矫正是角膜移植术后散光矫正的首选。角膜移植术后初期，角膜中央大多扁平化，与周边部曲率差异较大，拆除缝线后，角膜中央逐渐变陡，向近视化发展。我们的临床结果显示穿透性角膜移植术后 21.0 个月后，角膜曲率 SK 平均值 50.0D 左右，近视度平均 4.9D，散光度平均 4.8D。由于术后角膜仍出现不同程度前突，角膜整体变形，不规则性角膜散光较大，虽然移植片透明，但框架眼镜矫正穿透性角膜移植术后散光范围

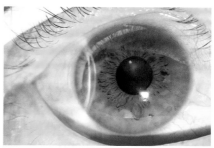

图 8-1-1　患者，女，53 岁，真菌性角膜炎药物治疗治愈后
裸眼视力 0.6，框架眼镜矫正视力 1.0
（−1.25DS/−1.00DC×115）。

十分有限。因为眼镜与眼球间存在距离不同、轴向放大率不同，而引起视物变形。因此框架眼镜只能矫正较低度数的规则散光。

优缺点：配戴框架眼镜具有安全、取戴方便、耐用、易于接受等优点，但存在影响外观、笨重不便、镜片起雾、光学缺陷影响到视觉质量、视野缩小等缺点。一般散光>4.0D，框架眼镜矫正效果较差，并且传统框架眼镜只能矫正低阶像差，不能矫正高阶像差。但目前蔡司光优视技术可以实现波前像差引导的镜片设计，实现对高阶像差的优化，为不规则散光的患者提供解决方案。

三、角膜接触镜矫正

角膜移植术后角膜的结构和功能都发生相应改变，角膜移植术后的角膜地形图改变最常见的原因是供体角膜和植床之间的匹配，供体角膜曲率变化很大，与植床之间的组合改变了角膜自然状态下的非球面性，同时还因手术技巧及伤口愈合的情况，使角膜最终的曲率变异很大。术后的高度散光大部分来源于角膜植片与植床交界处、缝线的张力，以及角膜本身的瘢痕等，散光大的患者散光可以超过 20D，这在正常生理状态下一般不可能出现。不规则散光或高度散光的存在，很难得到较好的裸眼视力和框架眼镜矫正视力，即使是激光角膜屈光手

术也无法充分地矫正,这种情况大多需要角膜接触镜矫正。角膜接触镜主要包括 RGP、软镜、巩膜镜等。

(一)硬性透气性角膜接触镜(rigid gas-permeable contact lenses,RGP)

通常情况下,配戴软性接触镜可能有助于角膜术后上皮的愈合,但矫正角膜的不规则散光效果不佳,并且长期配戴软性接触镜会使角膜慢性缺氧,增加植片新生血管和角膜感染的概率,巩膜镜目前未在国内批准上市。所以对于这部分患者,一般选择高 DK(透氧系数)值的 RGP 镜片,不仅能够矫正不规则散光,而且由于镜片高透氧特性,最能满足角膜生理的需求。RGP 镜片的主要特点为:①矫正角膜散光效果佳;②光学性能稳定,成像质量好;③透氧性高,提高配戴安全性;④抗沉淀能力强,护理简单。

1. RGP 的主要优势表现在以下几点

(1)RGP 镜片置于角膜表面,通过 RGP- 泪液 - 角膜这一新的光学系统,利用泪液的透镜作用来矫正各种角膜散光(包括不规则散光),从而提高矫正视力;

(2)RGP 极佳的光学效果可改善视网膜的成像质量,使患者获得更优秀、更清晰的像质;

(3)RGP 具有透氧度高的特点,而且仅覆盖 70%~90% 的角膜表面,有良好的活动度,能形成有效的泪液循环,保证角膜获得充足的氧分;

(4)规范的验配、个体化的定制镜片和有计划的复诊、详细交待配戴护理知识、克服早期配戴不适而不能坚持的心理因素,大大增强了配戴的安全性和依从性。

2. RGP 的适应范围

(1)配戴者年龄:RGP 适用于有需求而又无禁忌证的任何年龄配戴者,年龄过小或过大者,因存在对问题察觉敏感性或操作依从性问题,建议增加对安全性的监控;

(2)角膜内皮计数 ≥ 1 000 个 /mm^2;

(3)角膜瘢痕等所致的高度不规则散光,框架眼镜不能矫正;

(4)角膜移植手术后大散光或者不规则散光,框架眼镜不能矫正。

3. RGP 的禁忌证

(1)眼表活动性疾患或影响接触镜配戴的全身性疾病等;

(2)长期处于多风沙、高污染环境中者;

(3)经常从事剧烈运动者;

(4)配戴不能耐受者。

4. RGP 对角膜上皮的影响　RGP 配戴状态良好,在角膜表面有 1~2mm 活动度,镜下有合适的泪膜层,对角膜上皮健康是没有影响的。但是有一些患者超时配戴,镜片护理不佳,或出现镜片配适不良,可能会造成角膜上皮的点染,所以在配戴过程中,一定要注意眼表的滋润,定期复查,做好配戴的安全监控。

(二)软性接触镜(soft contact lenses)

软性接触镜主要包括球性软性接触镜和环曲面软性接触镜。真菌性角膜炎行药物治愈或角膜移植手术治愈后的角膜散光度通常较大,但当患者配戴RGP镜片稳定性差,或无法耐受时,软镜是一个非常好的选择。但是必须密切监测,防止出现角膜水肿、浸润、新生血管以及乳头性结膜炎等。硅水凝胶镜片的高透氧性镜片成为术后患者的首选。

(三)巩膜接触镜(scleral contact lenses,SCL)

巩膜镜适应证较广,除了用于各种原因引起的不规则角膜散光,还用于高度屈光不正及严重干眼的治疗。巩膜镜着陆在巩膜上,在其覆盖的区域形成一个泪液填充室,可以覆盖角膜不规则部分,形成新的前表面,使光线进入眼后能获得清晰的视力。巩膜镜目前未在国内批准上市,因此国内还未常规使用。

巩膜镜的适应证:

1. 常规RGP不能适配的疑难患者。
2. 眼表干燥患者。

四、硬性透气性角膜接触镜应用的验配案例及处理

临床上我们应用RGP成功解决角膜移植术后屈光问题的案例已经比比皆是,为较多的角膜移植术后视力欠佳的患者提供了较好的矫正视力及视觉质量。并且,我们临床工作中也试戴了一些角膜移植术后未拆线的患者,此时角膜曲率中央偏平坦,中周陡峭,梯度变化明显,RGP匹配度欠佳,中央镜片泪液层较厚,成功率低,但也有成功案例(图8-1-2~图8-1-4)。

案例1

一般情况:患者,男性,29岁,左眼真菌性角膜溃疡行PKP术后,完全拆线3个月。裂隙灯检查:左眼植片与植床贴附良好,植片透明,缝线已全部拆除,眼底检查未见明显异常。相关检查如下:左眼裸眼视力0.04,框架矫正视力0.5(−7.25DS/−8.00DC×115),角膜内皮计数为1 657个/mm²。

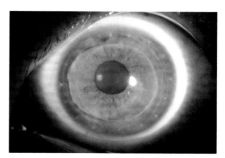

图8-1-2 真菌性角膜溃疡行PKP术后,完全拆线3个月

分析与处理:根据患者主诉及临床检查结果,目前诊断为"左眼角膜移植术后,双眼屈光参差",患者左眼角膜形态呈横领结形,角膜高度散光7.5D;右眼为单纯近视眼,框架矫正视力1.0,−3.50DS。患者双眼屈光参差,无法适应框架眼镜,故给予双眼选择RGP,左眼为术后不规则片。经过试戴镜片,进行参数调整以

及戴镜验光,最后左眼订片参数为 7.4/–11.75/10.4,最佳矫正视力为 1.0,明显改善框架眼镜视物变形、重影的症状,患者满意。

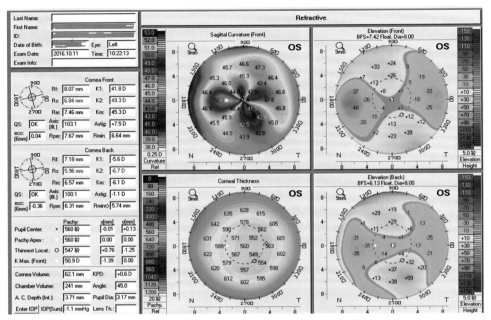

图 8-1-3　角膜地形图呈现横领结样、逆规散光,角膜散光 7.5D

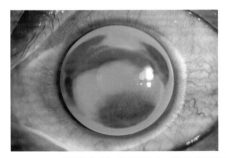

图 8-1-4　RGP 配适良好,位置居中,最佳矫正至 1.0

案例 2

一般情况:患者,女性,15 岁,左眼真菌性角膜炎,病灶刮除 + 药物治疗 6 个月。裂隙灯检查:左眼角膜中央可见约 3mm×6mm 斑翳,局部变薄,可见新生血管长入,眼底检查未见明显异常。相关检查如下:裸眼视力 0.15,框架眼镜矫正视力 0.3(–1.50DS/–0.50DC×90),角膜内皮计数 2 424 个 /mm²(图 8-1-5~图 8-1-7)。

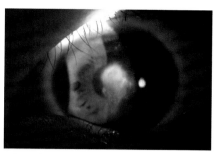

图 8-1-5 左眼真菌性角膜炎,病灶刮除 + 药物治疗 6 个月

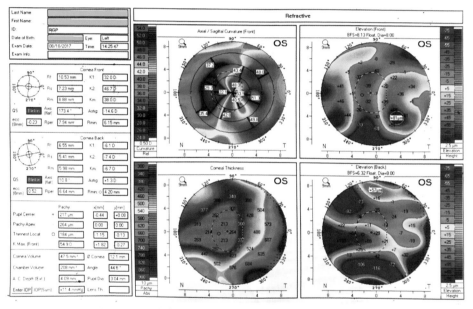

图 8-1-6 患者固视困难,地形图质量欠佳(仅供参考)

分析与处理:根据患者主诉及临床检查结果,目前诊断为"左眼角膜斑翳,右眼正视眼,双眼屈光参差",患者左眼角膜瘢痕居中,框架眼镜矫正视力仅至0.3,固视差,角膜地形图质量差(仅供参考),可见角膜形态不规则,范围较大,故选择全角膜镜。经过试戴镜片,进行参数调整以及戴镜验光,最后订片参数为7.7/−0.75/10.4,最佳矫正视力为0.8。患者满意,解决了双眼屈光参差,平衡了双眼视。

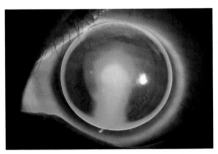

图 8-1-7　RGP 配适良好,位置居中,最佳矫正至 0.8

五、心得体会

1. 对于真菌性角膜炎治疗后的患者,如果裸眼视力不佳,首选框架眼镜矫正;如果框架眼镜矫正不佳,选择角膜接触镜,多数可提高矫正视力及改善视觉质量。

2. 在年龄方面,>50 岁的患者,主要以保眼球为治疗目的,可首选框架眼镜矫正;对于年龄<30 岁的患者在保眼球的基础上,应尽可能地提高视觉质量,可首选角膜接触镜矫正。

3. 对于存在双眼屈光参差的患者,框架眼镜适应性差,容易产生视疲劳,角膜接触镜可作为首选。

4. 角膜接触镜的选择,临床上多数选用 RGP,软性接触镜和巩膜镜目前可作为 RGP 不能耐受或者矫正不佳的补充产品。

5. RGP 配戴过程中,由于角膜术后或者角膜瘢痕,角膜的知觉会有所下降,因此一定要做好复查和随诊,保证配戴安全性。

（张　菊）

━◆━●◆● ━━━━━━━ 参 考 文 献 ━━━━━━━ ●◆●━◆━

1. 高彦,史伟云,杨耀娟,等.Rose K 硬性透气性角膜接触镜矫正完成期圆锥角膜屈光不正临床效果.中华眼视光学与视觉科学杂志,2013,15 (07): 423-427.
2. 谢培英,张缨,刘毅,等.穿透性角膜移植术后的屈光矫正.眼科,2001 (01): 22-25.
3. 张菊,亓晓琳,李静,等.硬性透气性角膜接触镜矫正角膜移植术后不规则散光的疗效观察.中华眼科杂志,2019 (06): 413-418.
4. 张菊,李晓晓,刘明娜,等.角膜接触镜相关感染性角膜炎 20 例临床特征.中华眼视光学与视觉科学杂志,2020,22 (12): 922-927.
5. DE JONG B, VAN DER MEULEN IJ, VAN VLIET JM, et al. Effects of corneal scars and their

treatment with rigid contact lenses on quality of vision. Eye Contact Lens, 2018, 44 (suppl 1): 216-220.

6. FEIZI S, ZARE M. Current approaches for management of postpenetrating keratoplasty astigmatism. J Ophthalmol, 2011, 2011: 708736.

7. WIETHARN BE, DRIEBE WT JR. Fitting contact lenses for visual rehabilitation after penetrating keratoplasty. Eye Contact Lens, 2004, 30 (1): 31-33.

第二节　激 光 矫 正

一、概述

角膜移植术后散光问题是目前影响患者视觉质量重要的原因之一,眼科医师在保障植片成功存活的基础上,仍要注重患者的术后视觉质量,术源性散光问题成为最为重要的一环。

角膜移植术后造成散光的原因有很多,发生原理可用"角膜弹性半球定律"来阐述,该定律是将角膜看作一弹性半球,手术因素造成角膜某径线的半径缩短,则该径线中央区的角膜曲率变小,屈光力增大,与之交叉的径线上发生相反的变化,其变化的范围即为散光的程度。通过松解某缩短的径线使之逆向转化,在眼内压力的作用下,张力重新分布,使角膜曲率趋于平衡,散光随之减小或者消失,获得较好的视觉状态。上一节提到光学矫正散光,本节将从选择性角膜缝线拆除、准分子激光手术矫正散光的方面来介绍。

二、选择性角膜缝线拆除

选择性缝线拆除是指选择性拆除位于陡峭子午线上的缝线,使其力量减弱,在眼压的作用下,缝线上张力重新分布,达到减小散光的目的。选择性拆线前,需要借助仪器测量,评估散光轴向、屈光度及散光性质,指导拆除缝线,使散光矫正的效果最大化。拆线原则:以电脑验光仪前角膜散光环或 Placido 盘上的角膜映光环最大径线为直径画圆(理想散光环),散光环距离理想散光环最远处即为角膜曲率最大轴,拆除此轴对应的缝线(图 8-2-1)。对于规则散光,显然验光、角膜曲率计以及角膜地形图都是非常实用的测量方法,而不规则散光,角膜地形图会更有优势,因为它能提供整个角膜子午线上散光分布的信息。

多种因素可以影响选择性拆线散光的变化,选择性拆线后我们希望既要引起曲率变化,但又不能变化太大。曲率如果不变化不能矫正散光,但变化太大则不利于散光变化的估计,可出现过矫正现象,也不利于视力的平稳提高。术后时间、病因以及选择性拆线前散光都可以影响术后散光变化。

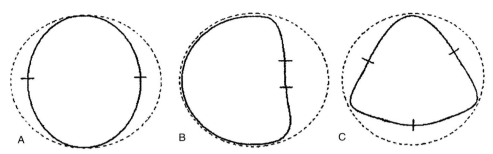

图 8-2-1 实线显示实际角膜散光环,虚线显示理想角膜散光环

A. 示对称性散光,对称拆线一对;B. 示非对称性散光,拆除对应缝线 2 根;C. 示非对称性散光,拆除对应缝线 3 根(B 和 C 如果按照角膜曲率计测量的结果指导拆线可能出现误拆或漏拆的情况)。

1. 拆线的时间越早,引起的曲率变化越大,其主要的原因是因为早期切口愈合不完全,拆线后引起角膜的弹性变化和曲率的改变大;穿透性角膜移植术后时间越长,切口愈合的越好,拆线后所引起的角膜弹性和曲率变化越小。7~9 个月和 10~12 个月、13~15 个月组比较,差别显著,所以推荐进行选择性拆线调整穿透性角膜移植术后散光应在术后 10 个月之后。

2. 在不同病因引起的散光变化中,圆锥角膜患者拆线后引起的散光变化最大,其原因主要是圆锥角膜患者的角膜韧性等和正常的角膜不同,另外圆锥所在部位和程度,以及病变本身具有的角膜屈光状态不稳定的特点,均可影响选择性拆线术后的散光变化。所以对于圆锥角膜的患者,应该适当延长术后选择性拆线的时间,推荐术后 1 年才进行选择性拆线调整术后散光。

3. 选择性拆线前散光的大小也影响拆线后曲率变化,本研究的结果显示拆线前角膜的散光越大,拆线后所引起的散光变化也越大,其原因主要是因为缝线的松紧在不同术者之间差别很大,术后如果将很紧的缝线拆除,必定引起明显的角膜弹性和曲率变化。选择性拆线后 1、2、3 个月角膜曲率的变化不大,说明选择性拆线 2~3 根到拆线后 1 个月,角膜的曲率变化基本稳定,所以如果此时散光盘下的散光环还欠圆,就可以进一步利用散光盘指导选择性拆线,减小角膜的散光。

三、准分子激光手术矫正

手术方法除了传统的通过改变角膜曲率来实现散光矫治的角膜松解切开术及角膜楔形切除术外,还包括激光角膜屈光手术、角膜基质环植入术及人工晶状体植入术等新型矫治方法。近年来,激光技术的发展为不规则散光的矫正提供了更好的工具,角膜地形图引导的个体化切削治疗使散光的矫治更加精准,术后并发症减少。应用 Allegretto Wave 准分子激光和 Oculyzer 或 Topolyzer 软件的初步临床结果显示,应用 T-CAT(topography-guided customized ablation treatment,角膜地形图引导的个体化切削治疗)对于症状明显的不规则散光的矫正效果非常好。

真菌性角膜炎患者角膜移植术后的激光手术治疗同常规角膜移植。Francisco Bandeira e Silva 等人曾做过一次病例研究。15 名等效球镜度位于 –11D 至 –0.25D 之间、接受过穿透性角膜移植手术的患者,因不规则散光(–7.5D 至 –2.0D)再次行角膜地形图引导的应用丝裂霉素 C 的准分子激光角膜切削术(photorefractive keratectomy,PRK)。术后 12 个月时 46% 的患眼最佳矫正视力达 20/20,而术前仅 1 只患眼如此($P=0.022\ 1$)。除 1 名患者最佳矫正视力无提高外,其余患者的最佳矫正视力至少提高了 1 行。散光由术前的(5.10 ± 0.4)D 降低至(3.37 ± 0.06)D($P=0.003$),角膜最佳拟合平面增大,对应角膜曲率明显变平坦($P=0.000\ 1$)。角膜总根均方像差由术前$(9.11 \pm 2.56)\mu m$减少至$(7.58 \pm 3.15)\mu m$($P=0.007\ 7$),三叶草像差由术前$(2.00 \pm 1.20)\mu m$减少至$(1.38 \pm 0.27)\mu m$($P=0.005\ 4$)。

Mohammad Ghoreishi 等人也做过相关的前瞻性病例研究。该研究纳入了 22 名患者的 22 只患眼,均为放射状角膜切开术(radial keratotomy,RK)术后伴发不规则散光,屈光度和角膜形态至少稳定了 1 年。对所有患眼施行角膜地形图引导的 T-PRK 手术。术后 6 个月时裸眼视力由(0.45 ± 0.19)log MAR 提高至(0.25 ± 0.19)log MAR($P<0.001$),最佳矫正视力由(0.14 ± 0.13)log MAR 提高至(0.09 ± 0.11)log MAR($P=0.01$),像差明显减少($P<0.001$)。平均术源性散光为(2.15 ± 1.44)D。无明显并发症发生。

我院 2012 年曾报道一次前瞻性连续性的病例研究。对来自 10 名患者的 10 只高度不规则散光眼行角膜地形图引导(OcuLink)的 Allegretto Wave 准分子激光角膜上皮下磨镶术(laser-assisted subepithelial keratomileusis,LASEK),这 10 只患眼均因圆锥角膜接受过角膜表层镜片术(epikeratophakia,EP)治疗,术后因不规则散光产生了明显的主观不适且无法耐受接触镜矫正,EP 手术和 LASEK 手术的平均间隔时间为 2.6 年(1.5~3 年)。LASEK 术后结果如下:术后 6 个月时裸眼视力由术前(0.61 ± 0.27)log MAR(0.3~1.0log MAR)提高至(0.27 ± 0.07)log MAR(0.2~0.4log MAR),最佳矫正视力由术前(0.25 ± 0.14)log MAR(0.1~0.5log MAR)提高至(0.15 ± 0.19)log MAR(0~0.3log MAR),其中一名患者因产生了预期外 –1D 的屈光不正,其裸眼视力下降了一行,10 名患者均未发生最佳矫正视力的下降。术后 1 个月、3 个

月、6 个月的裸眼视力及最佳矫正视力与术前相比均具有统计学差异。术后
6 个月显然验光结果示柱镜度数由术前（-3.82±2.43）D（-0.75~-7.75D）降低至
（-1.43±0.95）D（-0.25~-2.50D）（$P<0.05$），具有统计学差异。角膜非球面指数 Q
值由术前 1.71±0.61（1.30~2.68）降低至 0.74±0.72（-0.58~1.85）（$P=0.019$），ISV
由术前 115±21.1（90~153）降低至 68.4±18.2（39~95）（$P=0.008$）。眩光、光晕、
重影、星芒、单眼复视等主观症状消失或明显减轻。

　　一名曾在我院接受左眼 EP 手术治疗的 20 岁圆锥角膜患者，2 年后于我院
行左眼标准化 LASEK 手术，LASEK 术前右眼裸眼视力 1.0（PL），左眼裸眼视力
0.1、最佳矫正视力 0.6（-4.00DS/-2.00DC×60）。LASEK 术后左眼裸眼视力提
高至 0.3，最佳矫正视力维持 0.6（-1.50DS/-2.50DC×80）。配戴框架眼镜期间，
该患者诉视物重影、眩光及单眼复视。角膜地形图示 EP 手术角膜植片伴有高
度不规则散光，Q 值为 1.22，ISV 为 117。为此，我们对该患者施行了后期角膜
地形图引导（OcuLink）的激光切削治疗。术后裸眼视力提高至 0.6，最佳矫正视
力可达 1.0（-2.50DC×150），Q 值提高到 0.43，ISV 降至 39，前述主观不适消失
（图 8-2-2~图 8-2-4）。

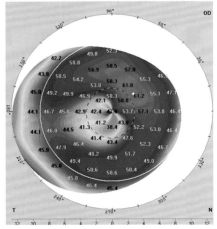

图 8-2-2　角膜地形图引导（OcuLink）的
个体化手术（T-CAT）术前的角膜前表面
曲率图

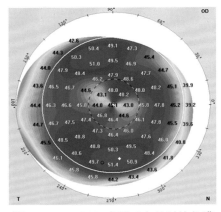

图 8-2-3　T-CAT 术后 6 个月时的角膜
前表面曲率图

　　在上述角膜地形图引导的切削治疗中，我们选择了 LASEK 而非 LASIK 手
术，一是因为我们的患者接受过角膜移植手术，LASEK 术后较多的剩余角膜厚
度可降低角膜膨隆的风险；二是角膜移植术后行 LASIK 手术，微型角膜刀经过
植片下方时可能引起屈光度数的改变；三是角膜移植术后行 LASIK 手术，微型
角膜刀的负压吸引环引起的高眼压（60~90mmHg）可能会造成角膜破裂。

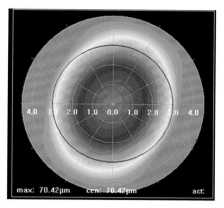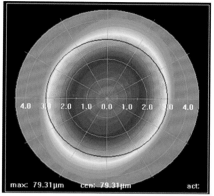

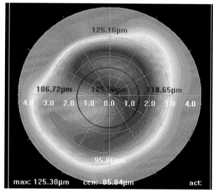

**图 8-2-4　该患者不同切削模式图，自左往右分别为波前像差优化、Q 值引导、
角膜地形图引导**

　　角膜移植术后不规则散光的矫正一直以来都是一个挑战，不规则散光成分
被矫正的过程可能会形成新的屈光不正。为了避免这种情况、提高手术的可预
测性，Yoshida 等人曾报道矫正不规则散光的二期手术方式。第一期适当矫正不
规则散光成分，使患者术后视力能被框架眼镜有效矫正；待屈光度和角膜形态
稳定后，再行二期手术矫正残余球、柱镜屈光度。

四、心得体会

　　1. 选择性角膜缝线拆除只能粗略地矫正散光，可预测性欠佳，通常用于角
膜移植术后散光大于 3.0D 的患者。

　　2. 角膜地形图引导的个体化准分子激光手术后残存屈光度且度数也难以
精确预测，因此对于角膜移植术后散光一般优先选择 RGP 矫正，若患者不耐受
RGP，再选择准分子激光手术。

（刘明娜）

—•◦• ————————— 参 考 文 献 ————————— •◦•—

1. 谢立信, 胡隆基. 手术性散光. 中国实用眼科杂志, 1997, 15 (1): 4-9.
2. 刘洋, 赵少贞, 杨瑞波, 等. 穿透性角膜移植术后的散光矫治. 国际眼科纵览, 2016, 40 (1): 36-40.
3. 高华, 王富华, 李岚, 等. 散光环指导角膜移植术后选择性拆线的临床研究. 中国实用眼科杂志, 2004, 22 (10): 828-830.
4. 高彦, 林潇, 刘明娜, 等. 硬性透气性角膜接触镜矫正圆锥角膜不规则散光后对比度视力的观察. 眼科, 2010, 19 (3): 183-186.
5. XIE L, GAO H, SHI W. Long-term outcomes of photorefractive keratectomy in eyes with previous epikeratophakia for keratoconus. Cornea, 2007, 26 (10): 1200-1204.
6. GAO H, SHI W, LIU M, et al. Advanced topography-guided (OcuLink) treatment of irregular astigmatism after epikeratophakia in keratoconus with the wave light excimer laser. Cornea, 2012, 31 (2): 140-144.
7. BANDEIRA E SILVA F, HAZARBASSANOV RM, et al. Visual outcomes and aberrometric changes with topography-guided photorefractive keratectomy treatment of irregular astigmatism after penetrating keratoplasty. Cornea, 2018, 37 (2): 283-289.
8. GHOREISHI M, PEYMAN A, KOOSHA N, et al. Topography-guided transepithelial photorefractive keratectomy to correct irregular refractive errors after radial keratotomy. J Cataract Refract Surg, 2018, 44 (3): 274-279.

第三节　白内障手术矫正

一、概述

真菌性角膜炎是在发展中国家致盲率极高的感染性角膜病。早期可以通过药物治疗控制进展,中晚期则需要手术治疗来挽救视力,保住眼球,这些方法目前被证实安全有效。然而,研究报道有 44%~64% 的患者在角膜移植术后 5 年内发生白内障,导致患者视力下降,严重影响患者的日常生活。白内障超声乳化手术会引起角膜内皮细胞丢失及角膜水肿,特别是角膜移植术后白内障手术造成角膜内皮细胞失代偿等严重并发症。因此开展此类手术将面临更高的操作难度及手术风险。

二、手术适应证

角膜移植术后远期可能会出现房角、虹膜前粘连,继发性青光眼,手术对内眼的刺激加剧白内障的形成或进展。选择白内障手术的适应证主要包括：

1. 一般要求裸眼视力低于 0.3 ；

2. 眼睛不存在活动性炎症，比如结膜炎、角膜炎、睑腺炎、泪囊炎，以防增加手术感染风险；

3. 若全身存在糖尿病、高血压等慢性疾病，围手术期要监测并控制血糖、血压；

4. 角膜植片透明，状态稳定，3 个月内未发生免疫排斥反应；

5. 充分评估角膜内皮细胞计数与功能，对于内皮细胞计数小于 1 000 个 /mm^2，需要考虑到将来内皮细胞功能失代偿需再次角膜移植的手术风险。

三、术前检查

现代白内障手术已经从复明手术走向了屈光手术，如何保证术后视力有效性提高，除最基本的视功能、眼前节、眼后节检查外，精确测算显得尤为重要。从 1999 年 Haigis 等应用改良的部分相干干涉技术研制出世界上第一台商用光学生物测量仪 IOL Master 到 2014 年扫频源生物测量进入全新的变革时代。角膜移植术后白内障常因为曲率及散光问题而使测算异常艰难，我们可以在检查前先行人工泪液点眼，增加角膜的润滑，使成像更清晰准确，亦可结合角膜地形图进行光学生物测量，对于散光较大患者可以在散光盘下观察角膜映光环，术中拆除部分缝线松解部分术源性散光以提高术后视觉质量，但考虑到患者角膜散光术后可能会有变化，所以患者不建议植入 Toric 散光人工晶状体。

角膜移植患者拆线以后会出现"近视漂移"的现象，而且既往我们研究发现 LKP 和 PKP 两种术式相比，术后最佳矫正视力（BCVA）均逐渐上升，等效球镜向近视方向发展，平均角膜曲率增大而散光减小，全拆线前后相比，LKP 角膜散光变化较大而 PKP 的等效球镜变化较大，因此，建议统计不同手术者术后伴随拆线数量出现的近视漂移量，来预留适当的远视度数。

四、手术方式及方法

白内障药物治疗效果不明确，不能有效阻止或逆转晶状体混浊。因此，手术治疗仍然是白内障的主要治疗手段。

白内障手术大概分为白内障囊内摘除术（ICCE），白内障囊外摘除术（ECCE），超声乳化晶状体摘除术（Phaco），由于 Phaco 切口小、恢复快，术中植入折叠式人工晶状体，组织损伤小、切口不用缝合等优势在经济较好地区已相对普及，然而有些复杂性白内障手术，像晶状体核超声乳化摘除困难，还是需要 ECCE 术。

角膜移植术后白内障手术与常规白内障手术方式相比，有角膜移植病史的眼睛内皮细胞密度持续下降，且内皮细胞密度差异在 6 个月时变得明显。由此推测,角膜移植的内皮细胞密度损失增加是由于内皮细胞对手术损伤的敏感性增加和角膜移植术后内皮细胞的持续下降所致,因此术中更需要保护好角膜内皮,我们研究发现术中采用软壳技术,应用相对分子量较低的弥散性黏弹剂 Viscoat 保护角膜,辅以相对分子量较高的内聚性黏弹剂 Healon 形成前房,同时尽量在囊袋内行晶状体核超声乳化术,使其远离角膜内皮,并采用低能量、高负压模式,减少能量对角膜内皮的损伤,可更好地减少内皮丢失(图 8-3-1 和图 8-3-2)。另外,角膜移植术后大部分患者会有虹膜后粘,术中需瞳孔成形,增加了手术的难度。

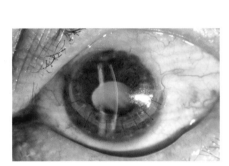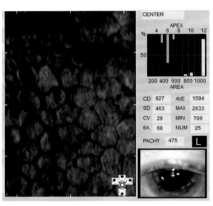

图 8-3-1 患者真菌性角膜炎术后 4 年

视力 0.02,矫正无助,角膜植片透明,瞳孔缘 3/4 后粘连,晶状体全白色混浊,术前显示角膜内皮数约 627 个 /mm²。

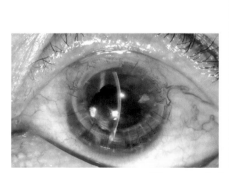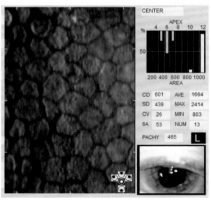

图 8-3-2 白内障术后 1 个月

矫正视力 0.25,角膜植片尚透明,去除部分缝线,瞳孔未见明显粘连,人工晶状体在位,角膜内皮数约 601 个 /mm²。

超声乳化手术步骤

1. 麻醉　表面麻醉或者球周阻滞麻醉。

2. 切口　做超声乳化主切口约 2.0~2.8mm；角膜移植术后患者根据缝线和植片情况可做巩膜隧道式切口或者透明角膜隧道式切口。注意必要时可做上直肌悬吊以保持眼球固定，刀刃进入前房时一定要在透明角膜内，如在角膜后缘进入前房，术中容易发生虹膜脱出或者损伤角膜后弹力层。前房注入黏弹剂，以维持前房稳定性。

3. 瞳孔粘连处理　目前常用扩张瞳孔的方法为手法机械性扩张和器械支撑扩张两种。我们研究发现采用手法左右手虹膜拉钩进行小幅度扩张，松解瞳孔，眼用显微弯剪对瞳孔领行锯齿状切开，注意切口长度小于 0.3mm，避免完全剪断瞳孔括约肌。操作时注意多次、多点、均匀、逐渐扩张，也可减少某象限的虹膜撕裂，使瞳孔均匀、适度扩张，术中扩张直径平均在 5.0mm 左右，不超过5.5mm，手术后瞳孔直径约为 3~4mm，接近生理性瞳孔的功能，患者畏光症状不明显（图 8-3-3 和图 8-3-4）。由于角膜移植后角膜抗压能力较弱，角膜固定虹膜拉钩会增加角膜新的创伤。眼内植入的瞳孔扩张器也可以考虑使用，全程注意保护好角膜内皮。

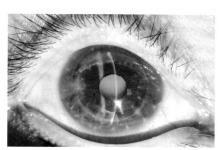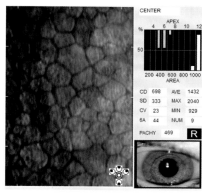

图 8-3-3　患者真菌性角膜炎术后 3 年

视力 0.05，角膜植片透明，缝线已全部拆除，晶状体黄白色混浊，术前角膜内皮数 698 个 /mm^2。

4. 撕囊　连续环形撕囊直径 5.5mm，过大容易造成人工晶状体脱出，过小使人工晶状体位置靠前影响术后视力。若合并虹膜后粘，在撕囊前则需要行瞳孔成形，分离虹膜与晶状体粘连处，眼内剪剪开部分虹膜组织。

5. 碎核及冲洗　左手在超声乳化劈核操作过程中起辅助作用，右手操作集灌注、乳化和抽吸功能于一体的超声乳化头，将晶状体劈开，然后吸出。注意先冲吸瞳孔区的松软皮质,然后将冲吸头伸入虹膜后部,轻轻吸出皮质将其拉向瞳孔区,然后加大吸力将其吸出。冲吸过程中冲吸头应始终向上,抽吸力量均匀,使前房维持稳定深度。

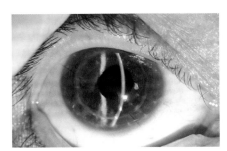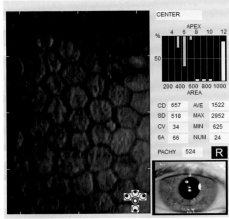

图 8-3-4 白内障术后 1 个月

矫正视力 0.8,角膜植片透明,人工晶状体在位,角膜内皮数 657 个 /mm²。

6. 人工晶状体植入 人工晶状体装入推注器内,从主切口推入囊袋,展开人工晶状体,水密切口,必要时缝合主切口,手术完成。

既往有研究显示角膜移植术、白内障超声乳化和人工晶状体植入三联手术可以更好地减少手术损伤,保护内皮细胞,减轻患者经济负担;也有研究认为角膜移植和白内障手术分开,可以更好地进行光学生物测量,改善患者术后视觉质量,目前两种方式尚存在争议。

真菌性角膜移植术后复发率约为 6.34%,85% 以上的真菌性角膜炎复发病例发生在术后 7 天内,我们发现白内障手术多发生在角膜移植术后 6 个月 ~3 年余,角膜情况比较稳定,手术方式均为超声乳化 + 人工晶状体植入术,许多患者因为前期真菌感染严重,患者有虹膜后粘,手术难度的加大及时间的延长会加重对内皮的损伤。同时我们还发现白内障手术患者中既往穿透性角膜移植术后白内障发生率更高,由此我们推测穿透性角膜移植术对眼内环境影响更大,比板层角膜移植术患者更容易或者更早发生白内障。

五、手术并发症

白内障手术并发症可发生在术中或术后的任何阶段,术后对患者进行仔细检查是非常必要的。复查时间通常为术后 1 天、1 周、1 个月和 3 个月。随着手术方式的改进,白内障手术的并发症已经大大减少,但对于复杂白内障手术并发症并不能掉以轻心。

（一）术中并发症

1. 浅前房或无前房　在白内障超声乳化过程中,由于切口邻近移植口,导致切口形态不规则和抗压减弱,容易出现前房灌注不足、切口过大漏水、眼球受外力挤压,都可能使前房变浅或消失,手术将变得难度增加。

2. 眼内组织损伤　手术过程如果操作不当,眼内空间狭小有限,手术器械可能损伤内皮细胞等眼内组织,严重者可出现角膜后弹力层脱离。

3. 出血　术中因常联合瞳孔成形术,虹膜血管断裂出现前房积血,多于1周后可自行吸收;比较少见的是脉络膜上腔出血,由于脉络膜血流比较丰富,大量而迅猛的出血可导致眼内容物脱出而被迫终止手术。

4. 后囊膜破裂　手术视野与常规白内障比清晰度和范围受限,晶状体囊袋比较菲薄,在手术中更容易发生破裂。

5. 植片裂开　术中若角膜植片植床对合欠紧密,超声乳化过程中有出现植片裂开的风险,一旦出现哆开或者植片移位,需要角膜植片重缝。

6. 层间积液　板层角膜移植患者,尤其是直径较大的移植,手术切口如果累及植片,就要小心灌注液进入板层层间,手术需要避免多次进入前房的操作,调整灌注压,切口大小适度不可过紧。

（二）术后并发症

1. 角膜散光　由于手术增加了角膜的切口,改变了角膜形态,导致角膜曲率的改变,引起散光改变。

2. 出血　术后前房积血多发生在1周以内,多数可自行吸收。

3. 眼压升高　由于手术刺激或者对黏弹剂比较敏感,部分患者术后可出现一过性眼压升高,多在几天内恢复,如眼压持续不降可导致视乳头水肿和视野缺损而形成继发性青光眼,所以高眼压要及时有效的治疗。

4. 角膜植片排斥　手术引起的炎症反应可能增加角膜植片免疫排斥反应风险,尤其是对于穿透性角膜移植术后的患者,排斥反应损伤植片内皮细胞,使之更易发生角膜内皮细胞功能失代偿。因此白内障术后密切观察,及时有效处理围手术期炎症反应是预防角膜植片内皮功能失代偿的关键。

5. 眼内炎　比较罕见但是最严重的手术并发症,早期诊断及时治疗对挽救视力至关重要。主要临床表现为眼球疼痛,视物模糊并伴有轻到重度前房炎症及玻璃体炎症,超声检查可协助诊断。当临床症状和体征怀疑本病时,应及时行实验室检查,做房水和玻璃体涂片、培养和药敏实验,并及时给予玻璃体腔注射药物治疗。要重视眼内炎的预防,术前及时足量的应用抗生素及术中注意无菌操作,可最大程度地避免眼内炎的发生。

6. 慢性葡萄膜炎 比较少见,部分患者对人工晶状体材质耐受性较差,术后可导致慢性炎症反应。

7. 视网膜光毒性损伤 手术过程中手术显微镜强光的长时间操作可能会导致视网膜色素上皮层某些损伤,术后出现暗点或旁中心暗点。

8. 黄斑囊样水肿 少见,发病机制尚不明确,可能与术后低眼压、玻璃体黄斑牵引有关。

9. 人工晶状体脱位或者半脱位 可表现为瞳孔夹持或者偏位,严重者可脱入玻璃体腔。

10. 干眼症状 手术本身刺激可能使原本的干眼加剧或者诱发干眼,人工泪液或者干眼治疗可使大部分患者症状得到缓解,严重干眼可能需要睑裂缝合来治疗。

六、术后处理和随访

前边提到了白内障术后复查的时间一般为术后 1 天、术后 1 周、术后 1 个月和术后 3 个月,对于角膜移植术后患者不但要白内障术后常规抗炎用药,还要注意保护角膜,调整角膜移植术后用药,尤其要注意在术后 1~3 个月内加强预防免疫排斥反应药物的应用,并严密随访。术后 1 个月避免外伤,睡前戴眼罩。复诊时注意记录视力及矫正视力、眼压、植片透明性、内皮、层间愈合情况等,部分可根据角膜曲率及验光结果选择性拆线以调整散光。

七、心得体会

1. 真菌性角膜炎角膜移植术后并发性白内障的手术治疗,首先注意手术适应证的把握,在裸眼视力低于 0.3 的情况下,保证角膜植片情况稳定,3 个月内未发生排斥反应;并充分评估角膜内皮细胞计数与功能,对于内皮细胞计数小于 1 000 个 /mm^2,需要考虑到将来内皮细胞功能失代偿需要再次角膜移植的手术风险。

2. 角膜移植术后曲率及散光影响了人工晶状体测算,可结合角膜地形图进行光学生物测量;角膜移植患者拆线以后会出现"近视漂移"的现象,在人工晶状体的选择上,建议统计不同手术者术后伴随拆线数量出现的近视漂移量,来预留适当的远视度数。

3. 角膜移植病史的眼睛内皮细胞密度持续下降,角膜移植术后白内障手术需重点做好角膜内皮的保护,术中采用软壳技术,应用相对分子量较低的弥散性黏弹剂 Viscoat 保护角膜,同时尽量在囊袋内操作,采用低能量、高负压模式,减少角膜内皮细胞丢失。

4. 角膜移植术后患者白内障手术后 3 个月内,要加强预防免疫排斥反应药物的应用,如糖皮质激素滴眼液和免疫抑制剂滴眼液,并加强随访。同时告知患者,如果出现眼红和视力下降等症状,有可能是发生免疫排斥反应,应及时复诊。

(王 婷)

参 考 文 献

1. 谷晨,王婷,史伟云.穿透性角膜移植术后低密度角膜内皮细胞白内障手术的临床观察.临床眼科杂志,2012,20(1):16-19.

2. 王婷,刘军彩,王姝婷,等.手法扩张后不同瞳孔直径对瞳孔闭锁并发性白内障疗效的影响.中华实验眼科杂志,2013,31(6):592-596.

3. 胥晓涵,刘丽梅,史伟云,等.圆锥角膜行板层角膜移植术和穿透性角膜移植术后屈光状态的比较.临床眼科杂志,2013,21(1):5-8.

4. 钟文贤,谢立信,史伟云,等.真菌性角膜炎654例感染谱分析.中华医学杂志,2006,86(24):1681-1685.

5. ACAR BT, UTINE CA, ACAR S, et al. Endothelial cell loss after phacoemulsification in eyes with previous penetrating keratoplasty, previous deep anterior lamellar keratoplasty, or no previous surgery. J Cataract Refract Surg, 2011, 37 (11): 2013-2017.

6. DEN S, SHIMMURA S, SHIMAZAKI J. Cataract surgery after deep anterior lamellar kerato-plasty and penetrating keratoplasty in age-and disease-matched eyes. J Cataract Refract Surg, 2018, 44 (4): 496-503.

7. GREENE JB, MIAN SI. Cataract surgery in patients with corneal disease. Curr Opin Ophthalmol, 2013, 24 (1): 9-14.

8. SHIMAZAKI J, ISHII N, SHINZAWA M, et al. How much progress has been ade in corneal transplantation. Cornea, 2015, 34 (Suppl 11): 105-111.

9. SHI W, WANG T, XIE L, et al. Risk factors, clinical features, and outcomes of recurrent fungal keratitis after corneal transplantation. Ophthalmology, 2010, 117 (5): 890-896.

第九章
难治性病例

第一节　腐霉菌性角膜炎病例与病例分析

病例 1

患者,女性,72 岁,农民。

1. 主诉　左眼红、磨痛伴视力下降半个月。

2. 现病史　半个月前无明显诱因出现左眼眼红、眼痛伴视力下降,于当地医院就诊,诊断为"左眼角膜炎",予局部及全身抗感染治疗(具体用药不详),症状未见好转,建议上级医院进一步治疗。

3. 眼部检查　裸眼视力右眼 0.15,左眼 HM/BE;眼压:右眼 18mmHg,左眼 19mmHg。裂隙灯检查:左眼结膜充血,鼻侧纤维组织增生肥厚,并侵入角膜缘内 4mm,角膜中央可见约 6mm × 6mm 灰白色溃疡灶,周围可见伪足,基质浸润水肿,前房偏浅(图 9-1-1),余眼内结构窥不入。右眼结膜无充血,角膜透明,前房深可,瞳孔圆,晶状体混浊。

4. 辅助检查(图 9-1-2)

(1)角膜刮片:瑞氏吉姆萨染色可见少量断裂菌丝,少量脓细胞,未见细菌。

(2)共聚焦显微镜:左眼角膜病灶区可见大量真菌菌丝浸润,扫描至约 257μm 仍隐约可见,基质结构紊乱,深基质及内皮结构窥不清。

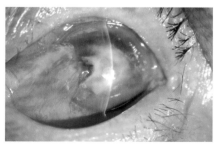

图 9-1-1　患者就诊时外眼像

(3)角膜 OCT:可见浸润达深基质层。

(4)眼部超声:左眼晶状体混浊,玻璃体混浊,未见明显眼内炎表现。

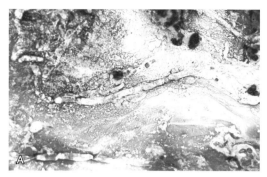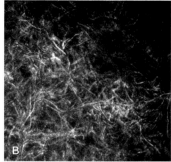

图 9-1-2 患者病原学检查结果
A. 角膜刮片瑞氏吉姆萨染色图片,1 000 ×;
B. 共聚焦显微镜图片,角膜病灶区可见大量真菌菌丝结构。

5. 诊断

(1)左眼真菌性角膜溃疡;

(2)左眼翼状胬肉;

(3)双眼年龄相关性白内障。

6. 治疗

(1)药物治疗:局部给予那他霉素滴眼液和伏立康唑滴眼液频繁点眼,每1 小时 1 次,左氧氟沙星滴眼液,每日 4 次,氧氟沙星眼膏,每晚 1 次。全身给予氟康唑氯化钠注射液,每日 1 次,静脉滴注。药物治疗 1 周后,病灶仍持续性加重。真菌培养结果:无孢子群。

(2)手术治疗:

第一次手术:左眼深板层角膜移植术 + 翼状胬肉切除术,术后第 1 天,角膜植片透明,植片与植床对合良好,未见层间积液。然而,术后第 3 天出现复发迹象,1 天内即发展成全周植床及植片灰白色浸润混浊,颞侧溃疡形成,复查共聚焦显微镜提示:植床及植片均可见大量真菌菌丝浸润。术后 1 周内感染病灶快速进展,全植片及植床致密白色浸润(图 9-1-3)。

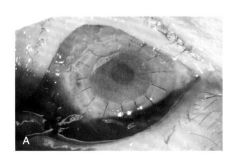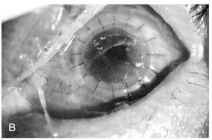

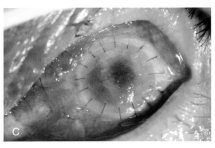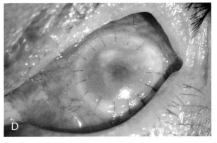

图 9-1-3　患者第一次深板层角膜移植术后外眼像

A. 术后第 1 天,角膜植片透明;B. 术后第 3 天,植床轻混,颞上方浸润明显;C. 术后第 4 天全周植床及植片灰白色浸润混浊;D. 术后一周,全植片及植床致密白色浸润。

第二次手术:左眼眼前节重建术,术后第 1 天,角膜植片透明,前房偏浅,可见多量积血。术后第 3 天,前房内可见白色团状脓性渗出物,术后 5~9 天感染进行性加重,全角膜植片水肿混浊,内皮面多灶性脓性物质附着,角膜缘处灰白色浸润,前房积脓约 2mm。提示真菌再次复发,并已波及巩膜(图 9-1-4)。眼 B 超提示:玻璃体混浊显著,呈现眼内炎症改变。

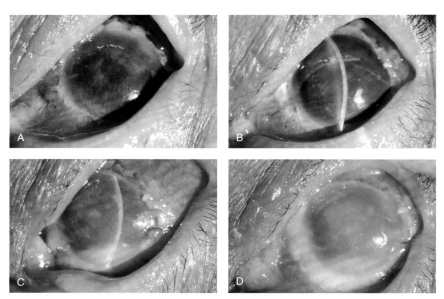

图 9-1-4　患者第一次眼前节重建术后外眼像

A. 术后第 1 天,角膜植片透明,前房内多量积血;B. 术后第 3 天,前房内可见白色团状脓性渗出物;C. 术后第 4 天全植片灰白色浸润混浊,前房积脓;D. 术后一周,全植片致密白色浸润,并累及巩膜。

第三次手术：左眼眼内容摘除术。

真菌培养结果：无孢子群。靶向 DNA 测序鉴定真菌报告：谲诈腐霉菌。

病例 2

患者，女性，69 岁，农民。

1. 主诉　左眼红痛、视力下降半个月。

2. 现病史　半个月前因左眼磨、异物感，自行用银棒刮除，后症状无缓解，并出现视力下降，于当地医院就诊，给予左氧氟沙星滴眼液、氧氟沙星眼膏等治疗，仍未见好转，建议至上级医院进一步治疗。

3. 眼部检查　视力右眼 0.6，左眼 LP；眼压：右眼 13mmHg，左眼 17mmHg。裂隙灯检查：左眼结膜混合充血，角膜中央偏鼻侧可见约 6mm×6mm 不规则灰白色溃疡灶，表面苔被形成，前房深可，可见积脓约 2mm，瞳孔细节及眼内结构窥不清（图 9-1-5）。右眼结膜无充血，角膜透明，前房深可，瞳孔圆，晶状体混浊。

4. 辅助检查

（1）角膜刮片：10% 氢氧化钾涂片镜检可见多量断裂菌丝；涂片染色镜检可见少量脓细胞，未见细菌。

（2）共聚焦显微镜：左眼角膜病灶区可见大量炎性细胞和真菌菌丝浸润，扫描至约 435μm 仍隐约可见。

（3）角膜 OCT：角膜病灶水肿增厚，浸润较深。

（4）眼部超声：左眼晶状体混浊，玻璃体混浊，未见明显眼内炎表现。

5. 诊断

（1）左眼真菌性角膜溃疡；

（2）双眼年龄相关性白内障。

6. 治疗

（1）药物治疗：局部行清创处理后，给予那他霉素滴眼液和伏立康唑滴眼液频繁点眼，每 1 小时 1 次，左氧氟沙星滴眼液，每日 4 次，氧氟沙星眼膏，每晚 1 次。全身给予氟康唑氯化钠注射液，每日 1 次，静脉滴注。药物治疗 1 周，溃疡浸润稍有好转，但溃疡面积有所扩大（图 9-1-6）。

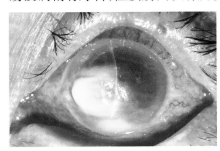
图 9-1-5　患者就诊时外眼像

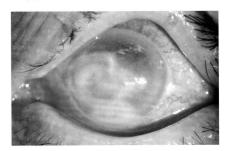
图 9-1-6　患者药物治疗 1 周后外眼像

（2）手术治疗

第一次手术：左眼穿透性角膜移植术＋晶状体摘除术，术后第 1 天，角膜植片透明，植片与植床对合良好，前房内可见积血。然而，术后第 3 天出现复发迹象，颞侧植床灰白色浸润，颞侧溃疡形成。复查共聚焦显微镜：颞侧植床可见大量真菌菌丝结构。加用结膜下注射伏立康唑，每日 1 次，治疗 1 周仍不能控制感染进展，并再次出现前房积脓（图 9-1-7）。

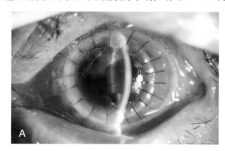
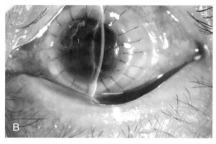
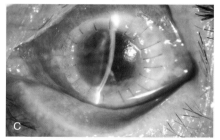

图 9-1-7　患者第一次穿透性角膜移植术后外眼像

A. 术后第 1 天，角膜植片透明，前房内可见积血；B. 术后第 3 天，颞侧植床灰白色浸润，颞侧溃疡形成；C. 术后 1 周全周植床灰白色浸润混浊，前房黏稠积脓。

第二次手术：左眼部分角巩膜移植术，切除颞侧感染的角膜植床，术后第 3 天再次感染复发，由鼻侧植片向颞侧植片波及，并最终出现全角膜化脓性溃疡，前房内多量脓性分泌物附着于角膜内皮，余眼内结构窥不清（图 9-1-8）。眼 B 超提示：玻璃体混浊明显，眼内炎改变。

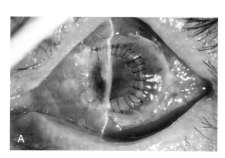
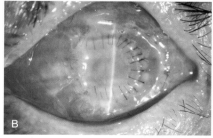

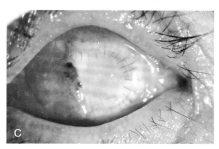

图 9-1-8 患者第二次部分角巩膜移植术后外眼像
A. 术后第 3 天,角膜植片轻混,前房内可见脓性渗出;B. 术后 1 周,植床及植片浸润
混浊;C. 术后 10 天全植床及植片灰白色溃疡,前房黏稠积脓,眼内结构窥不清。

真菌培养结果:无孢子群。靶向 DNA 测序鉴定真菌报告:谲诈腐霉菌。
第三次手术:左眼眼内容摘除术。

诊治要点分析

真菌性角膜炎患者出现内皮斑体征代表感染层次较深,是菌丝穿透进入前房的标志,因此若患者术前内皮斑体征明显,则行穿透性角膜移植术,反之,则考虑行部分板层角膜移植术。以此为据,较少出现真菌性角膜炎患者板层角膜移植术后复发的情况。但上述两例患者的严重复发引发了我们的思考。

两例病例的共同点是:刮片和共聚焦显微镜均呈典型真菌菌丝表现,但对常规抗真菌治疗效果不佳,第一例患者术中未见明显内皮斑,遂行深板层角膜移植术,第二例患者行穿透性角膜移植术,但术后真菌复发均极为迅速,且较快发展成全角膜植床及植片感染、眼内炎,最终行眼内容摘除术。

两例患者的真菌培养结果均为无孢子群,快速而严重的复发是否与无孢子群的毒力更强有关。笔者统计了山东省眼科医院 2005 年至 2017 年确诊的 57 例无孢子群感染导致的真菌性角膜溃疡,其中 37 例接受了角膜移植手术治疗,8 例复发,复发率为 16.67%,最终 5 例行眼内容摘除术,比例为 8.77%。复发率及眼内容摘除率均显著高于其他真菌感染导致的角膜溃疡。无孢子群并不是某一类特定真菌,而是不产生孢子的真菌统称。因各种真菌均可能不产生孢子,从而无法用常规方法判断菌属,只能借助 DNA 测序确定。将上述两例病例进行病原学测序,结果发现这类无孢子群是谲诈腐霉菌。

(1)病原学:谲诈腐霉菌是一种丝状寄生菌,是腐霉菌属中唯一能感染人类的菌种。腐霉菌属于藻物界,卵菌门,卵菌纲,腐霉目,腐霉科,严格意义上讲不属于真菌,其无性繁殖的方式为孢子囊,含有双鞭毛游动孢子。

(2)辅助检查及鉴别方法

1)涂片镜检:谲诈腐霉菌涂片镜检的形态大体与丝状真菌相似,均呈细长的丝状结构,但也有不同之处,腐霉菌的菌丝中存在稀疏分隔,且菌丝是宽带状而不是圆柱形,菌丝内有许多囊泡。

2)共聚焦显微镜:腐霉菌在共聚焦显微镜上表现与丝状真菌类似,均为不规则线状高反光结构,部分患者菌丝呈节段状。复发患者角膜病灶在共聚焦显微镜上的表现与原发相似,但菌丝数量更多、更密集,共聚焦显微镜暂无法将腐霉菌与普通丝状真菌相鉴别。

3)鉴别方法:通过对核糖体大亚基的 D1/D2 区基于 PCR 的一代测序,PCR 引物如下:D1/D2- 正向 NL-1 5'-GCATATCAATAAGCGGAGGAAAAG;D1/D2- 反向 NL-4 5'-GGTCCGTGTTTCAAGACGG,有阴阳性对照。典型靶向 DNA 测序电泳图如图 9-1-9A,D1/D2 区域基因扩增可见单一清晰目的条带,测序结果经 BLAST 比对,结果为:腐霉菌属(Pythium),谲诈腐霉菌(Pythium insidiosun),序列相似度为 99% 以上,典型序列图如图 9-1-9B。此外,因谲诈腐霉菌只有在液体培养基中才产孢,孢子有鞭毛,可以游动,通过证明游动孢子形成也可以鉴定。

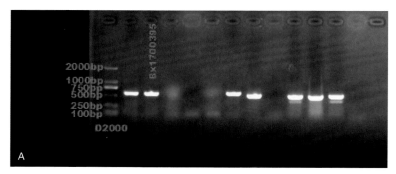

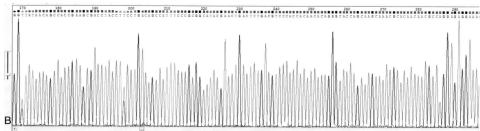

图 9-1-9 典型靶向 DNA 测序的电泳图(A)及序列图(B)

(3)临床表现及治疗:腐霉菌性角膜炎的临床表现类似于丝状真菌性角膜炎,有卫星灶、毛刺征等体征。因腐霉菌的细胞壁不含有麦角固醇,因此对于常规抗真菌治疗效果不佳。有研究报道联合使用抗生素治疗腐霉菌感染,包括:阿奇霉素、替加霉素、利奈唑胺、盐酸米诺环素、四环素等,抑制蛋白质合成的抗菌药对治疗腐霉菌有效。

腐霉菌的毒力较强,尽管角膜移植术是治疗严重腐霉菌性角膜炎的唯一措施,但预后较差,复发风险较高,尤其是感染已侵及角膜缘,并且除非出现活动性坏死病灶,否则很难辨别腐霉菌在角膜缘和附近巩膜的实际扩散程度。笔者回顾性分析 2017 年 6 月至 2019 年 6 月于山东省眼科医院经测序明确诊断的 6 例腐霉菌性角膜炎患者,均对抗真菌药物反应不佳,接受了角膜移植手术治疗,其中 3 例(3/6)患者术后复发,复发较为迅速,初次手术后复发时间为 4~6 天,再次手术后复发时间为 2~3 天;上述 2 例(2/6)患者复发后分别经过 2 次、3 次角膜移植,但因再次复发未保住眼球,行眼内容摘除术。Ravula Hasika 等报道,在 48 例因腐霉菌性角膜炎行角膜移植手术的患者中,有 26 例(54.2%)患者复发,其中 20 例(77.0%)术前角膜缘受累。也有文献报道,术中冷冻疗法在预防复发中起一定作用。

(4)小结:腐霉菌感染导致的角膜炎较为罕见,很难在临床、微生物学以及组织病理学上与培养缓慢的真菌性角膜炎区别开来,需要进行 DNA 测序或观察游动孢子形成才能鉴定。因此对于临床中角膜刮片及共聚焦显微镜的病原学检查,均支持真菌性角膜炎,病情进展快,且对常规抗真菌治疗无效时,应考虑到腐霉菌感染的可能性,并尽早行 PCR DNA 测序分析,或转诊至上级医院,争取早期能够确定诊断,进行干预。

(张晓玉　高　华)

参 考 文 献

1. 高华,贾艳妮,丁刚,等.暴露后弹力层的深板层角膜移植治疗深层化脓性角膜炎的初步临床观察.中华眼科杂志,2013,49 (10): 884-889.

2. 鹿秀海,高彦,张莉,等.真菌性角膜炎 334 例的病原学分析.中华眼科杂志,2013,49 (1): 12-15.

3. 张晓玉,亓晓琳,鹿秀海,等.腐霉菌性角膜炎临床特征和治疗预后分析.中华眼科杂志,2021, 57 (08): 589-594.

4. ANUTARAPONGPAN O, THANATHANEE O, WORRAWITCHAWONG J, et al. Role of confocal microscopy in the diagnosis of pythium insidiosum keratitis. Cornea, 2018, 37 (2): 156-161.

5. BAGGA B, SHARMA S, MADHURI G S, et al. Leap forward in the treatment of pythium insidiosum keratitis. Br J Ophthalmol, 2018, 102 (12): 1629-1633.

6. LORETO E S, TONDOLO J, SANTURIO J M, et al. Screening of antibacterial drugs for anti-microbial activity against pythium insidiosum. Med Mycol, 2019, 57 (4): 523-525.

7. QI X, LIU T, DU M, et al. Endothelial plaques as sign of hyphae infiltration of descemet's

membrane in fungal keratitis. J Ophthalmol, 2020, 2020: 6083854.

8. SHI W, WANG T, XIE L, et al. Risk factors, clinical features, and outcomes of recurrent fungal keratitis after corneal transplantation. Ophthalmology, 2010, 117 (5): 890-896.

9. ZAMBRANO C G, GOMES A R, BRASIL C L, et al. Influence of temperature on in vitro zoosporogenesis of pythium insidiosum. Med Mycol, 2018, 56 (7): 877-883.

第二节　念珠菌性角膜植片感染病例与病例分析

病例

患者女性,42岁,退休人员。

1. **主诉**　右眼部分板层角膜移植术后视力下降12天。

2. **现病史**　12天前因"斑块状角膜营养不良",于当地医院行右眼部分板层角膜移植术(LKP术),自诉术后一直视物不清,应用"妥布霉素地塞米松眼膏"等药物治疗无改善,遂转诊来我院。

患者左眼于12年前在当地医院行穿透性角膜移植术(PKP术)。

3. **眼部检查**　视力右眼 FC/10cm,左眼 0.2,眼压:右眼 14mmHg,左眼 11mmHg。裂隙灯检查:右眼结膜轻充血,角膜植片水肿,植片与植床层间可见大量弥散分布的灰白色混浊灶。左眼结膜无充血,角膜植片透明,缝线已拆除(图 9-2-1)。

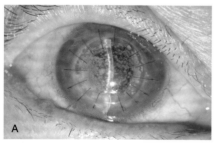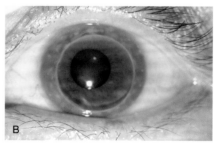

图 9-2-1　患者就诊时外眼像
A. 右眼;B. 左眼。

4. **辅助检查**(图 9-2-2)

(1)角膜刮片:角膜植片上皮完整,无法进行角膜刮片检查。

(2)共聚焦显微镜:右眼角膜病灶区上皮细胞肿胀,基质可见炎性细胞浸润,植床植片层间可见片状高反光混浊病灶,内含较多细点状高反光结果,密集成簇,可疑念珠菌感染。

(3)角膜 OCT:可见角膜混浊病灶位于植床植片层间位置。

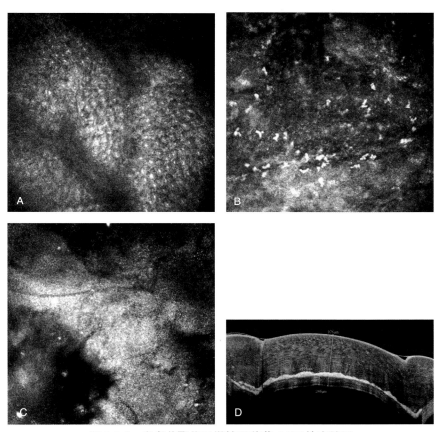

图 9-2-2 患者共聚焦显微镜及前节 OCT 检查结果

A. 共聚焦显微镜下见右眼角膜病灶区上皮细胞肿胀;B. 基质可见炎性细胞浸润;
C. 植床植片层间可见片状高反光混浊病灶,内含较多细点状高反光结果,密集成簇,
提示念珠菌感染;D. 角膜混浊病灶位于植床植片层间位置。

5. 诊断

(1)右眼角膜植片感染(可疑念珠菌);

(2)右眼板层角膜移植术后;

(3)左眼穿透性角膜移植术后。

6. 治疗

(1)药物治疗:局部给予那他霉素滴眼液和伏立康唑滴眼液频繁点眼,每
1 小时 1 次,左氧氟沙星滴眼液,每日 4 次,氧氟沙星眼膏,每晚 1 次。全身给予

氟康唑氯化钠注射液,每日 1 次,静脉滴注。药物治疗 1 周,病情持续加重。

(2)手术治疗:手术方式设计为右眼深板层角膜移植术备穿透性角膜移植术,手术过程中对植床进行大气泡法分离并切除病灶,暴露后弹力层后见下方植床透明,遂行深板层角膜移植术。手术过程见图 9-2-3。术中涂片结果及培养结果见图 9-2-4。患者术后外眼照相见图 9-2-5。

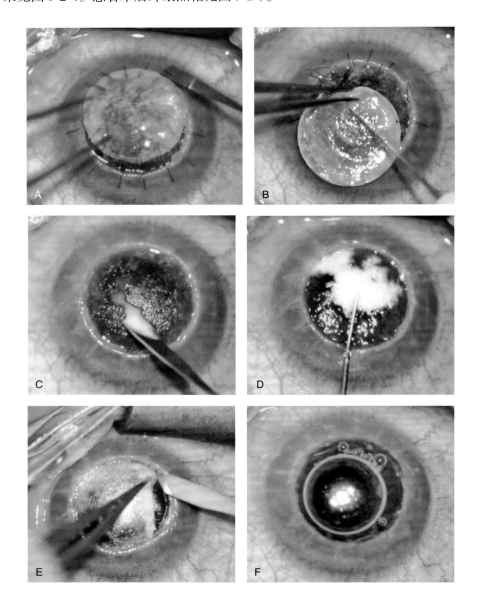

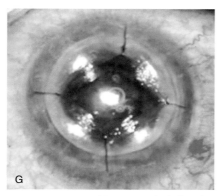
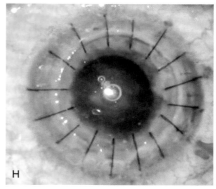

图 9-2-3　患者右眼行深板层角膜移植术中情况

A~C.打开原有角膜植片后,见层间混浊病灶呈脓性改变,将脓性组织进行术中涂片检查,结果回报:可见大量念珠菌孢子;D~F.对植床进行大气泡法分离并切除病灶,见下方植床透明,使用氟康唑氯化钠注射液冲洗植床;G~H.将新的供体植片间断缝合固定于植床。

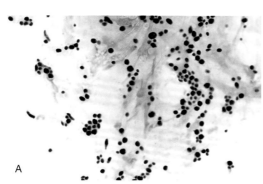
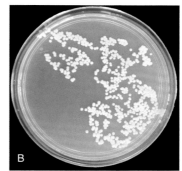

图 9-2-4　术中涂片结果及培养结果

A.革兰氏染色,念珠菌孢子呈圆形、椭圆形、簇状排列;B.沙堡弱培养基,37℃培养
1 天,可见酵母样菌落。

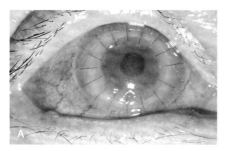
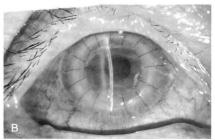

图 9-2-5　术后 1 周患者右眼外眼像

A.结膜轻充血,角膜植片透明,植片上皮愈合良好;B.裂隙下观察见层间贴
附良好,未见感染复发。

诊治要点分析

念珠菌定植于人体与外界相通的各个器官,是人体的正常菌群之一,作为条件致病菌,念珠菌可侵及人体皮肤、黏膜及各内脏器官。在眼部,念珠菌感染主要引起眼内炎,多为内源性,发生在伴有免疫系统疾病、糖尿病及菌血症的患者中。但随着免疫抑制剂、糖皮质激素的广泛应用,念珠菌在角膜的感染逐渐增多,在瑞士等温带地区,念珠菌是真菌性角膜炎最常见的菌属,占 25%~ 33%,在加拿大的一个系列研究中报道,角膜念珠菌感染占真菌感染的 62.5%。笔者统计了 2013 年至 2019 年于山东省眼科医院真菌培养结果为念珠菌的角膜炎患者共 29 例,占同期真菌性角膜炎患者的 1.7%。

(1)病原学:念珠菌又称假丝酵母菌,属于真菌界,子囊菌门,酵母亚门,酵母纲,酵母目,酵母科,念珠菌属。念珠菌为双相菌,一般情况下以酵母相存在,适宜条件下转化为菌丝相时致病力增强。

(2)辅助检查

1)角膜涂片镜检:10% 氢氧化钾涂片镜检及革兰氏染色镜检均可查见念珠菌,念珠菌孢子呈圆形、椭圆形、簇状排列。

2)共聚焦显微镜:角膜激光共聚焦显微镜下念珠菌孢子结构较易疏漏,呈大小均匀的点状,形状类圆形,边界清晰,排列方式或呈分散排列,或密集成簇呈团雾状。假菌丝形态变异较大,呈类似于丝状真菌的细长线状,或不规则短棒状(图 9-2-6)。角膜激光共聚焦显微镜作为无创、实时的角膜成像技术,为念珠菌早期诊断提供依据。

(3)临床表现:裂隙灯下角膜病变形态及感染位置变异较大,发病早期(2~7天),角膜病变多表现为孤立圆点状病灶,或孤立病灶周围伴有小卫星灶。这些病灶具有一个显著的特点:与下方的角膜组织附着疏松,可以通过角膜刮片将其清除干净。随着病情进展,感染逐渐加重,表现为弥漫性多灶性浸润灶,或全角膜/植片溃疡改变。但相比于丝状真菌,念珠菌感染侵袭力相对较弱,结膜充血一般较轻,不伴有典型的伪足、苔被、免疫环等体征,少量患者出现 1~3mm 前房积脓。角膜感染的位置变异较大,可位于角膜/植片中央、周边、层间、交界处或累及全角膜/植片。

念珠菌性角膜炎多发生于继发感染,既往眼部手术史是最常见的危险因素,其次是局部糖皮质激素使用史。患者大多合并 2 个或更多的危险因素,眼部手术史中角膜移植术后角膜植片上皮持续不愈合或反复发生角膜植片上皮缺损,加之糖皮质激素长期使用,为念珠菌继发感染提供了可能;全身合并免疫性疾病也是念珠菌感染不容忽视的危险因素之一。因此,临床中角膜移植术后应避免长期应用糖皮质激素,尤其是合并免疫性疾病的患者,一旦出现感染表现,需要排除念珠菌感染的可能性。

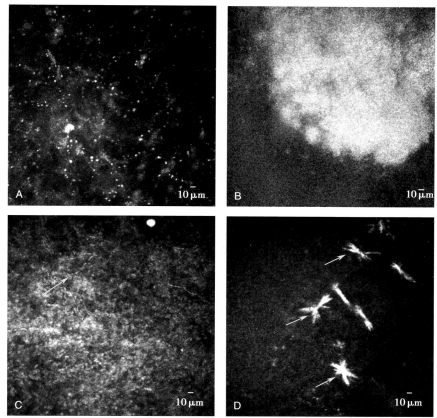

图 9-2-6　共聚焦显微镜下念珠菌表现（分辨率 384×384 放大 800 倍）
A. 念珠菌孢子呈分散排列；B. 念珠菌孢子成簇排列呈团雾状；C. 念珠菌假菌丝呈线状高反
光；D. 念珠菌假菌丝呈不规则短棒状高反光。

（4）治疗：目前用于治疗念珠菌性角膜炎的抗真菌药物主要包括多烯类（那
他霉素、两性霉素 B）、三唑类（伏立康唑、氟康唑）。我们前期研究的药敏结果显
示：伏立康唑、两性霉素 B、氟康唑药物敏感性均在 80% 以上。早期患者清除病
灶后应用药物治疗效果可，但是对于就诊晚、感染严重的患者，药物效果欠佳，手
术治疗为主。

（5）小结：念珠菌性角膜炎在临床上相对少见，但近年病例逐渐增多。既往
有眼部手术史、糖皮质激素长期应用史，以及合并全身免疫系统疾病的患者尤为
多发，早期特征性表现为孤立圆点状病灶，及时清除病灶，联合药物治疗可以快
速控制感染。但晚期患者临床表现多样，药物治疗效果差，多数需要角膜移植手
术治疗。

（亓晓琳　张晓玉）

参 考 文 献

1. 高华，贾艳妮，丁刚，等．暴露后弹力层的深板层角膜移植治疗深层化脓性角膜炎的初步临床观察．中华眼科杂志，2013, 49 (10): 884-889.

2. 李晓凤，张晓玉，杜满，等．离体及活体念珠菌在共聚焦显微镜下的特征．中华眼视光学与视觉科学杂志，2020, 22 (11): 809-814.

3. 许雪，黄云丽，张道军，等．念珠菌致真菌性角膜炎 3 例报告．中国真菌学杂志，2014, 9 (2): 105-106.

4. FONTANA L, MORAMARCO A, MANDARA E, et al. Interface infectious keratitis after anterior and posterior lamellar keratoplasty. Clinical features and treatment strategies. A review. Br J Ophthalmol, 2019, 103 (3): 307-314.

5. GAO H, SONG P, ECHEGARAY JJ, et al. Big bubble deep anterior lamellar keratoplasty for management of deep fungal keratitis. J Ophthalmol, 2014, 2014: 209759.

6. HASSAN HM, PAPANIKOLAOU T, MARIATOS G, et al. Candida albicans keratitis in an immunocompromised patient. Clin Ophthalmol, 2010, 4: 1211-1215.

7. XIE L, ZHAI H, ZHAO J, et al. Antifungal susceptibility for common pathogens of fungal keratitis in Shandong Province, China. Am J Ophthalmol, 2008, 146 (2): 260-265.

第三节 板栗刺外伤导致的真菌性角巩膜炎病例与病例分析

病例

患者，男性，60 岁，农民。

1. **主诉** 左眼板栗刺扎伤后红痛 1 个月余。

2. **现病史** 1 个多月前左眼板栗刺扎伤后出现左眼眼红、眼痛伴视力下降，于当地医院就诊，诊断为"左眼巩膜炎"，先后于两家当地医院共行 3 次"巩膜异物取出术"，具体用药不详，左眼仍有眼红、磨痛症状，为求进一步治疗来我院就诊。

3. **眼部检查** 左眼视力 0.4，眼压 11mmHg，左眼鼻侧球结膜充血、水肿、隆起、瘢痕，未见明显异物，角膜中央及下方可见异物刺伤痕迹，无明显浸润，少许色素残留，上皮完整，前房深度适中，房水清，瞳孔近圆，直径约 4mm，光反应 (+)，晶状体混浊。右眼视力 0.6，眼压 14mmHg，球结膜无充血，鼻侧纤维血管膜组织长入角膜 4mm,余处角膜透明,前房中等深度,房水清,虹膜纹理清,瞳孔圆形,直径约 3mm,对光反射(+),晶状体混浊,玻璃体混浊,视盘颜色红润,边界清晰,视网膜在位(图 9-3-1)。

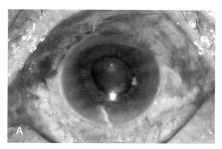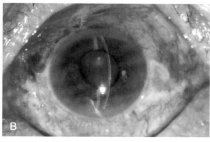

图 9-3-1　患者初次就诊的眼前段照相图片

4. 辅助检查

(1)左眼 UBM 检查:顺时针 4~10 点方向结膜水肿增厚明显,与巩膜界限欠清,巩膜回声降低,层间回声不均匀,变薄明显,未探及明显异物回声,顺时针约 4 点方向疑似穿通伤口(抑或炎症导致回声降低引起假性穿通道),相应位置睫状体水肿,前房稍浅,各方向房角尚开放,晶状体位置可(图 9-3-2)。

(2)左眼眼部 B 超检查:左眼玻璃体混浊著影像学特征(炎症?),考虑巩膜炎(图 9-3-3)。

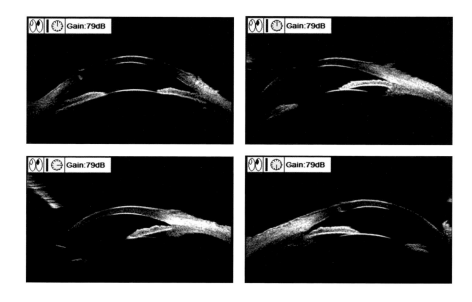

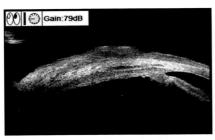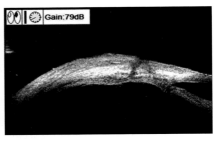

图 9-3-2　左眼 UBM 检查

顺时针 4~10 点方向结膜水肿增厚明显，与巩膜界限欠清，巩膜回声降低，层间回声不均匀，变薄明显，未探及明显异物回声，顺时针约 4 点方向疑似穿通伤口（抑或炎症导致回声降低引起假性穿通道），相应位置睫状体水肿，前房稍浅，各方向房角尚开放，晶状体位置可。

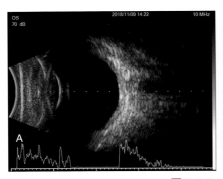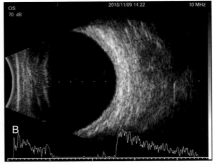

图 9-3-3　左眼 B 超

玻璃体内见光点，A 超回声中低，后运动明显，巩膜回声降低，提示：玻璃体混浊
著影像学特征（炎症？），考虑巩膜炎。

5. 诊断

(1) 左眼巩膜炎；

(2) 左眼巩膜异物取出术后；

(3) 左眼角膜云翳；

(4) 右眼翼状胬肉；

(5) 双眼年龄相关性白内障。

6. 治疗

药物治疗：局部给予 0.5% 左氧氟沙星滴眼液，每日 4 次；普拉洛芬滴眼液，每日 4 次；0.3% 氧氟沙星眼膏，每晚 1 次。考虑为板栗刺扎伤（植物性外伤）后引起的巩膜炎，容易伴有真菌感染，故未用激素类药物。

未查见巩膜异物，未进行手术治疗。

病情进展阶段一

上述治疗后左眼巩膜充血无明显改善,1个月后患者左眼出现巩膜溃疡。

1. 眼部检查　左眼视力0.3,眼压12mmHg,球结膜充血,结膜可见瘢痕,鼻侧巩膜溃疡两处,巩膜溶解、变薄,可透见色素样组织,角膜中央及下方可见异物刺伤痕迹,无明显浸润,少量色素残留,上皮完整,前房中等深度,房水细胞(+),虹膜纹理清,鼻侧局部后粘,瞳孔圆形,直径约4mm,对光反射(+),晶状体混浊,玻璃体混浊,视盘颜色红润,边界清晰,视网膜在位,色泽正常,血管走行正常,未见出血、渗出(图9-3-4)。右眼同前。

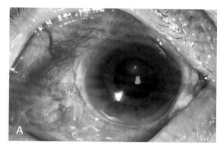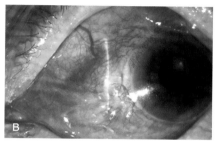

图9-3-4　药物治疗1个月后的左眼眼前段照相图片

2. 辅助检查

(1)左眼B超检查:玻璃体混浊著(炎症?),考虑巩膜炎(图9-3-5)。

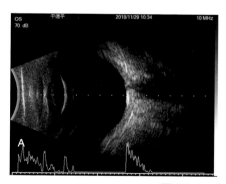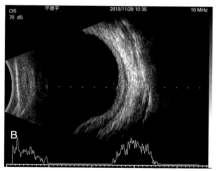

图9-3-5　左眼B超检查

玻璃体内见光点,A超回声中低,后运动明显,眼底光带增厚,周边著,
提示:玻璃体混浊著(炎症?),考虑巩膜炎症。

(2)左眼UBM检查显示:顺时针4~10点方向球结膜水肿增厚明显,与巩膜界限欠清,巩膜回声降低,层间回声不均匀,变薄明显,未探及明显异物回声,相应位置睫状体水肿,前房稍浅,各方向房角尚开放,晶状体位置可(图9-3-6)。

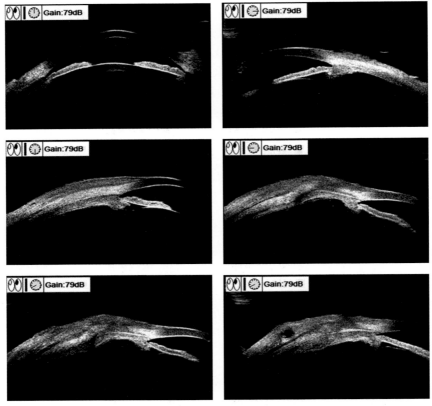

图 9-3-6　左眼 UBM 检查

顺时针 4:00 至 10:00 方向结膜水肿增厚明显,与巩膜界限欠清,巩膜回声降低,层间回声不均匀,变薄明显,未探及明显异物回声,相应位置睫状体水肿,前房稍浅,各方向房角尚开放,晶状体位置可。

(3)左眼巩膜溃疡区刮片检查显示真菌及细菌涂片和培养均为阴性。

(4)左眼结膜囊细菌培养结果为阴性。

3. 诊断

(1)左眼巩膜炎;

(2)左眼巩膜溃疡;

(3)左眼巩膜异物取出术后;

(4)左眼角膜云翳;

(5)右眼翼状胬肉;

(6)双眼年龄相关性白内障。

4. 治疗

药物治疗:由于患者巩膜溃疡处病原学检查未查见真菌,巩膜炎症重,遂局部加用妥布霉素地塞米松眼膏,每晚 1 次;妥布霉素地塞米松滴眼液,每天 3 次。

病情进展阶段二

上述治疗后患者巩膜充血减轻,但 1 个月后左眼出现角膜内皮面真菌生长、脉络膜脱离、脉络膜上腔渗漏。

1. 眼部检查　左眼视力 0.3(−0.50DS/−2.50DC × 65 → 0.6),眼压 18mmHg,球结膜充血,鼻侧结膜可见瘢痕,隐见其下巩膜溶解、变薄,可透见少许色素样组织,角膜颞侧内皮面及对应房角处豆渣样白色脓液附着,角膜中央及下方可见穿通道样瘢痕,无明显浸润,上皮完整,前房中等深度,房水细胞(+),瞳孔圆形,直径约 4mm,对光反射(+),晶状体混浊,眼底检查见颞上方和颞侧脉络膜视网膜隆起,脉络膜脱离(图 9-3-7)。

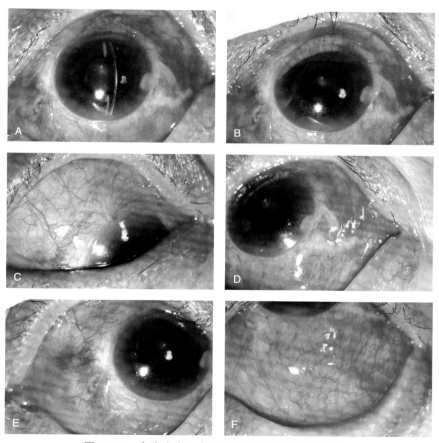

图 9-3-7　我院治疗 2 个月后的左眼眼前段照相图片

左眼球结膜充血,鼻侧结膜可见瘢痕,隐见其下巩膜溶解、变薄,可透见少许色素样组织,角膜颞侧内皮面及对应房角处豆渣样白色脓液附着,角膜中央及下方可见穿通道样瘢痕,无明显浸润,上皮完整。

2. 辅助检查

(1)左眼共聚焦显微镜检查:镜下角膜颞侧病灶区深基质和内皮面查见较多菌丝(图 9-3-8)。

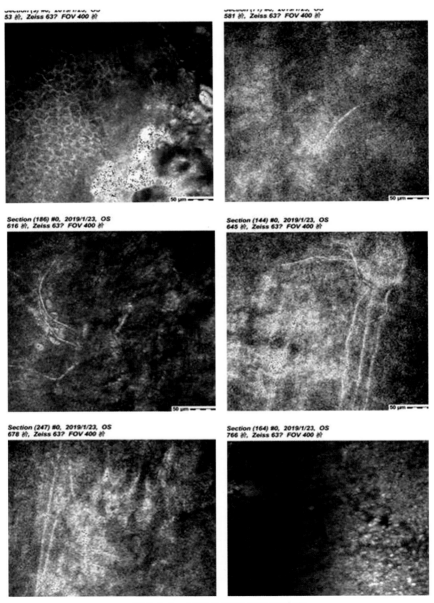

图 9-3-8　左眼共聚焦显微镜检查
角膜颞侧病灶区深基质和内皮面查见较多菌丝。

（2）左眼 UBM 检查：前房浅，各方向房角狭窄，顺时针约 4 :00 方向虹膜前房角处见团状回声（渗出？），晶状体位置尚可。顺时针约 10 :00 至 4 :00 方向脉络膜上腔渗漏明显，未见明显分离口。顺时针约 5 :00 至 9 :00 方向结膜水肿明显，相应位置睫状体萎缩前突（图 9-3-9）。

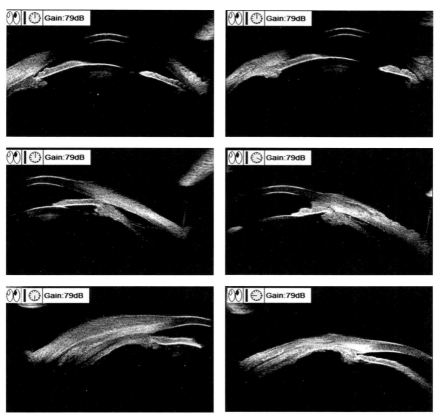

图 9-3-9　左眼 UBM 检查

前房浅，各方向房角狭窄，顺时针约 4 :00 方向虹膜前房角处见团状回声（渗出？），晶状体位置尚可，顺时针约 10 :00 至 4 :00 方向脉络膜上腔渗漏明显，未见明显分离口，顺时针约 5 :00 至 9 :00 方向结膜水肿明显，相应位置睫状体萎缩前突。

（3）左眼眼部 B 超检查显示：玻璃体混浊，性质待定，考虑左眼脉络膜脱离（图 9-3-10）。

（4）左眼眼底照相检查显示：左眼颞上方和颞侧脉络膜视网膜隆起，脉络膜脱离（图 9-3-11）。

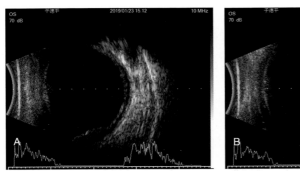

图 9-3-10 左眼 B 超检查

左眼玻璃体内见光点,A 超回声中低,后运动明显,周边部脉络膜广泛高起,

提示:左眼玻璃体混浊稍著,性质待定,考虑左眼脉络膜脱离。

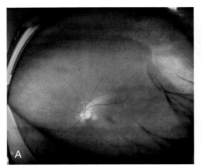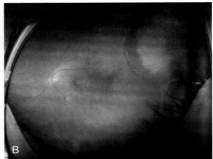

图 9-3-11 左眼眼底照相检查

显示:左眼颞上方和颞侧脉络膜视网膜隆起,脉络膜脱离。

3. 诊断

(1)左眼真菌性角膜炎;

(2)左眼前房积脓;

(3)左眼巩膜炎;

(4)左眼眼内炎?

(5)左眼脉络膜脱离;

(6)右眼翼状胬肉;

(7)双眼年龄相关性白内障。

4. 治疗

(1)药物治疗:停用激素,加用静脉滴注伏立康唑,局部应用伏立康唑滴眼液,每小时 1 次,那他霉素滴眼液,每小时 1 次。

(2)手术治疗

在眶下神经联合睫状神经节阻滞麻醉下行"左眼玻璃体腔药物注射术(注

入伏立康唑 100μg）＋前房冲洗术（应用 0.04‰ 伏立康唑稀释液）"，术中取前房脓液标本，真菌培养显示无孢霉，对伏立康唑、那他霉素、氟康唑和伊曲康唑均敏感。术中巩膜切口放出脉络膜上腔积液，未查见真菌。

术后持续局部应用抗真菌药物治疗 3 个月，患者左眼巩膜炎症逐渐减轻（图 9-3-12），脉络膜、视网膜无再次脱离（图 9-3-13、图 9-3-14），角膜内皮面炎症逐渐消退，真菌感染得以控制。患者治疗 1 年后末次复诊时左眼裸眼视力 0.8，巩膜充血已完全消退，在颞侧角巩膜缘处发现 1 根隐约可见的浅褐色刺样异物（图 9-3-15），由于眼部状态稳定，患者拒绝行异物探查和取出。

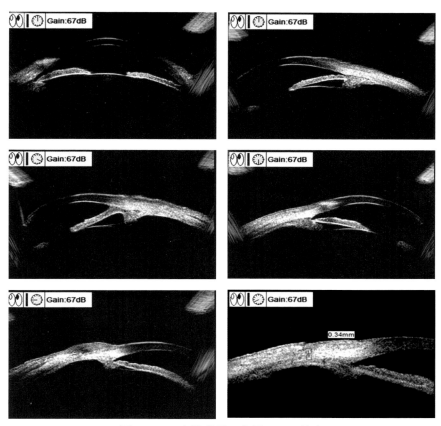

图 9-3-12　左眼术后 3 个月，UBM 检查
左眼鼻侧球结膜增厚，回声降低，巩膜变薄明显，下方角膜可见瘢痕回声，
前房浅，颞下方虹膜前粘、房角关闭，余方向房角尚开放，晶状体位置可。

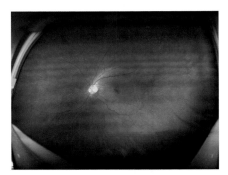

图 9-3-13　左眼术后 3 个月，眼底扫描检眼镜照片

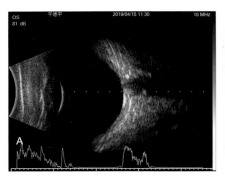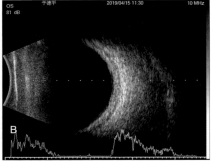

图 9-3-14　左眼术后 3 个月，眼部 B 超

显示：左眼玻璃体内见光点，A 超回声中低，后运动明显，后界膜高起，眼底光带增厚，提示：左眼玻璃体混浊（后脱离），周边稍著，考虑左眼脉络膜轻水肿。

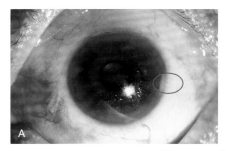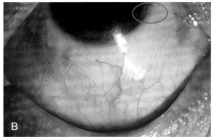

图 9-3-15　左眼术后 1 年

眼科检查：左眼视力 0.8，眼压 15.9mmHg，左眼球结膜和巩膜无充血，角膜多处板栗刺扎伤瘢痕，未见浸润，上皮光滑，颞侧角巩膜缘处基质内似有 1 根板栗刺异物，无浸润，形态不典型，前房略浅，颞侧房角处虹膜前粘，无浸润，瞳孔近圆，直径约 3mm，晶状体混浊。

诊治要点分析

感染性巩膜炎根据发病原因分为外源性和内源性,外源性主要是由外伤、手术或其他眼部感染继发所致。西方学者报道感染性巩膜炎的发生率约占所有巩膜炎的 5%~10%,而以农业生产为主的发展中国家植物性外伤引起的微生物感染性巩膜炎发生率明显高于发达国家,印度学者报道感染性巩膜炎的占比达到17%。其中真菌感染是最具破坏性的一种类型,难以控制的感染导致眼球组织进行性被破坏。这就提醒我们在有植物性外伤史的患者就诊时,应注意外伤部位,仔细排查巩膜炎的发生。感染性巩膜炎的临床表现主要以脓性渗出物、巩膜溃疡、巩膜脓肿为特征,但常与弥漫性、结节性和坏死性的非感染巩膜炎鉴别困难,需要结合患者病史和病原学检测结果明确诊断。巩膜炎的病理特征是巩膜组织无血管的细胞外基质的炎症变化,活体取材往往会加重炎症扩散甚至穿孔,因此临床上很少做以诊断为目的的病理检查,导致巩膜炎的临床诊断非常受限。由于巩膜炎病情隐匿、取材困难,药物治疗时程需相对延长;同时糖皮质激素类用药应万分谨慎。根据已有研究报道,手术干预可增加保存眼球的机会,但并不能改善视觉效果。如果巩膜坏死严重、进展迅速,或者发生多灶性脓肿对药物治疗反应不佳,可酌情手术清除巩膜脓肿、使用广谱抗生素或抗真菌药物(如 2% 伏立康唑)冲洗,并根据病原学药敏结果调整用药。

植物性外伤是导致眼部真菌感染的最常见诱因,而板栗刺外伤是其中较为特殊的一种致病原因。由于板栗外壳多刺状结构的特殊性,这种外伤往往导致角膜、结膜、巩膜等多处刺伤,且易将真菌带入深层组织,更容易引发深部真菌感染或者难以明确病原的隐匿性真菌感染,从而导致治疗期较长,病程迁延。真菌感染引起的巩膜炎治疗较为棘手,对有植物性外伤史的患者可首先经验性使用氟康唑、那他霉素等抗真菌药物,同时根据药敏结果调整用药。但需注意的是,体外真菌培养得到的药敏结果与体内治疗效果还是有差异的,而且真菌对药物的反应较慢,常需要几周时间才能看到病情变化;此外真菌性巩膜炎病程较长并易于复发,因此需要积极并长期地规范化抗真菌治疗。

本例患者真菌培养显示为无孢霉阳性,无孢霉并不是专有的一类真菌菌属,而是指在培养过程中出现无孢子群生长的一类致病菌,具体的菌属需通过 DNA 测序技术才能确定,其中谲诈腐霉菌是腐霉菌属中唯一可对人类致病的无孢霉。印度学者在 23 个月的研究期内真菌培养阳性的角膜炎病例中,腐霉菌性角膜炎的患病率为 5.9%(71/1 204)。我们回顾山东省眼科医院收治的 6 名腐霉菌感染病例,分析发现腐霉菌的毒力很强,角膜移植术后复发风险高,有 3 例(3/6)患者移植术后出现复发,其中 2 例复发后经过多次角膜移植仍未控制感染,最终行眼内容物剜除术。警示我们临床中发现病情进展快,且对常规抗真菌药物无效的真菌性角膜炎,应考虑腐霉菌感染的可能性,并尽早实现 DNA 测序分析。

本例患者在板栗刺扎伤后全周巩膜均长期处于充血炎症、局部溶解溃疡的状态，多次于当地医院进行手术探查巩膜异物均无明确异物取出，在我们的治疗过程中也始终未发现有异物残留，而直到 1 年之后感染和炎症控制后才在角巩膜缘处发现可疑的异物，可以说该病例无论在病原的明确还是感染炎症的控制上都颇多周折。既往我们对于板栗刺引起深层真菌感染病例的治疗经历了从保守观察到果断手术的临床探索过程，在我们的经验中板栗刺引起的角膜深层真菌感染多数难以通过药物治疗得到彻底的病原清除，往往需要通过穿透性角膜移植术进行治疗，而本例患者炎症累及范围广（全周巩膜炎症、脉络膜下积液、睫状体水肿、角膜深层感染）、累及角巩膜层次深，但仅通过抗真菌药物局部点眼和前房冲洗就得以控制，提示我们在真菌感染的治疗上没有一成不变，需要具体病情具体分析，不放弃任何治疗方式的可行性。

（董燕玲）

参 考 文 献

1. 程钧，董燕玲，翟华蕾，等 . 板栗刺所致眼部损伤的临床观察 . 中华眼科杂志，2020，56 (5): 1-6.

2. 程钧，翟华蕾，王君怡，等 . 角膜后部真菌感染的临床特点和治疗策略 . 中华眼科杂志，2017，53 (10): 758-765.

3. 孙士营，翟华蕾，史伟云，等 . 真菌性角膜炎致病菌种的变迁及体外药物敏感试验研究 . 中华检验医学杂志，2009，32 (3): 282-286.

4. 史伟云，王婷 . 我国真菌性角膜炎诊疗诊断和治疗中的几个问题 . 中华眼科杂志，2013，49 (1): 2-5.

5. GARG P. Commentary: pythium insidiosum keratitis. Indian J Ophthalmol, 2019, 67 (1): 47-48.

6. HASIKA R, LALITHA P, RADHAKRISHNAN N, et al. Pythium keratitis in South India: incidence, clinical profile, management, and treatment recommendation. Indian J Ophthalmol, 2019, 67 (1): 42-47.

7. MURTHY SI, SABHAPANDIT S, BALAMURUGAN S, et al. Scleritis: differentiating infectious from non-infectious entities. Indian J Ophthalmol, 2020, 68 (9): 1818-1828.

8. MURTHY SI, REDDY JC, SHARMA S, et al. Infectious scleritis. Curr Ophthalmol Rep, 2015, 3 (3): 147-157.

9. RAMENADEN ER, RAIJI VR. Clinical characteristics and visual outcomes in infectious scleritis: a review. Clin Ophthalmol, 2013, 7: 2113-2122.

10. SHARMA S, BALNE P, MOTUKUPALLY S, et al. Pythium insidiosum keratitis: clinical profile and role of DNA sequencing and zoospore formation in diagnosis. Cornea, 2015, 34 (4): 438-442.

第四节 板栗刺外伤导致迟发性真菌感染 病例与病例分析

病例

患者,男性,73 岁,农民。

1. 主诉 右眼板栗刺伤后视力下降 2 个月余。

2. 现病史 患者 2 个多月前右眼被板栗刺扎伤,伤后逐渐出现视力下降,于当地治疗,具体情况不详,未手术,今病情加重来我院就诊,门诊经检查,以"右眼外伤性白内障"收入院,患病来患者精神可,饮食、睡眠可,大小便无明显异常改变。

3. 眼部检查 右眼视力 FC/50cm,眼压 8mmHg,球结膜轻充血,角膜中央 1 处刺状异物穿通瘢痕,颞下方 2 个板栗刺状异物,穿透角膜,瘢痕包绕,无浸润,上皮光滑,对应处虹膜前粘,前房深度适中,房水清,瞳孔缘部分后粘,光反应(+),晶状体黄白色混浊,中央瞳孔区见前囊点状混浊,眼底模糊。左眼视力 0.4,眼压 12mmHg,角膜透明,前房深度适中,虹膜纹理清,瞳孔圆,晶状体黄白色混浊,眼底视盘界清色可,视网膜在位(图 9-4-1)。

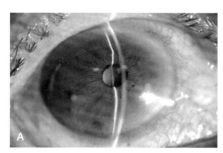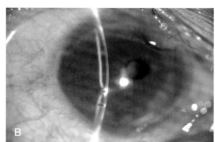

图 9-4-1 右眼眼前段照相图片
显示角膜多处板栗刺异物,晶状体混浊。

4. 辅助检查

(1)右眼角膜 OCT 检查显示:角膜中央 1 处穿通瘢痕,颞下方 2 处角膜刺状异物,对应处虹膜前粘于角膜内皮面(图 9-4-2)。

(2)右眼 UBM 检查显示:角膜中央 1 处穿通瘢痕,颞下方 2 处角膜刺状异物,对应处虹膜前粘于角膜内皮面(图 9-4-3)。

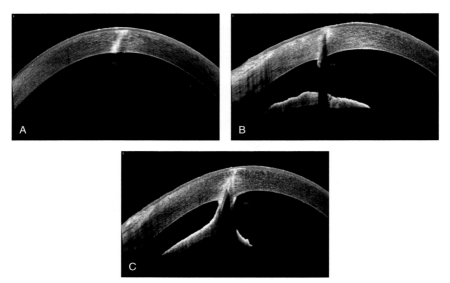

图 9-4-2　右眼角膜 OCT 检查

角膜中央 1 处穿通瘢痕,颞下方 2 处角膜刺状异物,对应处虹膜前粘于角膜内皮面。

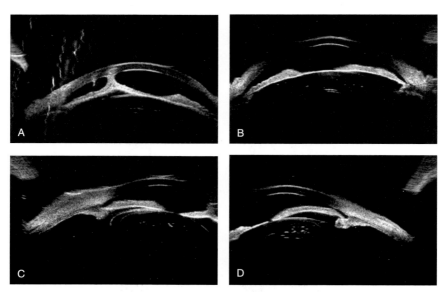

图 9-4-3　右眼 UBM 检查

角膜中央 1 处穿通瘢痕,颞下方 2 处角膜刺状异物,对应处虹膜前粘于角膜内皮面。

　　(3)右眼 B 超检查显示:右眼白内障、右眼玻璃体混浊(后脱离)、右眼玻璃体变性(图 9-4-4)。

5. 诊断

(1) 右眼外伤性白内障；

(2) 右眼角膜穿通伤；

(3) 右眼角膜异物。

6. 治疗

(1) 药物治疗：局部给予 0.5% 左氧氟沙星滴眼液，每小时 1 次，0.1% 普拉洛芬滴眼液，每天 4 次，0.3% 氧氟沙星眼膏，每晚 1 次。

(2) 手术治疗

第一次手术：考虑患者角膜外伤已 2 个月余，角膜上的两处异物已被角膜瘢痕

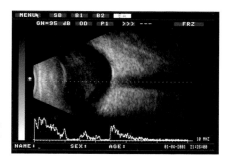

图 9-4-4　右眼 B 超检查

晶状体回声强，玻璃体内见光点，A 超回声中低，后运动明显，后界膜高起，提示右眼白内障、右眼玻璃体混浊(后脱离)、右眼玻璃体变性。

包绕，局部无炎症反应，且上皮面光滑；小开口深层的异物取出后需要放射状缝合伤口，导致术后角膜曲率不规则，视力影响较大；此外患者无不适症状，故暂时不进行角膜异物取出。患者因白内障视力下降明显，遂行右眼白内障超声乳化摘除术 + 折叠人工晶状体植入术 + 瞳孔广泛粘连分离术。术后角膜无明显炎症，无真菌感染迹象(图 9-4-5)，加用妥布霉素地塞米松滴眼液，每天 4 次。

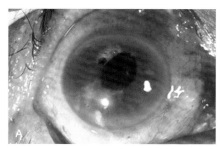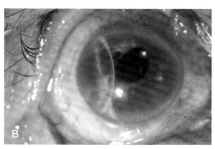

图 9-4-5　右眼白内障术后 2 天的眼前段照相图片

显示角膜瘢痕和异物稳定，前房无明显炎症反应。

第二次手术：第一次(白内障)术后 2 个月，患者因"右眼红痛 1 周"再次入院。眼科检查：右眼视力 0.5，眼压 9mmHg，角膜颞下方 2 处褐色异物，基质浸润，对应内皮面见白色渗出，伸向前房，前房深度适中，房闪(++)，细胞(++)，虹膜纹理欠清，局限性萎缩，瞳孔不圆，光反应存在，人工晶状体在位，玻璃体轻度混浊，视网膜在位(图 9-4-6)。共聚焦显微镜显示：角膜深基质及内皮面查见菌丝(图 9-4-7)。B 超显示：右眼人工晶状体眼，右眼玻璃体混浊著(图 9-4-8)。角膜 OCT 检查显示：右眼角膜颞下方 2 处刺状角膜异物，基质浸润，对应内皮面脓液

附着(图 9-4-9)。诊断为：①右眼真菌性角膜炎；②右眼真菌性眼内炎；③右眼角膜异物；④右眼人工晶状体眼。明确病原后给予全身和局部抗真菌治疗；考虑患者右眼角膜深基质及内皮面均可查见真菌，而既往的经验表明深层真菌感染很难通过药物治疗得到控制，遂予行右眼穿透性角膜移植术，术中分离颞下方虹膜粘连处，发现 1 处板栗刺露出内皮面，包裹于粘连的虹膜中，予取出异物并清除虹膜表面渗出物和浸润。术中给予前房内 0.04‰ 伏立康唑稀释液灌洗，玻璃体腔内注射伏立康唑 100μg，结膜下注射 1% 伏立康唑 1ml。术中取前房积脓及角膜内皮斑涂片，均查见菌丝。前房脓液培养结果：链格孢霉菌阳性，对氟康唑、酮康唑、那他霉素、两性霉素 B、伏立康唑均敏感。

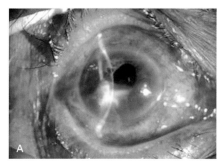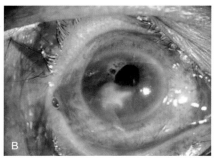

图 9-4-6　右眼白内障术后 2 个月的眼前段照相图片

角膜颞下方 2 处褐色异物，基质浸润，对应内皮面见白色渗出，伸向前房。

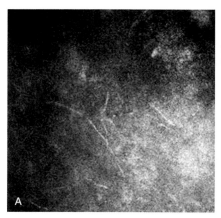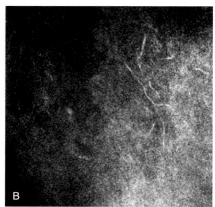

图 9-4-7　右眼共聚焦显微镜

右眼角膜深基质及内皮面查见菌丝。

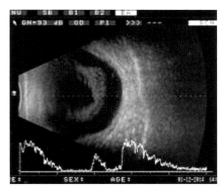

图 9-4-8　右眼 B 超
探及 IOL 及其伪影,玻璃体内见大量光点,A 超回声中低,后运动明显,
提示右眼人工晶状体眼,右眼玻璃体混浊著。

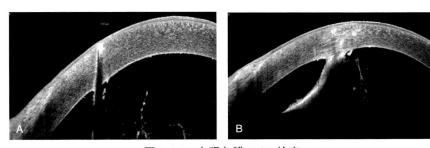

图 9-4-9　右眼角膜 OCT 检查
右眼角膜颞下方 2 处刺状角膜异物,基质浸润,对应内皮面脓液附着。

　　第三次手术:PKP 术后第 1 天开始出现右眼颞下方虹膜表面白色脓液附着,逐渐加重,且与虹膜粘连紧密(图 9-4-10)。结合病史,考虑虹膜真菌感染的可能性大,遂于术后第 6 天行右眼局部虹膜切除术 + 前房灌洗术,术中前房积脓的真菌涂片检查见:红细胞 +++,脓细胞 +++,未见菌丝。术后 5 天查体:右眼视力 FC/50cm,指测眼压 Tn,右眼球结膜充血,角膜植片轻水肿,后弹力层褶皱,缝线不松,前房深,前房内渗出物大部分吸收,房闪(+),细胞(-),瞳孔欠圆,直径约 5mm,人工晶状体位正(图 9-4-11)。

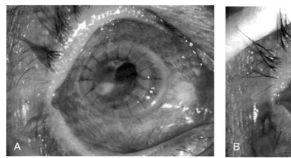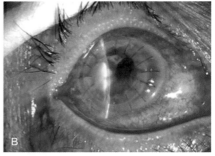

图 9-4-10　右眼眼前段照相图片

A. PKP 术后第 3 天,颞下方虹膜表面白色脓液附着;B. PKP 术后第 6 天,
虹膜表面脓液逐渐增多。

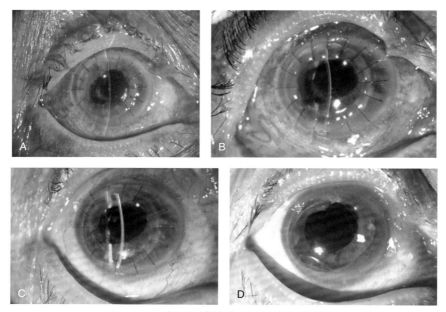

图 9-4-11　右眼虹膜切除术后眼前段照相图片

A. 虹膜切除术后第 5 天,瞳孔区渗出大部分吸收;B. 虹膜切除术后半个月,瞳孔区
渗出吸收,前房炎症反应消退;C. 虹膜切除术后 1 年,随访期间未见真菌复发迹象;
D. 虹膜切除术后 3 年,裸眼视力 0.2,眼压 14mmHg,角膜植片透明。

诊治要点分析

　　植物性外伤是真菌性角膜炎最常见的致病原因,山东第一医科大学附属青
岛眼科医院对 2006 年至 2016 年收治的真菌性角膜炎患者 1 414 例进行回顾性
分析,发现其中 639 例有植物性外伤史,而板栗刺外伤是其中常见的外伤原因,
且其临床表现和治疗经过均有特殊性。

板栗是我国常见的农作物,在我国东北、华东、华南、华北、西南等地区均有广泛种植。板栗外壳长有尖锐且长硬的刺,在采摘和处理板栗的过程中劳动者经常会被板栗刺扎伤,在眼部常表现为角膜、巩膜、结膜、晶状体、虹膜等部位的扎伤和异物残留。我们对 2013 年 1 月至 2019 年 3 月于山东第一医科大学附属青岛眼科医院住院治疗的因板栗刺造成眼部损伤的 48 例(48 只眼)患者的病历资料进行回顾性分析,发现扎伤后患者到医院就诊的时间差异极大,最短为伤后 3h,最长为伤后 8 个月;50%(24 例)患者临床表现为真菌性角膜炎,其中 6 例为深基质及角膜内皮面的感染。由于角膜表面没有溃疡,这种角膜深层的感染难以进行角膜刮片镜检,只能依靠活体共聚焦显微镜进行病原辅助诊断。这就使角膜深部的真菌感染具有很强的隐匿性,也对我们的临床诊断提出了更高的要求。我们对 1 414 例真菌性角膜炎病例的分析显示共聚焦显微镜的诊断阳性率为 89.8%,要低于氢氧化钾湿片镜检的阳性率(96.5%),而在板栗刺外伤造成的真菌性角膜炎患者中,共聚焦显微镜的阳性率则降为 87.5%(21/24)。临床眼科医生需要对上述各种病原学检查的阳性率有正确的认识,以降低角膜深层真菌感染的漏诊率。

链格孢霉菌是板栗刺造成的眼部真菌感染的主要致病菌种,本例患者也在真菌培养中鉴定出链格孢霉菌。结合近 30 年的研究报道,我们可以发现近年来镰刀菌属占比有所下降,而链格孢霉属则逐年增多。我们对 2006 年到 2016 年的 1 414 例真菌性角膜炎病例的感染谱进行分析,发现分离的真菌以镰刀菌属为最多(61.2%),其次为链格孢霉属(18.9%)。了解菌种的变化趋势有利于眼科医生在临床治疗中合理选用敏感的抗真菌药物。不同种属真菌感染所致的角膜炎临床表现不同,这主要与其毒力强弱、菌丝在角膜中的生长方式及机体免疫有关。谢立信教授团队既往的研究发现,不同菌种的真菌在角膜基质中的菌丝生长方式各不相同:镰刀菌属的菌丝在角膜内主要呈水平生长,曲霉菌属菌丝和念珠菌属的假菌丝主要呈垂直生长,严重感染时菌丝可穿透角膜后弹力层进入眼内,引起真菌性眼内炎。近来团队的进一步研究证实,内皮斑可被认为是菌丝突破 Descemet 膜的表征。也就是说,病程中一旦在内皮面发现斑块,高度预示着菌丝已突破后弹力层,穿透性角膜移植术应该会是更稳妥的治疗选择。

在治疗方面,板栗刺造成的外伤和感染,首先应尽早取出板栗刺异物。如发现真菌或疑似真菌应及时进行有效的抗真菌治疗,必要时尽早手术。本例患者在板栗刺伤后 2 个月时角膜尚未发现真菌感染的迹象,异物被包裹且没有引起明显的角膜炎症反应,遂仅进行了白内障手术,而直到外伤后 4 个月,也就是白内障术后 2 个月时,角膜的板栗刺异物周围才发生了真菌感染。虽然不能完全排除伤后 4 个月时再次接触真菌病原引发感染的可能性,但综合考虑植物性外伤和基质异物的情况,笔者仍然认为其真菌感染的病原来自 4 个月前的板栗刺外伤。与绝大部分真菌（链格孢霉菌）感染病例不同的是，本例患者眼部真菌感染进展极度缓慢、发病隐匿，考虑真菌可能以板栗刺为载体，潜伏于板栗刺内部，从而长期与角膜共存，而在白内障术后应用激素后繁殖加快，达到一定数量后才引起角膜的感染和炎症。

　　由于本病例中部分板栗刺在角膜上形成穿通伤口，且刺伤相应位置的虹膜，使虹膜前粘，故而真菌感染直接累及虹膜，即使在 PKP 术时专门对虹膜表面的脓液进行分离冲洗，但仍在术后发生残留的虹膜真菌感染，终究通过再次的虹膜局部切除术才得以控制。这也提示我们，在眼部真菌感染的手术治疗中尽量要"除恶务尽"，细节部分的处理往往会影响最终的手术结果。

（董燕玲）

参 考 文 献

1. 程钧，董燕玲，翟华蕾，等 . 板栗刺所致眼部损伤的临床观察 . 中华眼科杂志，2020，56 (5): 1-6.

2. 程钧，翟华蕾，王君怡，等 . 角膜后部真菌感染的临床特点和治疗策略 . 中华眼科杂志，2017，53 (10): 758-765.

3. 何键，程钧，董燕玲，等 . 真菌性角膜炎 1414 例临床分析 . 中华眼科杂志，2020，56 (4): 286-293.

4. 刘敬，谢立信，史伟云 . 主要致病真菌在角膜内生长方式的研究 . 眼科研究，2008，26 (1): 26-29.

5. 鹿秀海，高彦，张莉，等 . 真菌性角膜炎 334 例的病原学分析 . 中华眼科杂志，2013，49 (1): 12-15.

6. 史伟云，王婷 . 我国真菌性角膜炎诊断和治疗中的几个问题 . 中华眼科杂志，2013，49 (1): 2-5.

7. 谢立信，李绍伟，史伟云 . 共焦显微镜在真菌性角膜炎临床诊断中的应用 . 中华眼科杂志，1999 (1): 7.

8. 中华医学会眼科学分会角膜病学组 . 感染性角膜病临床诊疗专家共识 (2011 年). 中华眼科杂志，2012，48 (1): 72-75.

9. QI X, LIU T, DU M, et al. Endothelial plaques as sign of hyphae infiltration of descemet's membrane in fungal keratitis. J Ophthalmol, 2020, 2020: 6083854.

10. SHI W, LI S, LIU M, et al. Antifungal chemotherapy for fungal keratitis guided by in vivo confocal microscopy. Graefes Arch Clin Exp Ophthalmol, 2008, 246 (4): 581-586.

11. WANG T, LI S, GAO H, et al. Therapeutic dilemma in fungal keratitis: administration of steroids for immune rejection early after keratoplasty. Graefes Arch Clin Exp Ophthalmol, 2016, 254 (8): 1585-1589.

12. XIE L, ZHAI H, DONG X, et al. Primary diseases of corneal perforation in Shandong province, China: a 10-year retrospective study. Am J Ophthalmol, 2008, 145 (4): 662-666.

第五节　角膜穿孔导致的迟发性眼内真菌感染
病例与病例分析

病例

患者,男性,64 岁,农民。

1. 主诉　左眼红、磨痛 4 个月,流泪 1 周。

2. 现病史　4 个月前无明显诱因出现左眼红、磨痛,自行使用滴眼液治疗,无明显好转,1 周前出现流泪症状,且症状逐渐加重,遂来我院就诊。

3. 既往史　左眼 1 年前行翼状胬肉切除术。否认全身病史。

4. 眼部检查　视力右眼 0.5,左眼 0.4,眼压:右眼 14mmHg,左眼 11mmHg。裂隙灯检查:左眼混合充血,颞侧角膜缘处穿孔,虹膜嵌顿于穿孔口处,上皮完整,溪流试验(−),较多新生血管长入,穿孔口上方及下方的角膜内皮面见数个 KP,余角膜透明,前房深度正常,房闪(−),细胞(+),瞳孔欠圆,直径约 3mm,部分虹膜后粘连,晶状体轻度混浊(图 9-5-1)。

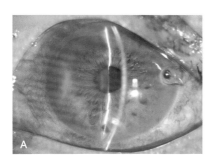
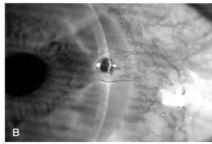
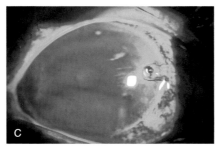

图 9-5-1　患者就诊时外眼像
A. 左眼;B. 左眼角膜穿孔口处;C. 左眼荧光素钠染色。

5. 辅助检查（图 9-5-2）

（1）角膜刮片：角膜植片上皮完整，无法进行角膜刮片检查。

（2）共聚焦显微镜：因患者角膜穿孔，无法进行共聚焦显微镜检查。

（3）角膜 OCT：可见角膜穿孔，穿孔处角膜上皮完整。

（4）B 超：提示玻璃体轻度混浊。

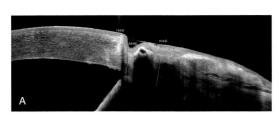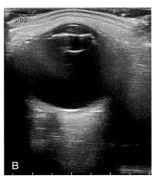

图 9-5-2　患者辅助检查结果

A. OCT 示角膜穿孔，穿孔处角膜上皮完整；B. B 超示玻璃体轻度混浊。

6. 诊断

（1）左眼角膜穿孔；

（2）左眼翼状胬肉切除术后；

（3）双眼年龄相关性白内障。

7. 治疗

（1）药物治疗：局部给予加替沙星眼水，每 2 小时 1 次；溴芬酸钠眼水，每天 1 次；氧氟沙星眼膏，每晚 1 次。

（2）手术治疗：考虑患者为不明原因的角膜穿孔，虽然没有阳性的病原学结果，但是不能排除感染的可能，尤其是穿孔口周围角膜内皮面有数个 KP，亦不能排除真菌感染的可能性。因此，手术方式设计为左眼颞侧小植片的穿透性角膜移植术，病灶切除范围应包含角膜内皮面有 KP 的范围。

术中见穿孔口处虹膜表面及内面少量脓性分泌物附着，给予切除，相应位置晶状体皮质呈白色混浊，但晶状体位置稳定，无皮质溢出。根据术中所见推测患者的穿孔可能为外伤所致，且当时损伤伤及了虹膜和晶状体。术中取切除的虹膜组织进行涂片检查，提示未见细菌、菌丝及孢子，脓细胞（++），术中切除的病变角膜进行组织病理学检查，提示角膜基质水肿变性，炎细胞浸润，PAS 染色（−），角膜慢性炎。

（3）术后药物治疗：所有的病原学检查结果均未提示有真菌感染，术后给予加替沙星眼水,每天 4 次,溴芬酸钠眼水,每天 4 次,氧氟沙星眼膏,每晚 1 次,他克莫司眼水,每天 3 次。由于仍顾虑真菌感染的可能性,术后没有给予全身和局部激素治疗。

术中病理结果见图 9-5-3A。患者术后外眼照相见图 9-5-3B。

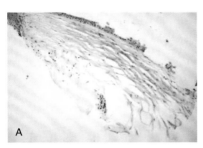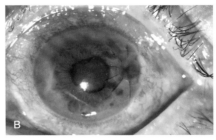

图 9-5-3　术中病理结果和术后外眼照相

A. 术中切除的病变角膜的组织病理学检查,显示角膜慢性炎;B. 示术后第 5 天裂隙灯检查,见角膜植片植床均透明,角膜上皮完整,无浸润。

8. 再次住院

患者术后第 15 天时复诊,主诉左眼红、痛 1 天。

眼部检查:左眼混合充血,角膜植床水肿,植片透明,前房深,房闪(++),细胞(++++),下方积脓 2mm,瞳孔圆,虹膜后粘连,晶状体轻度混浊。

辅助检查(图 9-5-4):

(1)B 超:玻璃体混浊,下方周边著,较前探查变化不明显。

(2)UBM:颞侧虹膜与晶状体粘连紧密,对应方向晶状体回声增强,囊膜视不清。

(3)共聚焦显微镜:角膜植片缝线浸润处大量炎细胞浸润,基质内探及片状高反光及大量炎细胞,深基质及内皮细胞视不清。可视范围内未探及明显病原体。

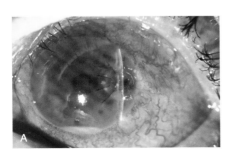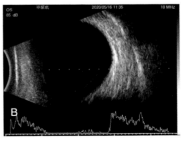

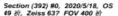

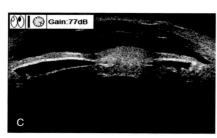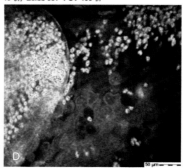

图 9-5-4 患者再次住院时的外眼照相及辅助检查结果

A.裂隙灯检查见角膜植床水肿,前房积脓约 2mm;B. B 超示周边玻璃体混浊;C.UBM 示颞侧虹膜萎缩,虹膜后及晶状体前见团状回声,相应位置晶状体前囊欠连续,睫状体前表面见点状回声;D. 共聚焦显微镜检查见角膜基质内大量炎细胞浸润,未见病原体。

入院诊断:

1. 左眼眼内炎?
2. 左眼 PKP 术后;
3. 左眼翼状胬肉切除术后;
4. 双眼年龄相关性白内障。

治疗:患者存在眼内炎症,没有查到明确的病原体,不能排除感染所致,真菌或细菌感染的可能性均存在,因此给予 0.3% 加替沙星眼水,每半小时 1 次,1% 伏立康唑眼水,每半小时 1 次,溴芬酸钠眼水,每天 4 次,阿托品眼膏,每晚1 次。

患者经过 1 天的治疗后有所好转,前房积脓消失(图 9-5-5A),但是治疗的第3 天病情突然加重,前房内出现大量纤维素性和脓性渗出物(图 9-5-5B)。随后给予前房冲洗术(0.1% 伏立康唑,头孢他啶)治疗,术中抽取前房水进行细菌、真菌涂片和培养检查,结果均为阴性。

该患者先后进行 3 次前房冲洗术。第 3 次术中发现颞侧虹膜后晶状体前囊破裂,混浊明显,行晶状体摘除术(图 9-5-5C~ 图 9-5-5E)。术后继续药物治疗,但患者病情并没有被控制,颞侧瞳孔缘出现一团白色脓性渗出物,并逐渐扩大(图 9-5-5F)。B 超提示周边玻璃体混浊程度较前加重。遂对患者进行玻璃体切除术＋眼内探查术,术中发现虹膜后有大量脓苔附着,与虹膜粘连紧密,术中取材进行细菌、真菌培养,结果示镰刀菌。至此,患者的诊断终于明确,随后对患者进行多次玻璃体腔注射伏立康唑治疗,最终患者的眼内感染得到控制,保住了眼球,矫正视力达 0.4(图 9-5-5I)。

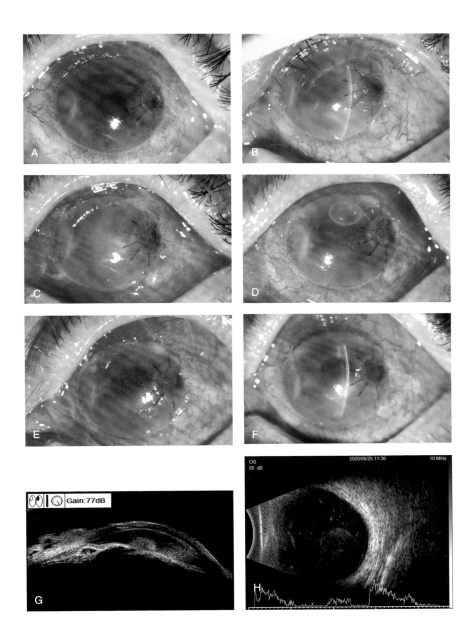

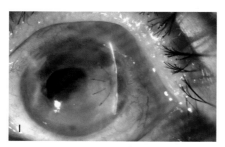

图 9-5-5 示患者入院后的病情变化

A. 入院第 2 天,药物治疗后前房积脓消失;B. 入院第 3 天,患者病情突然加重,角膜植床水肿,前房内大量纤维素性和脓性渗出物;C. 第 1 次前房冲洗术后,前房内仍有大量渗出物;D. 第 2 次前房冲洗术后,前房内渗出物较前略减少;E. 第 3 次前房冲洗 + 白内障摘除术后;F. 多次前房冲洗术后,患者病情并没有缓解,从颞下方瞳孔缘出现白色脓性渗出膜,并逐渐加重;G. 白内障摘除术前 UBM,虹膜后晶状体前见大量点状回声,晶状体皮质回声强,晶状体前囊欠连续,皮质溢出,睫状体前表面见点状回声;H. 玻璃体切除术前 B 超,玻璃体周边部混浊;I. 玻璃体切除术后 3 个月,矫正视力 0.4。

诊治要点分析

真菌性眼内炎是真菌感染引起的眼内容物及其邻近组织的炎症反应,具有起病隐匿、潜伏期长的特点,早期常因症状轻且不典型而被漏诊或误诊,贻误治疗;又因抗真菌药的全身不良反应和局部刺激性致使用药不规范、疗程不足而易复发。因此,真菌性眼内炎对眼内组织及视功能损伤严重,视力预后差。真菌性眼内炎分外源性和内源性,前者主要与植物性眼球外伤和植物性异物存留、真菌性角膜溃疡及内眼手术有关;后者为身体其他部位的真菌灶通过血液循环到达眼部所致。本例患者存在角膜损伤,应为外源性感染导致的眼内真菌感染,因此这里主要讨论外源性真菌性眼内炎。笔者所在的山东第一医科大学附属青岛眼科医院的统计结果显示真菌性角膜溃疡合并眼内炎的发生率为 4.1%。

(1)真菌性眼内炎常见病原体:可引起眼内真菌感染的病原体包括丝状真菌(曲霉菌、镰刀菌、青霉菌等)、酵母菌(白念珠菌、隐球菌等)和二相性真菌(芽生菌、球孢子菌、组织胞浆菌等)3 类。在世界范围内,以念珠菌属、曲霉属、镰刀菌属感染常见。外源性感染以曲霉属和镰刀菌属为主,其中曲霉菌在植物外伤或内眼手术所致的真菌性眼内炎中多见,而镰刀菌眼内感染则多继发于真菌性角膜溃疡。

(2)真菌性眼内炎的临床表现:真菌性眼内炎的潜伏期长,常达数周至数月。早期症状不明显,常被误诊为葡萄膜炎,给予糖皮质激素应用后症状暂时缓解,数周或数月后出现前房积脓和玻璃体混浊。外源性感染多遵循疾病从前往后发展的规律,有角膜损伤者病灶先见于角膜,再到前房,经过晶状体虹膜隔累及后房、玻璃体、视网膜等后段组织;感染发生于白内障术后者则在人工晶状体-虹膜-睫状体周围炎症最重,继而往前房、后房及玻璃体蔓延,其他内眼手术后的感染灶亦与手术部位密切相关。外源性炎症可伴有轻度眼红、眼疼等刺激症状,远不如细菌性感染明显,也与其相对较重的体征不符。角膜病灶常较干燥,有苔被和/或卫星灶;前房积脓呈中间高、两边低、流动性差的特点,往后发展可引起较致密的玻璃体混浊,因曲霉菌和镰刀菌都属于丝状真菌,混浊的玻璃体中可见菌丝样结构。

(3)真菌性眼内炎的诊断:早期临床诊断常较困难,对于以下情况的患者要高度怀疑真菌性眼内炎的可能:①植物性外伤史,且病程较长者;②眼内炎性反应重而外眼刺激症状不重,且抗生素及糖皮质激素治疗无效者;③外伤或手术后,虹膜表面可见绒毛球状物,前房积脓,玻璃体出现白色串珠样、团状混浊;④初诊为细菌性眼内炎或葡萄膜炎,但长期规范性抗生素、糖皮质激素治疗无效甚至加重者。

真菌性眼内炎的确诊依赖于病原体的检测,最快捷的方法是病灶取材,送检病理涂片,通过特殊染色见到真菌菌丝或孢子结构。最确切的方法是在取出的组织或眼内液中分离、培养出致病菌。对于部分疑似病例,在未能获得确切病原体检测结果时,可试行抗真菌药物的诊断性治疗。

不同取材方法的培养阳性率是有差异的,这是真菌性眼内炎难以诊断的原因之一。据文献报道,前房水的培养阳性率仅为 40%,玻璃体穿刺抽液的阳性率为 50%~70%,玻璃体切割刀取玻璃体原液的阳性率可达 90%。

采用 PCR 技术对眼内液中真菌的 18S/28S 核糖体 DNA 序列进行检测亦有助于诊断,甚至可在部分培养阴性的病例中得到阳性的检测结果,增加病原体检测的敏感性。

(4)真菌性眼内炎的治疗:全身用药主要适用于治疗血管丰富组织的真菌感染,如结膜、虹膜、睫状体、脉络膜、视网膜、眼眶组织等。要选用蛋白结合率低、眼内通透性好、能达到有效治疗浓度的药物。临床上,主要用氟康唑静脉注射,第 1 天 200mg,第 2 天开始每天 100mg,眼内浓度约为血清浓度的 70%~80%;也可口服伏立康唑 200mg,每天 2 次,眼内浓度为血清浓度的 48%~54%。其他抗真菌药因眼内通透性差,全身给药难以在玻璃体腔达到有效治疗浓度。

局部用药的方式可使抗真菌药直接到达眼部组织发挥作用,全身不良反应较少。前房或玻璃体腔注射可使抗真菌药物直接进入前房或玻璃体腔,达到有效治疗浓度,是治疗真菌性眼内炎重要、有效的给药途径。

单纯药物治疗难以短时间内清除感染病灶,延长治疗周期,且对于感染严重的病例可能因延误治疗时机而导致眼球难以保存。因此对于重度眼内感染的患者,应尽早进行手术治疗。手术治疗的目的包括:①取材行病原体检测和药物敏感性试验,为确诊及指导用药提供依据;②直接、有效去除感染灶及炎症产物,减少其对眼部组织的损伤。玻璃体切除联合眼内注入抗真菌药物是目前治疗真菌性眼内炎最有效的治疗方法。对于可疑真菌性眼内炎,视力严重下降,或伴有眼内异物,超声检查显示玻璃体中度至重度混浊,伴或不伴玻璃体视网膜增生、视网膜脱离,即应该选择玻璃体切除术。术中尽可能切除前房与玻璃体内所有的脓液,如果眼内感染由真菌性角膜炎所致,术中应重点关注虹膜后方是否有脓液贴附,并尽量将其清除干净。

(5)小结:真菌性眼内炎早期确诊是治疗的关键。玻璃体切除术联合抗真菌药物玻璃体用药是治疗真菌性眼内炎的有效方法,根据病原学检测结果选择敏感的抗真菌药,可望最大限度挽救患者的眼球及视力。

(程 钧)

参 考 文 献

1. 高艳,董晓光,孙士营,等.真菌性角膜溃疡继发真菌性眼内炎的治疗.中华眼外伤职业眼病杂志,2013,35 (5): 345-348.

2. 何键,程钧,董燕玲,等.真菌性角膜炎1414例临床分析.中华眼科杂志,2020,56 (4): 286-293.

3. 林晓峰,袁敏而.重视真菌性眼内炎诊疗规范性.中华实验眼科杂志,2019,37 (5): 321-325.

4. 孙士营,赵格,孙晓艳,等.真菌性眼内炎常见病因及致病菌种分析.中华眼科杂志,2014,50 (11): 808-813.

5. 周慧颖,叶俊杰,陈有信,等.真菌性眼内炎的手术治疗与病原学研究.中华眼科杂志,2018,54 (4): 270-276.

6. WAN L, CHENG J, ZHANG J, et al. Risk factors, treatment strategies, and outcomes of endophthalmitis associated with severe fungal keratitis. Retina, 2019, 39 (6): 1076-1082.

附件

山东省眼科医院超说明书用药知情同意书

患者姓名：_____　性别：_____　年龄：_____　住院号：_____
诊断：_____
涉及超说明书用药的药品(以下简称被告知药品)：
药品名称：　　　　规格：　　　　剂型：
常规用法：　　　　拟行用法：

　　"超说明书用药"又称"药品未注册用法"，是指医师在临床诊疗过程中对某种药物应用的适应证、给药途径或用法用量等不完全符合国家药品监督管理局批准的说明书要求，具体包括患者年龄、给药剂量、适应人群、适应证、用药方法或给药途径等与药品说明书不同的用法。

　　超说明书用药是医师根据患者病情的需要，在必要情况下采取的一种非常规治疗方式，其目的是在现有医疗条件下让患者得到最好的治疗。在决定采取这种治疗方式之前，医师进行了充分的论证和分析，尽可能达到最好的治疗效果。为了让您更好地理解，我们进行如下善意告知：

　　1. 超说明书用药是基于医学的特殊性和疾病的复杂性，法律赋予临床医师、药师的一种职业权利。药品说明书是某种药物应用的最主要指导材料，它是在新药获得批号上市前经过大量动物和临床实验数据得出的总结，但由于受实验时间和范围的限制，往往有一定的局限性。药品上市后其临床研究和再评价仍在继续，某些药品可能有新的用法或用途不断被发现，而说明书信息往往不能及时更新，滞后于临床应用的发展。

　　2. 对于您所患疾病，目前临床常规治疗措施的效果均不理想，长期迁延下去可能延误治疗时机，导致严重不良后果。我们针对您目前的病情进行了充分讨论，结合国内外大量的研究成果，权衡多方面的利弊关系，认为上诉治疗方案是您目前病情的最佳选择，为了使您的病情获得最好的治疗，决定建议您接受这种超说明书用药的治疗措施。

　　3. 超说明书用药是针对您目前的病情做出的治疗建议，而不是用于临床试验或科研目的，您有权利决定接受或拒绝。

　　4. 您有权利要求医师或药师对本知情同意书所载内容进行讲解，在医师、药师讲解后您有权利向其提问，并应当得到客观、科学的回答。

5. 任何一种治疗方式在应用于不同患者时,因为病情和个体敏感性的问题,其治疗效果均存在差别,所以医师无法对任何一种治疗措施做出 100% 有效或治愈的承诺。

6. 任何一种药物在应用过程中均可能存在不良反应和副作用,药物在超说明书应用的情况下同样存在此类问题。在决定采取这种治疗措施之前,我们对此问题也进行了充分的考虑,并采取措施尽可能把此种风险降低。如果发生医疗意外情况或不良反应,医生将按有关诊疗常规积极救治,使您尽快康复。

7. 现针对您的病情以及所应用的药物情况,可能面临的风险包括以下几个方面:(各科室根据自己的情况添加)

医师签名:＿＿＿＿＿＿＿＿＿＿　　签名日期:＿＿＿＿年＿＿＿月＿＿＿日＿＿＿:＿＿＿

我声明,经医生告知,我已充分理解上述情况,经慎重考虑决定接受被告知药品的超说明书用法,并愿意承担此种治疗可能发生的医疗风险。

患者(或家属)签字:＿＿＿＿＿＿＿＿＿　　与患者的关系:＿＿＿＿＿＿＿＿＿＿
　　　　　　　　签名日期:＿＿＿＿年＿＿＿月＿＿＿日＿＿＿:＿＿＿

55检